U0203500

藏書

珍藏版

中醫四大名著

于立文 主編

壹

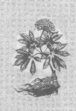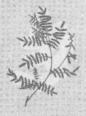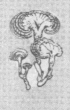

遼海出版社

图书在版编目（CIP）数据

中医四大名著/于立文主编.—沈阳：辽海出版社，2016.11
ISBN 978-7-5451-3859-7

Ⅰ.①中… Ⅱ.①于… Ⅲ.①《内经》②《伤寒论》③《金匮要略方论》
④《温病条辨》 Ⅳ.① R22 ② R254.2

中国版本图书馆 CIP 数据核字（2016）第 259011 号

中医四大名著

责任编辑：柳海松　段扬华
责任校对：顾　季
装帧设计：马寄萍
出 版 者：辽海出版社
地　　址：沈阳市和平区十一纬路 25 号
邮政编码：110003
电　　话：024-23284473
E – mail：dyh550912@163.com
印 刷 者：三河市天润建兴印务有限公司
发 行 者：辽海出版社
开　　本：787mm×1092　1/16
印　　张：144
字　　数：2304 千字
出版时间：2016 年 12 月第 1 版
印刷时间：2016 年 12 月第 1 版印刷
定　　价：1380.00 元

《中医四大名著》编委会

前　言

　　中医是以我国汉族劳动人民创造的传统医学为主的医学，所以也称为汉医。是研究人体生理、病理以及疾病的诊断和防治等的一门学科。它承载着我国古代人民同疾病作斗争的经验和理论知识，是在古代朴素的唯物论和自发的辩证法思想指导下，通过长期医疗实践逐步形成并发展成的医学理论体系。

　　中医在研究方法上，以整体观、相似观为主导思想，以脏腑经络的生理、病理为基础，以辨证论治为诊疗依据，具有朴素的系统论、控制论、分形论和信息论内容。中医是中华民族的宝贵财富，为中华民族的繁衍昌盛作出了巨大贡献。

　　中医学以阴阳五行作为理论基础，将人体看成是气、形、神的统一体，通过望、闻、问、切，四诊合参的方法，探求病因、病性、病位、分析病机及人体内五脏六腑、经络关节、气血津液的变化、判断邪正消长，进而得出病名，归纳出证型，以辨证论治原则，制定治法，使用中药、针灸、推拿、按摩、拔罐、气功、食疗等多种治疗手段，使人体达到阴阳调和而康复。

　　中医产生于原始社会，春秋战国时期中医理论就已经基本形成，后来又产生了许多医学著作。特别是被称为"中医四大名著"的古代中医著作，更是极大地推动了中医的发展。"中医四大名著"既是中国人宝命全神的经典，也是养育中国传统文化的精神母地。关于"中医四大名著"的说法有很多，而我们则选取了影响巨大的《黄帝内经》、《伤寒论》、《金匮要略》和《温病条辨》四大中医著作进行介绍。

《黄帝内经》分为《灵枢》、《素问》两部分，是我国最早的医学典籍之一，是我国劳动人民长期与疾病进行斗争的经验总结。成书亦非一时，作者也亦非一人。起源于轩辕黄帝，代代口耳相传，经医家、医学理论家联合增补发展创作，一般认为成书于春秋战国时期。

本著作在以黄帝、岐伯、雷公对话、问答的形式阐述病机病理的同时，主张不治已病，而治未病，同时主张养生、摄生、益寿、延年。本著作是研究人的生理学、病理学、诊断学、治疗原则和药物学的医学巨著，在理论上建立了中医学上的"阴阳五行学说"、"脉象学说""藏象学说"等。

本著作有人认为是汉代医家所著，是借用道家阴阳、五行、养身学说以及天文历法等内容，运用皇宫大内保存的历代医学方面的资料以及当时人们在健康与医学实践上的经验、教训的总结，从整体观上来论述医学，呈现了"自然——生物——心理——社会的"整体医学模式"，积极倡导重视预防及非医学技术干预的养身延年之术。

本著作介绍及论证了从生活习惯干预到心理干预、从经络原理到经络治病术、从疾病的诊断治疗以及相关人体解剖、生理病理到使用药物原则及注意事项等内容，是文献可考证的我国现存最早的、影响最大的一部医学著作，所以被称为医之始祖。内容丰富广博，被誉为综合性百科全书。

《伤寒论》是一部阐述外感热病治疗规律的专著。全书共 10 卷，是东汉著名医学家张仲景撰于公元 3 世纪初。原著名为《伤寒杂病论》，但在流传的过程中，经后人整理编纂，将其中外感热病内容结集为《伤寒论》。

伤寒在我国古代是对热性病的通称，并不是某一疾病的专门病名，古人常把疾病的诱因当作病原，所谓"人之伤放寒者则为热病"，意思是说凡人受了风冷，就会患发热的病，认为一切发热的病，都是因受冷发生的，所以通称"伤寒"，因此"伤寒"二字包括多种流行性热病。

此著作突出成就之一是确立了六经辨证体系。就是运用四诊八纲，对伤寒各阶段的辨脉、审证、论治、立方、用药规律等，以条文的形式作了较全面的阐述。对伤寒六经病各立主证治法，归纳总结了不同的病程阶段和症候类型的证治经验，论析主次分明，条理清晰，有机地将理、法、方、药加以融会，示人以证治要领。

此著作另一突出成就是对中医方剂学的重大贡献。书中记载的方剂，大多疗效可靠，切合临床实际，一千多年来经历代医家的反复应用，屡试有效。由于张仲景博采或个人拟制的方剂，精于选药，讲究配伍，主治明确，效验卓著，后世誉之为"众方之祖"，尊之为"经方"。

该书总结了前人的医学成就和丰富的实践经验，集汉代以前医学之大成，并结合自己的临床经验，系统地阐述了多种外感疾病及杂病的辨证论治，理法方药俱全，在中医发展史上具有划时代的意义和承前启后的作用，对中医学的发展作出了重要贡献。本书不仅为诊治外感疾病提出了辨证纲领和治疗方法，也为中医临床各科提供了辨证论治的规范，从而奠定了辨证论治的基础，被后世医家奉为经典。

《金匮要略》是东汉张仲景著述的古代汉族医学经典著作之一，是我国现存最早的一部诊治杂病的中医专著，撰于3世纪初。作者原撰《伤寒杂病论》十六卷中的"杂病"部分。

本书所述病证以内科杂病为主，兼有部分外科、妇产科等病证，是我国现存最早的一部诊治杂病的专著，是张仲景创造辨证理论的代表作。古今医家对此书推崇备至，称之为方书之祖，医方之经、治疗杂病的典范，后世方剂学发展的重要依据。书名"金匮"，言其重要和珍贵之意，"要略"，言其简明扼要之意，表明本书内容精要，价值珍贵，应当慎重保藏和应用。

《温病条辨》为清代著名中医学家吴瑭多年温病学术研究和临床总结的力作。全书以三焦辨证为主干，前后贯穿，释解温病全过程辨治，同时参照东汉著名医学家张仲景六经辨证、金代医学家刘河间温热病机、清代叶天士卫气营血辨证及明末清初传染病学家吴又可《温疫论》等诸说，析理至微，病机甚明，而治之有方。

例如，书中归纳温病清络、清营、育阴等治法，实是叶天士散存于医案中之清热养阴诸法的总结提高。而分银翘散作辛凉平剂、桑菊钦作辛凉轻剂、白虎汤为辛凉重剂，使气分病变遣方用药层次清晰、条理井然。叶天士之验方，在吴瑭手中一经化裁，便成桑菊饮、清宫汤、连梅汤等诸名方。足知吴瑭此书，不是仅仅为纂集而撰，实是经心用意，为学术理论升华之作，是著名的中医经典。

目　　录

第一篇 《素问》解读

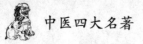

卷十六

卷十七

卷十八

卷十九

卷二十

卷二十一

第一篇 《素问》解读

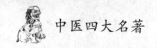

·卷一·

上古天真论篇第一

【原文】　昔在黄帝，生而神灵，弱而能言，幼而徇齐，长而敦敏，成而登天。

乃问于天师曰：余闻上古之人，春秋皆度百岁，而动作不衰；今时之人，年半百而动作皆衰者，时世异耶？人将失之耶？

岐伯对曰：上古之人，其知道者，法于阴阳，和于术数，食饮有节，起居有常，不妄作劳，故能形与神俱，而尽终其天年，度百岁乃去。今时之人不然也，以酒为浆，以妄为常，醉以入房，以欲竭其精，以耗散其真，不知持满，不时御神，务快其心，逆于生乐，起居无节，故半百而衰也。

夫上古圣人之教下也，皆谓之：虚邪贼风，避之有时，恬淡虚无，真气从之，精神内守，病安从来。是以志闲而少欲，心安而不惧，形劳而不倦，气从以顺，各从其欲，皆得所愿。故美其食，任其服，乐其俗，高下不相慕，其民故曰朴。是以嗜欲不能劳其目，淫邪不能惑其心，愚、智、贤、不肖、不惧于物，故合于道。所以能年皆度百岁而动作不衰者，以其德全不危也。

帝曰：人年老而无子者，材力尽耶，将天数然也？

岐伯曰：女子七岁，肾气盛，齿更发长，二七而天癸至，任脉通，太冲脉盛，月事以时下，故有子，三七，肾气平均，故真牙生而长极，四七，筋骨坚，发长极，身体盛壮，五七阳明脉衰，面始焦，发始堕，六七，三阳脉衰于上，面皆焦，发始白，七七，任脉虚，太冲脉衰少，天癸竭，地道不通，故形坏而无子也。

丈夫八岁，肾气实，发长齿更，二八，肾气盛，天癸至，精气溢泻，阴阳和，故能有子，三八，肾气平均，筋骨劲强，故真牙生而长极，四八，筋骨隆盛，肌肉满壮，五八，肾气衰，发堕齿槁。六八，阳气衰竭于上，面焦，发鬓颁白，七八，肝气衰，筋不能动，八八，天癸竭，精少，肾脏衰，形体皆极，则齿发去。肾者主水，受五脏六腑之精而藏之，故五脏盛乃能泻。今五脏皆衰，筋骨解堕，天癸尽矣。故发鬓白，身体重，行步不正，而无子耳。

帝曰：有其年已老而有子者何也？岐伯曰：此其天寿过度，气脉常通，而肾气有余也。此虽有子，男不过尽八八，女不过尽七七，而天地之精气皆竭矣。

帝曰：夫道者，年皆百数，能有子乎？岐伯曰：夫道者，能却老而全形，身年虽寿，能生子也。

黄帝曰；余闻上古有真人者，提挈天地，把握阴阳，呼吸精气，独立守神，肌肉若一，故能寿敝天地，无有终时，此其道生。

中古之时，有至人者，淳德全道，和于阴阳，调于四时，去世离俗，积精全神，游行天地之间，视听八达之外，此盖益其寿命而强者也，亦归于真人。

其次有：圣人者，处天地之和，从八风之理，适嗜欲于世俗之间，天恚嗔之心，行不欲离于世，被服章，举不欲观于俗，外不劳形于事，内无思想之患，以恬愉为务，以自得为功，形体不敝，精神不散，亦可以百数。

其次有贤人者，法则天地，象似日月，辨列星辰，逆从阴阳，分别四时，将从上古，合同于道，亦可使益寿而有极时。

【解读】　古代轩辕黄帝，生来就很聪明。幼小时善于言辞，少年时对事物理解特别敏捷。长大以后，既敦厚淳朴又勤奋努力，一进成年就登上了天子之位。

他向岐伯问道：我听说上古时候的人，年龄都能超过百岁，动作不显衰老；现在的人，年龄刚至半百，而动作就都衰弱无力了，这是由于时代不同所造成的呢，还是因为今天的人们不会养生所造成的呢？

岐伯回答：上古时代的人，一般都懂得养生的道理，效法阴阳，明白术数，饮食有一定节制，作息有一定规律，不妄事操劳，所以能够做到形体与精神两相吻合，活到寿命应该终了的时候，度过百岁才死去。现在的人就不是这样了：把酒当做水饮，好逸恶劳，酒醉了，还肆行房事，纵情色欲，因而竭尽了精气，散失了真元。不知道保持精气充沛，蓄养精神的重要，只顾一时快心，背离了养生的真正乐趣，作息没有一定规律，所以到 50 岁便衰老了。

古代深懂养生之道的人在教导普通人的时候，总要讲到对虚邪贼风等致病因素，应及时避开，心情要清静安闲，排除杂念妄想，以使真气顺畅，精神守持于内，这样，疾病就无从发生。因此，人们就可以心志安闲，少有欲望，情绪安定而没有焦虑，形体劳作而不使疲倦，真气因而调顺，各人都能随其所欲而满足自己的愿望。人们无论吃什么食物都觉得甘美，随便穿什么衣服也都感到满意，大家喜爱自己的风俗习尚，愉快地生活，社会地位无论高低，都不相倾慕，所以这些人称得上朴实无华。因而任何不正当的嗜欲都不会引起他们注目，任何淫乱邪僻的事物也都不能惑乱他们的心志。无论愚笨的，聪明的，能力大的还是能力小的，都不因外界事物的变化而动心焦虑，所以符合养生之道。他们之所以能够年龄超过百岁而动作不显得衰老，正是由于领会和掌握了修身养性的方法而身体不被内外邪气干扰危害所致。

黄帝说：人在年纪老的时候，就不能生育子女，是由于精力衰竭了呢，还是受自然规律的限定呢？

岐伯说：女子到了七岁，肾气在这个时候盛旺起来，乳齿更换，头发开始茂盛。十四岁时，天癸产生，任脉通畅，太冲脉旺盛，月经按时来潮，这时具备了生育子女的能力。二十一岁时，肾气充满，真牙生出，牙齿就长全了。二十八岁时，筋骨强健有力，头发的生长达到最茂盛的阶段，此时身体最为强壮。三十五岁时，阳明经脉气血逐渐衰弱，面部开始憔悴，头发也开始脱落。四十二岁时，三阳经脉气血衰弱，面部憔悴无华，头发开始变白。四十九岁时，任脉气血虚弱，太冲脉的气血也衰少了，天癸枯竭，月经断绝，所以形体衰老，失去了生育能力。

男子八岁时，肾气盛，头发长长，牙齿更换。到了十六岁时，天癸发育成熟，精气充满，于是男女交合，因兹有子。到了二十四岁，肾气平和，筋骨坚强，智齿生长，身体也长得够高了。到了三十二岁，筋骨粗壮，肌肉充实。到了四十岁，肾气衰落下来，头发初脱，牙齿干枯。到了四十八岁，上体阳明经气衰竭，面色憔悴，发鬓半白。到了五十六岁，肝气衰，筋脉迟，导致手足运动难能自如。天癸枯竭，精气少，肾脏衰，形体精神都感到病苦。到了六十四岁，齿发脱落。就人体而言，五脏中肾脏主水，它接受五脏六腑的精华加以贮存。只有脏腑旺盛，肾脏才有精气排泄。现在年岁大了，五脏皆衰，筋骨无力，天癸竭尽，所以发鬓白，体沉重，行步不正，再不能生育子女了。

黄帝说：有的人年纪老了，仍能生育，是什么道理呢？岐伯说：这是他天赋的精力超过常人，气血经脉保持畅通，肾气有余的缘故。这种人虽有生育能力，但男子一般不超过六十四岁，女子一般不超过四十九岁，精气便枯竭了。

黄帝说：掌握养生之道的人，年龄都可以达到一百岁左右，还能生育吗？岐伯说：掌握养生之道的人，能防止衰老而保全形体，虽然年高，也能生育子女。

黄帝说：上古时代有称为真人的人，掌握了天地阴阳变化的规律，能够调节呼吸，吸收精纯的清气，超然独处，令精神守持于内，锻炼身体，使筋骨肌肉与整个身体达到高度的协调，所以他的寿命同于天地而没有终了的时候，这是他修道养生的结果。

中古时代有"至人"，道德淳朴，养生方法完备，能够契合于阴阳的变化，适应于四时气候的更迭变迁，避开世俗的纷杂，聚精会神，悠游一己于天地之间，其所见所闻，能够广达八方荒远之外，而这正是他延长寿命而使身体强健的方法。这种人也属于真人一类。

其次有叫做圣人的，安然自处天地的平和之中，顺从着八风的变化规律，欲望、嗜好正确得当。侧身于世俗尘居之中，却没有世俗的恚怒嗔怨之心，行为并不打算脱离社会，但一切举动又不仿效俗习。在外，不使形体被事务所劳，在内，不使思想有过重负担，以恬静快乐为本务，以悠然自得为目的，所以他的形体毫不衰老，精神也不耗散，年寿就可以达到百数之限。

其次有叫做贤人的，能效法天地，取象日月，辨识星辰的位置，逆从阴阳的变化，根据四时气候的不同来调养身体。他是要追随上古真人而合于养生之道。这样确也可增寿，但有终尽的时候。

四气调神大论篇第二

【原文】　春三月，此谓发陈。天地俱生，万物以荣。夜卧早起，广步于庭，被发缓形，以使志生；生而勿杀，予而勿夺，赏而勿罚，此春气之应，养生之道也。逆之则伤肝，夏为寒变，奉长者少。

夏三月，此谓蕃秀。天地气交，万物华实，夜卧早起，无厌于日，使志无怒，使华英成秀，使气得泄，若所爱在外，此夏气之应，养长之道也。逆之则伤心，秋为痎疟，奉收者少，冬至重病。

秋三月，此谓容平。天气以急，地气以明。早卧早起，与鸡俱兴，使志安宁，以缓秋刑；收敛神气，使秋气平，无外其志，使肺气清，此秋气之应，养收之道也。逆之则伤肺，冬为飧泄，奉藏者少。

冬三月，此谓闭藏。水冰地坼，无扰乎阳。早卧晚起，必待日光，使志若伏若匿，若有私意，若已有得，去寒就温，无泄皮肤，使气亟夺，此冬气之应，养藏之道也。逆之则伤肾，春为痿厥，奉生者少。

天气，清净光明者也，藏德不止，故不下也。天明则日月不明，邪害空窍。阳气者闭塞，地气者冒明，云雾不精，则上应白露不下，交通不表，万物命故不施，不施则名木多死，恶气不发，风雨不节，白露不下，则菀槁不荣。贼风数至，暴雨数起，天地四时不相保，与道相失，则未央绝灭。唯圣人从之，故身无奇病，万物不失，生气不竭。

逆春气，则少阳不生，肝气内变。逆夏气，则太阳不长，心气内洞。逆秋气，则太阴不收，肺气焦满。逆冬气，则少阴不藏，肾气独沉。夫四时阴阳者，万物之根本也。所以圣人春夏养阳，秋冬养阴，以从其根，故与万物沉浮于生长之门。逆其根，则伐其本，坏其真矣。故阴阳四时者，万物之终始也，死生之本也。逆之则灾害生，从之则苛疾不起，是谓得道。道者，圣人行之，愚者佩之。从阴阳则生，逆之则死，从之则治，逆之则乱。反顺为逆，是谓内格。

是故圣人不治已病治未病，不治已乱治未乱，此之谓也。夫病已成而后药之，乱已成而后治之，譬犹渴而穿井，斗而铸锥，不亦晚乎！

【解读】　春天的三个月，所谓的就是"推陈出新"、万物复苏的季节，天地间俱显出勃勃生机，草木得以繁荣。人们应当入夜而眠，早早起床，到庭院里散步，披散头发，舒张形体，使神志随着春天生气而勃发。提倡生长不要扼杀，提倡给予不要剥夺，提倡奖赏不要惩罚。这正是春天生长之气所要求的正确呼应，人体养生的必由之路。违背这个道理就会伤肝，到了夏天，就要得寒变之病，供给夏季盛长的物质基础也就差了。

夏季的三个月，谓之蕃秀，是自然界万物繁茂秀美的时令。此时，天气下降，地气上腾，天地之气相交，植物开花结实，长势旺盛，人们应该在夜晚睡眠，早早起身，不要厌恶长日，情志应保持愉快，切勿发怒，要使精神之英华适应夏气以成其秀美，使气机宣畅，通泄自如，精神外向，对外界事物有浓厚的兴趣。这是适应夏季的气候，保护长养之气的方法。如果违逆了夏长之气，就会损伤心脏，使提供给秋收之气的条件不足，到秋天容易发生疟疾，冬天再次发生疾病。

秋季的三个月，是所谓"收容平藏"、万物成熟的季节。天气劲急；地气清明。应该早卧早起，鸡叫起床，使神志保持安定，藉以舒缓三秋的悉杀精神要内守，使秋气得以和平；不使意志外驰，而令肺气清匀。这是对秋天"收养"的呼应。如果违背了这个方法，肺会受伤，到了冬天，就要生完谷不化的飧泄病，供给冬天潜藏之气的能力也就差了。

冬天的三个月，谓之闭藏，是生机潜伏，万物蛰藏的时令。当此时节，水寒成冰，大地龟裂，人应该早睡晚起，待到日光照耀时起床才好，不要轻易地扰动阳气，妄事操劳，要使神志深藏于内，安静自若，好象有个人的隐秘，严守而不外泄，又象得到了渴望得到的东西，把它密藏起来一样；要躲避寒冷，求取温暖，不要使皮肤开泄而令阳气不断地损失，这是适应冬季的气候而保养人体闭藏机能的方法。违逆了冬令的闭藏之气，就要损伤肾脏，使提供给春生之气的条件不足，春天就会发生痿厥之疾。

天气，是清净光明的，蕴藏其德，运行不止，由于天不暴露自己的光明德泽，所以永远保持它内蕴的力量而不会下泄。如果天气阴霾晦暗，就会出现日月昏暗，阴霾邪气侵害山川，阳气闭塞不通，大地昏蒙不明，云雾弥漫，日色无光，相应的雨露不能下降。天地之气不交，万物的生命就不能绵延。生命不能绵延，自然界高大的树木也会死亡。恶劣的气候发作，风雨无时，雨露当降而不降，草木不得滋润，生机郁塞，茂盛的禾苗也会枯槁不荣。贼风频频而至，暴雨不时而作，天地四时的变化失去了秩序，违背了正常的规律，致使万物的生命未及一半就夭折了。只有圣人能适应自然变化，注重养生之道，所以身无大病，因不背离自然万物的发展规律，而生机不会竭绝。

与春气相违，少阳之气就不能生，从而使肝气内郁而生病变；与夏气相违，太阳之气就不能长，就会心气中空；与秋气相违，太阴之气就不能收，就会使肺气躁闷；与冬气相违，少阴之气就不能藏，就会使肾气消沉而功能衰减。可见四时阴阳，是万物生长的根本。所以圣人春夏保养心肝之阳，秋冬保养肺肾之阴，以从其根本。如果违反了这个根蒂，便会摧残本元，损坏其真实的存在。所以说四时阴阳，是万物的终始，死生的本源。

违反了它，就要发生灾害；顺从着它，就不会得重病。这样才可说为养生真谛。这种养生之道只有圣人奉行之，愚人却不照着去做。要知道，顺阴阳就生，逆阴阳就死；顺从它就得治平，违反它就会混乱。不顺而违逆它，诚所谓从内部格杀自己！

所以圣人如果有病不等病已经发生再去治疗，而是治疗在疾病发生之前，如同不等到乱事已经发生再去治理，而是治理在它发生之前。如果疾病已发生，然后再去治疗，乱子已经形成，然后再去治理，那就如同临渴而掘井，战乱发生了再去制造兵器，那不是已经太晚了吗？

生气通天论篇第三

【原文】 黄帝曰：夫自古通天者，生之本，本于阴阳。天地之间，六合之内，其气九州、九窍、五藏、十二节，皆通乎天气。其生五，其气三，数犯此者，则邪气伤人，此寿命之本也。

苍天之气，清净则志意治，顺之则阳气固，虽有贼邪弗能害也，此因时之序。故圣人传精神，服天气而通神明。失之则内闭九窍，外壅肌肉，卫气散解，此谓自伤，气之削也。

阳气者，若天与日，失其所，则折寿而不彰。故天运当以日光明，是故阳因而上，卫外者也。

因于寒，欲如运枢，起居如惊，神气乃浮。因于暑，汗，烦则喘喝，静则多言，体若燔炭，汗出而散。因于湿，首如裹，湿热不攘，大筋緛短，小筋弛长，緛短为拘，弛长为痿。因于气，为肿，四维相代，阳气乃竭。

阳气者，烦劳则张，精绝，辟积于夏，使人煎厥。目盲不可以视，耳闭不可以听，溃溃乎若坏都，汩汩乎不可止。阳气者，大怒则形气绝，而血菀于上，使人薄厥。有伤于筋，纵，其若不容。汗出偏沮，使人偏枯。汗出见湿，乃生痤痱。高梁之变，足生大丁，受如持虚。劳汗当风，寒薄为皶，郁乃痤。

阳气者，精则养神，柔则养筋。开阖不得，寒气从之，乃生大偻。陷脉为瘘，留连肉腠，俞气化薄，传为善畏，及为惊骇，营气不从，逆于肉理，乃生痈肿。魄汗未尽，形弱而气烁，穴俞以闭，发为风疟。故风者，百病之始也，清静则肉腠闭拒，虽有大风苛毒，弗之能害，此因时之序也。故病久则传化，上下不并，良医弗为。故阳畜积病死，而阳气当隔，隔者当写，不亟正治，粗乃败之。

故阳气者，一日而主外：平旦人气生，日中而阳气隆，日西而阳气已虚，气门乃闭。是故暮而收拒，无扰筋骨，无见雾露，反此三时，形乃困薄。

岐伯曰：阴者，藏精而起亟也；阳者，卫外而为固也。阴不胜其阳，则脉流薄疾，并乃狂。阳不胜其阴，则五脏气争，九窍不通。是以圣人陈阴阳，筋脉和同，骨髓坚固，气血皆从。如是则内外调和，邪不能害，耳目聪明，气立如故。

风客淫气，精乃亡，邪伤肝也。因而饱食，筋脉横解，肠澼为痔。因而大饮，则气逆。因而强力，肾气乃伤，高骨乃坏。

凡阴阳之要，阳密乃固。两者不和，若春无秋，若冬无夏。因而和之，是谓圣度。故阳强不能密，阴气乃绝；阴平阳秘，精神乃治；阴阳离决，精气乃绝。

因于露风，乃生寒热。是以春伤于风，邪气留连，乃为洞泄。夏伤于暑，秋为痎疟。秋伤于湿，上逆而咳，发为痿厥。冬伤于寒，春必温病。四时之气，更伤五脏。

阴之所生，本在五味；阴之五宫，伤在五味。是故味过于酸，肝气以津，脾气乃绝。味过于咸，大骨气劳，短肌，心气抑。味过于甘，心气喘满，色黑，肾气不衡。味过于苦，脾气不濡，胃气乃厚。味过于辛，筋脉沮弛，精神乃央。是故谨和五味，骨正筋柔，气血以流，腠理以密，如是则骨气以精。谨道如法，长有天命。

【解读】黄帝说：自古以来，都以通于天气为生命的根本，而这个根本不外天之阴阳。天地之间，六合之内，大如九州之域，小的如人的九窍、五脏、十二节，都与天气相通。天气衍生五行，阴阳之气又依盛衰消长而各分为三。如果经常违背阴阳五行的变化规律，那么邪气就会伤害人的身体。因此，适应这个规律是寿命得以延续的根本。

苍天之气清净，人的精神就相应地调畅平和，顺应天气的变化，就会阳气固密，虽有贼风邪气，也不能加害于人，这是适应时序阴阳变化的结果。所以圣人能够专心致志，顺应天气，而通达阴阳变化之理。如果违逆了适应天气的原则，就会内使九窍不通，外使肌肉壅塞，卫气涣散不固，这是由于人们不能适应自然变化所致，称为自伤，阳气会因此而受到削弱。

人身上的阳气，如果象天上的太阳一样重要，假若阳气失却了正常的位次而不能发挥其重要作用，人就会减损寿命或夭折，生命机能亦暗弱不足。所以天体的正常运行，是因太阳的光明普照而显现出来，而人的阳气也应在上在外，并起到保护身体，抵御外邪的作用。

因于寒，阳气应如门轴在门臼中运转一样活动于体内。若起居猝急，扰动阳气，则易使神气外越。因于暑，则汗多烦躁，喝喝而喘，安静时多言多语。若身体发高热，则象炭火烧灼一样，一经出汗，热邪就能散去。因于湿，头部象有物蒙裹一样沉重。若湿热相兼而不得排除，则伤害大小诸筋，而出现短缩或弛纵，短缩的造成拘挛，弛纵的造成痿弱。由于风，可致浮肿。以上四种邪气维系缠绵不离，相互更代伤人，就会使阳气倾竭。

在人体烦劳过度时，此时的阳气就会亢盛而外张，使阴精逐渐耗竭。如此多次重复，阳愈盛而阴愈亏，到夏季暑热之时，便易使人发生煎厥病，发作的时候眼睛昏蒙看不见东西，耳朵闭塞听不到声音，昏乱之势就象都城崩毁，急流奔泻一样不可收拾。

人的阳气，在大怒时就会上逆，血随气升而瘀积于上，与身体其它部位阻隔不通，使人发生薄厥。若伤及诸筋，使筋弛纵不收，而不能随意运动。经常半身出汗，可以演变为半身不遂。出汗的时候，遇到湿邪阻遏就容易发生小的疮疖和痱子。经常吃肥肉精米厚味，足以导致发生疔疮，患病很容易，就象以空的容器接受东西一样。在劳动汗出时遇到风寒之邪，迫聚于皮腠形成粉刺，郁积化热而成疮疖。

人的阳气，既能养神而使精神慧爽，又能养筋而使诸筋柔韧。汗孔的开闭调节失常，寒气就会随之侵入，损伤阳气，以致筋失所养，造成身体俯曲不伸。寒气深陷脉中，留连肉腠之间，气血不通而郁积，久而成为疮瘘。从腧穴侵入的寒气内传而迫及五脏，损伤神志，就会出现恐惧和惊骇的症象。由于寒气的稽留，营气不能顺利地运行，阻逆于肌肉之间，就会发生痈肿。汗出未止的时候，形体与阳气都受到一定的消弱，若风寒内侵，腧穴闭阻，就会发生风疟。

风是引起各种疾病的起始原因，而只要人体保持精神的安定和劳逸适度等养生的原则，那么，肌肉腠理就会密闭而有抗拒外邪的能力，虽有大风苛毒的侵染，也不能伤害，这正是循着时序的变化规律保养生气的结果。

病久而不愈，邪留于体内，则会内传并进一步演变，到了上下不通、阴阳阻隔的时候，虽有良医，也无能为力了。所以阳气蓄积，郁阻不通时，也会致死。对于这种阳气蓄积，阻隔不通者，应采用通泻的方法治疗，如不迅速正确施治，而被粗疏的医生所误，就会导致死亡。人身的阳气，白天主司体表：清晨的时候，阳气开始活跃，并趋向于外，中午时，阳气达到最旺盛的阶段，太阳偏西时，体表的阳气逐渐虚少，汗孔也开始闭合。所以到了晚上，阳气收敛，拒守于内，这时不要扰动筋骨，也不要接近雾露。如果违反了一天之内这三个时间的阳气活动规律，形体被邪气侵扰则困乏而衰薄。

岐伯说：阴是藏精于内不断地扶持阳气的；阳是卫护于外使体表固密的。如果阴不胜阳，阳气亢盛，就使血脉流动迫促，若再受热邪，阳气更盛就会发为狂症。如果阳不胜阴，阴气亢盛，就会使五脏之气不调，以致九窍不通。所以圣人使阴阳平衡，无所偏胜，从而达到筋脉调和，骨髓坚固，血气畅顺。这样，则会内外调和，邪气不能侵害，耳目聪明，气机正常运行。

风邪侵犯人体，伤及阳气，并逐步侵入内脏，阴精也就日渐消亡，这是由于邪气伤肝所致。若饮食过饱，阻碍升降之机，会发生筋脉弛纵、肠澼及痔疮等病症。若饮酒过量，会造成气机上逆。若过度用力，会损伤肾气，腰部脊骨也会受到损伤。

大凡阴阳的关键，以阳气的致密最为重要。阳气致密，阴气就能固守于内。阴阳二者不协调，就象一年之中，只有春天而没有秋天，只有冬天而没有夏天一样。因此，阴阳的协调配合，相互为用，是维持正常生理状态的最高标准。所以阳气亢盛，不能固密，阴气就会竭绝。阴气和平，阳气固密，人的精神才会正常。如果阴阳分离决绝，人的精气就会随之而竭绝。

由于雾露风寒之邪的侵犯，就会发生寒热。春天伤于风邪，留而不去，会发生急骤的泄泻。夏天伤于暑邪，到秋天会发生疟疾病。秋天伤于湿邪，邪气上逆，会发生咳嗽，并且可能发展为痿厥病。冬天伤于寒气，到来年的春天，就要发生温病。四时的邪气，交替伤害人的五脏。

阴精的产生，来源于饮食中的五味。储藏阴精的五脏，也会因五味而受到伤害，过食酸味，会使肝气淫溢而亢盛，从而导致脾气的衰竭；过食咸味，会使骨骼损伤，肌肉短缩，心气抑郁；过食甜味，会使心气满闷，气逆作喘，颜面发黑，肾气失于平衡；过食苦味，会使脾气过燥而不濡润，从而使胃气壅滞；过食辛味，会使筋脉败坏，发生弛纵，精神受损。因此谨慎地调和五味，会使骨骼强健，筋脉柔和，气血通畅，腠理致密，这样，骨气就精强有力。所以重视养生之道，并且依照正确的方法加以实行，就会长期保有天赋的生命力。

金匮真言论篇第四

【原文】　黄帝问曰：天有八风，经有五风，何谓？

岐伯对曰：八风发邪，以为经风，触五脏，邪气发病。所谓得四时之胜者，春胜长夏，长夏胜冬，冬胜夏，夏胜秋，秋胜春，所谓四时之胜也。

东风生于春，病在肝，俞在颈项。南风生于夏，病在心，俞在胸胁。西风生于秋，病在肺，俞在肩背。北风生于冬，病在肾，俞在腰股。中央为土，病在脾，俞在脊。

故春气者，病在头。夏气者，病在脏。秋气者，病在肩背。冬气者病在四支。

故春善病鼽衄，仲夏善病胸胁，长夏善病洞泄寒中，秋善病风疟，冬善病痹厥。

故冬不按跷，春不病颈项，仲夏不病胸胁，长夏不病洞泄寒中，秋不病风疟，冬不病痹厥，飧泄而汗出也。

夫精者，身之本也，故藏于精者，春不病温。夏暑汗不出者，秋成风疟。此平人脉法也。

故曰：阴中有阴，阳中有阳。平旦至日中，天之阳，阳中之阳也。日中至黄昏，天之阳，阳中之阴也；合夜至鸡鸣，天之阴，阴中之阴也。鸡鸣至平旦，天之阴，阴中之阳也。故人亦应之。

夫言人之阴阳，则外为阳，内为阴。言人身之阴阳，则背为阳，腹为阴。言人身之脏腑中阴阳，则脏者为阴，腑者为阳，肝、心、脾、肺、肾五脏皆为阴，胆、胃、大肠、小肠、膀胱三焦六腑皆为阳。所以欲知阴中之阴、阳中之阳者何也？为冬病在阴，夏病在阳，春病在阴，秋病在阳，皆视其所在，为施针石也。故背为阳，阳中之阳，心也。背为阳，阳中之阴，肺也。腹为阴，阴中之阴，肾也。腹为阴，阴中之阳，肝也；腹为阴，阴中之至阴，脾也。此皆阴阳表里内外雌雄相输应也，故以应天之阴阳也。

帝曰：五脏应四时，各有收受乎？岐伯曰：有。东方青色，入通于肝，开窍于目，藏精于肝，其病发惊骇，其味酸，其类草木，其畜鸡，其谷麦，其应四时，上为岁星，是以春气在头也，其音角，其数八，是以知病之在筋也，其臭臊。

南方赤色，入通于心，开窍于耳，藏精于心，故病在五脏，其味苦，其类火，其畜羊，其谷黍，其应四时，上为荧惑星，是以知病之在脉也，其音徵，其数七，其臭焦。

中央黄色，入通于脾，开窍于口，藏精于脾，故病在舌本，其味甘，其类土，其畜牛，其谷稷，其应四时，上为镇星，是以知病之在肉也，其音宫，其数五，其臭香。

西方白色，入通于肺，开窍于鼻，藏精于肺，故病在背，其味辛，其类金，其畜马，其谷稻，其应四时，上为太白星，是以知病之在皮毛也，其音商，其数九，其臭腥。

北方黑色，入通于肾，开窍于二阴，藏精于肾，故病在溪，其味咸，其类水，其畜彘，其谷豆，其应四时，上为辰星，是以知病之在骨也，其音羽，其数六，其臭腐。

故善为脉者，谨察五脏六腑，一逆一从，阴阳表里，雌雄之纪，藏之心意，合心于精，非其人勿教，非其真勿授，是谓得道。

【解读】 黄帝问道：自然界中有八风，人的经脉病变又有五风的说法，这是怎么回事呢？

岐伯答说：自然界中的八风是外部的致病邪气，它侵犯经脉，产生经脉的风病，风邪还会继续循经脉而侵害五脏，使五脏发生病变。一年的四个季节中，有相克的关系，如春胜长夏，长夏胜冬，冬胜夏，夏胜秋，冬胜春，某个季节出现了克制它的季节气候，这就是所谓的四时相胜。

东风生于春季，病多发生在肝，肝的经气输注于颈项。南风生于夏季，病多发生于心，心的经气输注于胸胁。西风生于秋季，病多发生在肺，肺的经气输注于肩背。北风生于冬季，病多发生在肾，肾的经气输注于腰股。长夏季节和中央的方位属于土，病多发生在脾，脾的经气输注于脊。

所以春季邪气伤人，多病在头部：夏季邪气伤人，多病在心：秋季邪气伤人，多病在肩背：冬季邪气伤人，多病在四肢。

春天多发生鼽衄，夏天多发生在胸胁方面的疾患，长夏季多发生洞泄等里寒证，秋天多发生风疟，冬天多发生痹厥。

若冬天不进行按跷等扰动阳气的活动，来年春天就不会发生鼽衄和颈项部位的疾病，夏天就不会发生胸胁的疾患，长夏季节就不会发生洞泄一类的里寒病，秋天就不会发生风疟病，冬天也不会发生痹厥、飧泄、汗出过多等病症。

精，是人身体中的根本，所以阴精内藏而不妄泄，春天就不会得温热病。夏暑阳盛，如果不能排汗散热，到秋天就会酿成风疟病。这是诊察普通人四时发病的一般规律。

所以说：在阴阳之中，还各有阴阳。白昼属阳，平旦到中午，为阳中之阳。中午到黄昏，则属阳中之阴。黑夜属阴，合夜到鸡鸣，为阴中之阴。鸡鸣到平旦，则属阴中之阳。人的情况也与此相应。

就人体阴阳而论，外部属阳，内部属阴。就身体的部位来分阴阳，则背为阳，腹为阴。从脏腑的阴阳划分来说，则脏属阴，腑属阳，肝、心、脾、肺、肾五脏都属阴，胆、胃、大肠、小肠、膀胱、三焦六腑都属阳。了解阴阳之中复有阴阳的道理是什么呢？这是要分析四时疾病的在阴在阳，以作为治疗的依据，如冬病在阴，夏病在阳，春病在阴，秋病在阳，都要根据疾病的部位采施用针刺和砭石的疗法。此外，背为阳，阳中之阳为心，阳中之阴为肺。腹为阴，阴中之阴为肾，阴中之阳为肝，阴中的至阴为脾。以上这些都是人体阴阳表里、内外雌雄相互联系又相互对应的例证，所以人与自然界的阴阳是相应的。

黄帝说：五脏除与四时相应外，它们各自还有相类的事物可以归纳起来吗？岐伯说：有。比如东方青色，与肝相通，肝开窍于目，精气内藏于肝，发病常表现为惊骇，在五味为酸，与草木同类，在五畜为鸡，在五谷为麦，与四时中的春季相应，在天体为岁星，春天阳气上升，所以其气在头，在五音为角，其成数为八，因肝主筋，所以它的疾病多发生在筋。此外，在嗅味为臊。

　　南方赤色，与心相通，心开窍于耳，精气内藏于心，在五味为苦，与火同类，在五畜为羊，在五谷为黍，与四时中的夏季相应，在天体为荧惑星，它的疾病多发生在脉和五脏，在五音为徵，其成数为七。此外，在嗅味为焦。中央黄色，与脾相通，脾开窍于口，精气内藏于脾，在五味为甘，与土同类，在五畜为牛，在五谷为稷，与四时中的长夏相应，在天体为镇星，它的疾病多发生在舌根和肌肉，在五音为宫，其生数为五。此外，在嗅味为香。西方白色，与肺相通，肺开窍于鼻，精气内藏于肺，在五味为辛，与金同类，在五畜为马，在五谷为稻，与四时中的秋季相应，在天体为太白星，它的疾病多发生在背部和皮毛，在五音为商，其成数为九。此外，在嗅味为腥。

　　北方黑色，与肾相同，肾开窍于前后二阴，精气内藏于肾，在五味为咸，与水同类，在五畜为彘，在五谷为豆，与四时中的冬季相应，在天体为辰星，它的疾病多发生在溪和骨，在五音为羽，其成数为六。此外，其嗅味为腐。

　　所以善于诊脉的医生，能够谨慎细心地审察五脏六腑内的变化，了解其顺逆的情况，把阴阳、表里、雌雄的对应和联系，纲目分明地加以归纳，并把这些精深的道理，深深地牢记在心中。这些理论，至为宝贵，对于那些不是真心实意地学习而又不具备一定条件的人，切勿轻意传授，这才是爱护和珍视保护这门学问的正确态度。

· 卷二 ·

阴阳应象大论篇第五

【原文】　黄帝曰：阴阳者，天地之道也，万物之纲纪，变化之父母，生杀之本始，神明之府也。治病必求于本。故积阳为天，积阴为地。阴静阳躁，阳生阴长，阳杀阴藏。阳化气，阴成形。寒极生热，热极生寒。寒气生浊，热气生清。清气在下，则生飧泄；浊气在上，则生䐜胀。此阴阳反作，病之逆从也。

故清阳为天，浊阴为地。地气上为云，天气下为雨；雨出地气，云出天气。故清阳出上窍，浊阴出下窍；清阳发腠理，浊阴走五脏；清阳实四支，浊阴归六腑。

水为阴，火为阳。阳为气，阴为味。味归形，形归气，气归精，精归化。精食气，形食味，化生精，气生形。味伤形，气伤精，精化为气，气伤于味。

阴味出下窍，阳气出上窍。味厚者为阴，薄为阴之阳；气厚者为阳，薄为阳之阴。味厚则泄，薄则通；气薄则发泄，厚则发热。壮火之气衰，少火之气壮；壮火食气，气食少火；壮火散气，少火生气。气味辛甘发散为阳，酸苦涌泄为阴。

阴胜则阳病，阳胜则阴病。阳胜则热，阴胜则寒。重寒则热，重热则寒。寒伤形，热伤气；气伤痛，形伤肿。故先痛而后肿者，气伤形也；先肿而后痛者，形伤气也。风胜则动，热胜则肿，燥胜则干，寒胜则浮，湿胜则濡泻。

天有四时五行，以生长收藏，以生寒暑燥湿风。人有五脏化五气，以生喜怒悲忧恐。故喜怒伤气，寒暑伤形；暴怒伤阴，暴喜伤阳。厥气上行，满脉去形。喜怒不节，寒暑过度，生乃不固。故重阴必阳，重阳必阴。故曰：冬伤于寒，春必温病；春伤于风，夏生飧泄；夏伤于暑，秋必痎疟；秋伤于湿，冬生咳嗽。

帝曰：余闻上古圣人，论理人形，列别脏腑，端络经脉，会通六合，各从其经；气穴所发，各有处名；溪谷属骨，皆有所起；分部逆从，各有条理；四时阴阳，尽有经纪。外内之应，皆有表里，其信然乎？

岐伯对曰：东方生风，风生木，木生酸，酸生肝，肝生筋，筋生心，肝主目。其在天为玄，在人为道，在地为化。化生五味，道生智，玄生神。神在天为风，在地为木，在体为筋，在脏为肝，在色为苍，在音为角，在声为呼，在变动为握，在窍为目，在味为酸，在志为怒。怒伤肝，悲胜怒；

风伤筋。燥胜风；酸伤筋，辛胜酸。

南方生热，热生火，火生苦，苦生心，心生血，血生脾，心主舌。其在天为热，在地为火，在体为脉，在脏为心，在色为赤，在音为徵，在声为笑，在变动为忧，在窍为舌，在味为苦，在志为喜。喜伤心，恐胜喜，热伤气，寒胜热，苦伤气，咸胜苦。

中央生湿，湿生土，土生甘，甘生脾，脾生肉，肉生肺，脾主口。其在天为湿，在地为土，在体为肉，在脏为脾，在色为黄，在音为宫，在声为歌，在变动为哕，在窍为口，在味为甘，在志为思。思伤脾，怒胜思；湿伤肉；风伤湿，甘伤肉，酸胜甘。

西方生燥，燥生金，金生辛，辛生肺，肺生皮毛，皮毛生肾，肺主鼻。其在天为燥，在地为金，在体为皮毛，在脏为肺，在色为白，在音为商，在声为哭，在变动为咳，在窍为鼻，在味为辛，在志为忧。忧伤肺，喜胜忧；热伤皮毛，寒胜热；辛伤皮毛，苦胜辛。

北方生寒，寒生水，水生咸，咸生肾，肾生骨髓，髓生肝，肾主耳。其在天为寒，在地为水，在体为骨，在脏为肾，在色为黑，在音为羽，在声为呻，在变动为栗，在窍为耳，在味为咸，在志为恐。恐伤肾，思胜恐；寒伤血，燥胜寒；咸胜血，甘胜咸。

故曰：天地者，万物之上下也；阴阳者，血气之男女也；左右者，阴阳之道路也；水火者，阴阳之征兆也；阴阳者，万物之能始也。故曰：阴在内，阳之守也；阳在外，阴之使也。

帝曰：法阴阳奈何？

岐伯曰：阳胜则身热，腠理闭，喘粗为之俯仰，汗不出而热，齿干以烦冤，腹满死，能冬不能夏。阴胜则身寒，汗出，身常清，数傈而寒，寒则厥，厥则腹满、死，能夏不能冬。此阴阳更胜之变，病之形能也。

帝曰：调此二者奈何？

岐伯曰：能知七损八益，则二者可调。不知用此，则早衰之节也。年四十，而阴气自半也，起居衰矣。年五十，体重，耳目不聪明矣。年六十，阴痿，气大衰，九窍不利，下虚上实，涕泣俱出矣。故曰：知之则强，不知则老，故同出而名异耳。智者察同，愚者察异，愚者不足，智者有余，有余则耳目聪明，身体轻强，老者复壮，壮者益治，是以圣人为无为之事，乐恬憺之能，从欲快志于虚无之守，故寿命无穷，与天地终，此圣人之治身也。

天不足西北，故西北方阴也，而人右耳目不如左明也。地不满东南，故东南方阳也，而人左手足不如右强也。

帝曰：伺以然？岐伯曰：东方阳也，阳者其精并于上，并于上则上明而下虚，故使耳目聪明而手足不便也。西方阴也，阴者其精并于下，并于下则下盛而上虚，故其耳目不聪明而手足便也。故俱感于邪，其在上则右甚，在下则左甚，此天地阴阳所不能全也，故邪居之。

故天有精，地有形；天有八纪，地有五里，故能为万物之父母。清阳上天，浊阴归地，是故天地之动静，神明为之纲纪，故能以生长收藏，终而复始。惟圣人上配天以养头，下象地以养足，中傍人事以养五脏。天气通于肺，地气通于嗌，风气通于肝，雷气通于心，谷气通于脾，雨气通于肾。六经为川，肠胃为海，九窍为水注之气。以天地为之阴阳，阳之汗，以天地之雨名之；阳之气，以天地之疾风名之。暴气象雷，逆气象阳。故治不法天之纪，不用地之理，则灾害至矣。

故邪风之至，疾如风雨，故善治者治皮毛，其次治肌肤，其次治筋脉，其次治六腑，其次治五脏。治五脏者，半死半生也。故天之邪气，感则害人五脏；水谷之寒热，感则害于六腑；地之湿气，感则害皮肉筋脉。

故善用针者，从阴引阳，从阳引阴，以右治左，以左治右，以我知彼，以表知里，以观过与不及之理，见微得过，用之不殆。

善诊者，察色按脉，先别阴阳；审清浊而知部分，视喘息，听音声而知所苦，观权衡规矩，而知病所主；按尺寸，观浮沉滑涩，而知病所生。以治无过，以诊则不失矣。

故曰：病之始起也，可刺而已；其盛，可待衰而已。故因其轻而扬之，因其重而减之，因其衰而彰之。

形不足者，温之以气；精不足者，补之以味。

其高者，因而越之；其下者，引而竭之；中满者，泻之于内。其有邪者，渍形以为汗；其在皮者，汗而发之；其剽悍者，按而收之；其实者，散而泻之。审其阴阳，以别柔刚，阳病治阴，阴病治阳，定其血气，各守其乡。血实宜决之，气虚宜掣引之。

【解读】　黄帝道：阴阳是天地间宇宙中的一般规律，是一切事物的纲记，万物变化的起源，生长毁灭的根本，有很大道理在这其中。凡医治疾病，必须求得病情变化的根本，而道理也不外乎阴阳二字。拿自然界变化来比喻，清阳之气聚于上，而成为天，浊阴之气积于下，而成为地。阴是比较静止的，阳是比较躁动的；阳主生成，阴主成长；阳主肃杀，阴主收藏。阳能化生力量，阴能构成形体。寒到极点会生热，热到极点会生寒；寒气能产生浊阴，热气能产生清阳；清阳之气居下而不升，就会发生泄泻之病，浊阴之气居上而不降，就会发生胀满之病。这就是阴阳的正常和反常变化，因此疾病也就有逆证和顺证的分别。

所以大自然的清阳之气上升为天，浊阴之气下降为地。地气蒸发上升为云，天气凝聚下降为雨；雨是地气上升之云转变而成的，云是由天气蒸发水气而成的。人体的变化也是这样，清阳之气出于上窍，浊阴之气出于下窍；清阳发泄于腠理，浊阴内注于五脏；清阳充实于四肢，浊阴内走于六腑。

水火分为阴阳，则水属阴，火属阳。人体的功能属阳，饮食物属阴。饮食物可以滋养形体，而形体的生成又须赖气化的功能，功能是由精所产生的，就是精可以化生功能。而精又是由气化而产生的，所以形体的滋养全靠饮食物，饮食物经过生化作用而产生精，再经过气化作用滋养形体。如果饮食不节，反能损伤形体，机能活动太过，亦可以使精气耗伤，精可以产生功能，但功能也可以因为饮食的不节而受损伤。

味属于阴，所以趋向下窍，气属于阳，所以趋向上窍。味厚的属纯阴，味薄的属于阴中之阳；气厚的属纯阳，气薄的属于阳中之阴。味厚的有泻下作用，味薄的有疏通作用；气薄的能向外发泄，气厚的能助阳生热。阳气太过，能使元气衰弱，阳气正常，能使元气旺盛，因为过度亢奋的阳气，会损害元气，而元气却依赖正常的阳气，所以过度亢盛的阳气，能耗散元气，正常的阳气，能增强元气。凡气味辛甘而有发散功用的，属于阳，气味酸苦而有涌泄功用的，属于阴。

人体的阴阳是相对平衡的，如果阴气发生了偏胜，则阳气受损而为病，如果阳气发生了偏胜，则阴气耗损而为病。阳偏胜则表现为热性病症，阴偏胜则表现为寒性病症。寒到极点，会表现热象，热到极点，会表现寒象。寒能伤形体，热能伤气分；气分受伤，可以产生疼痛，形体受伤，可以发生肿胀。所以先痛而后肿的，是气分先伤而后及于形体；先肿而后痛的，是形体先病而后及于气分。

风邪太过，则能发生痉挛动摇；热邪太过，则能发生红肿；燥气太过，则能发生干枯；寒气太过，则能发生浮肿；湿气太过，则能发生濡泻。

大自然的变化，有春、夏、秋、冬四时的交替，有木、火、土、金、水五行的变化，因此，产生了寒、暑、燥、湿、风的气候，它影响了自然界的万物，形成了生、长、化、收、藏的规律。人有肝、心、脾、肺、肾五脏，五脏之气化生五志，产生了喜、怒、悲、忧、恐五种不同的情志活动。喜怒等情志变化，可以伤气，寒暑外侵，可以伤形。突然大怒，会损伤阴气，突然大喜，会损伤阳气。气逆上行，充满经脉，则神气浮越，离去形体了。所以喜怒不加以节制，寒暑不善于调适，生命就不能牢固。阴极可以转化为阳，阳极可以转化为阴。所以冬季受了寒气的伤害，春天就容易发生温病；春天受了风气的伤害，夏季就容易发生飧泄；夏季受了暑气的伤害，秋天就容易发生疟疾；秋季受了湿气的伤害，冬天就容易发生咳嗽。

黄帝问道：我听说上古时代的圣人，讲求人体的形态，分辨内在的脏腑，了解经脉的分布，交会、贯通有六合，各依其经之循行路线；气穴之处，各有名称；肌肉空隙以及关节，各有其起点；分属部位的或逆或顺，各有条理；与天之四时阴阳，都有经纬纪纲；外面的环境与人体内部的互相关联，都有表与里。这些说法都正确吗？

岐伯回答说：东方应春，阳升而日暖风和，草木生发，木气能生酸味，酸味能滋养肝气，肝气又能滋养于筋，筋膜柔和则又能生养于心，肝气关联于目。它在自然界是深远微妙而无穷的，在人能够知道自然界变化的道理，在地为生化万物。大地有生化，所以能产生一切生物；人能知道自然界变化的道理，就能产生一切智慧；宇宙间的深远微妙，是变化莫测的。变化在天空中为风气，在地面上为木气，在人体为筋，在五脏为肝，在五色为苍，在五音为角，在五声为呼，在病变的表现为握，在七窍为目，在五味为酸，在情志的变动为怒。怒气能伤肝，悲能够抑制怒；风气能伤筋，燥能够抑制风；过食酸味能伤筋，辛味能抑制酸味。

南方应夏，阳气盛而生热，热甚则生火，火气能产生苦味，苦味能滋长心气，心气能化生血气，血气充足，则又能生脾，心气关联于舌。它的变化在天为热气，在地为火气，在人体为血脉，在五脏为心，在五色为赤，在五音为徵，在五声为笑，在病变的表现为忧，在窍为舌，在五味为苦，在情志的变动为喜。喜能伤心，以恐惧抑制喜；热能伤气，以寒气抑制热；苦能伤气，咸味能抑制苦味。

中央应长夏，长夏生湿，湿与土气相应，土气能产生甘味，甘味能滋养脾气，脾气能滋养肌肉，肌肉丰满，则又能养肺，脾气关联于口。它的变化在天为湿气，在地为土气，在人体为肌肉，在五脏为脾，在五色为黄，在五音为宫，在五声为歌，在病变的表现为哕，在窍为口，在五味为甘，在情志的变动为思。思虑伤脾，以怒气抑制思虑；湿气能伤肌肉，以风气抑制湿气；甘味能伤肌肉，酸味能抑制甘味。

西方应秋，秋天气急而生燥，燥与金气相应，金能产生辛味，辛味能滋养肺气，肺气能滋养皮毛，皮毛润泽则又能养肾，肺气关联于鼻。它的变化在天为燥气，在地为金气，在人体为皮毛，在五脏为肺，在五色为白，在五音为商，在五声为哭，在病变的表现为咳，在窍为鼻，在五味为辛，在情志的变动为忧。忧能伤肺，以喜抑制忧；热能伤皮毛，寒能抑制热；辛味能伤皮毛，苦味能抑制辛味。

北方应冬，冬天生寒，寒气与水气相应，水气能产生咸味，咸味能滋养肾气，肾气能滋长骨髓，骨髓充实，则又能养肝，肾气关联于耳。它的变化在天为寒气，在地为水气，在人体为骨髓，在五脏为肾，在五色为黑，在五音为羽，在五声为呻，在病变的表现为战栗，在窍为耳，在五味为咸，在情志的变动为恐。恐能伤肾，思能够抑制恐；寒能伤血，燥（湿）能够抑制寒；咸能伤血，甘味能抑制咸味。

所以说：天地是在万物的上下；阴阳如血气与男女之相对待；左右为阴阳运行不息的道路；水性寒，火性热，是阴阳的象征；阴阳的变化，是万物生成的原始能力。所以说：阴阳是互相为用的，阴在内，为阳之镇守；阳在外，为阴之役使。

黄帝道：阴阳的法则怎样运用于医学上呢？

岐伯回答说：如阳气太过，则身体发热，腠理紧闭，气粗喘促，呼吸困难，身体亦为之俯仰摆动，无汗发热，牙齿干燥，烦闷，如见腹部胀满，是死症，这是属于阳性之病，所以冬天尚能支持，夏天就不能耐受了。阴气胜则身发寒而汗多，或身体常觉冷而不时战栗发寒，甚至手足厥逆，如见手足厥逆而腹部胀满的，是死症，这是属于阴胜的病，所以夏天尚能支持，冬天就不能耐受了。这就是阴阳互相胜负变化所表现的病态。

黄帝问道：调摄阴阳的办法怎样？

岐伯说：如果懂得了七损八益的养生之道，则人身的阴阳就可以调摄，如其不懂得这些道理，就会发生早衰现象。一般的人，年到四十，阴气已经自然的衰减一半了，其起居动作，亦渐渐衰退；到了五十岁，身体觉得沉重，耳目也不够聪明了；到了六十岁，阴气萎弱，肾气大衰，九窍不能通利，出现下虚上实的现象，会常常流着眼泪鼻涕。所以说：知道调摄的人身体就强健，不知道调摄的人身体就容易衰老；本来是同样的身体，结果却出现了强弱不同的两种情况。懂得养生之道的人，能够注意共有的健康本能；不懂得养生之道的人，只知道强弱的异形。不善于调摄的人，常感不足，而重视调摄的人，就常能有余；有余则耳目聪明，身体轻强，即使已经年老，亦可以身体强壮，当然本来强壮的就更好了。所以圣人不做勉强的事情，不胡思乱想，有乐观愉快的旨趣，常使心旷神怡，保持着宁静的生活，所以能够寿命无穷，尽享天年。这是圣人保养身体的方法。

天气是不足于西北方的，所以西北方属阴，而人的右耳目也不及左边的聪明；地气是不足于东南方的，所以东南方属阳，而人的左手足也不及右边的强。

黄帝问道，这是什么道理？

岐伯说：东方属阳，阳性向上，所以人体的精气集合于上部，集合于上部则上部聪明而下部虚弱，所以使耳目聪明，而手足不便利；西方属阴，阴性向下，所以人体的精气集合于下部，集合于下部则下部强盛而上部虚弱，所以耳目不聪明而手足便利。如虽左右同样感受了外邪，但在上部则身体的右侧较重，在下部则身体的左侧较重，这是天地阴阳之所不能全，而人身亦有阴阳左右之不同，所以邪气就能乘虚而居留了。

所以天有精气，地有形体；天有八节之纲纪，地有五方的道理，因此天地是万物生长的根本。无形的清阳上升于天，有形的浊阴下归于：也，所以天地的运动与静止，是由阴阳的神妙变化为纲纪，而能使万物春生、夏长、秋收、冬藏，终而复始，循环不休。懂得这些道理的人，他把人体上部的头来比天，下部的足来比地，中部的五脏来比人事以调养身体。天的轻清之气通于肺，地的水谷之气通于嗌，风木之气通于肝，雷火之气通于心，溪谷之气通于脾，雨水之气通于肾。六经犹如河流，肠胃犹如大海，上下九窍以水津之气贯注。如以天地来比类人体的阴阳，则阳气发泄的汗，象天的下雨；人身的阳气，象天地的疾风。人的暴怒之气，象天有雷霆；逆上之气，象阳热的火。所以调养身体而不取法于自然的道理，那么疾病就要发生了。

所以外感致病因素伤害人体，急如疾风暴雨。善于治病的医生，于邪在皮毛的时候，就给予治疗；技术较差的，至邪在肌肤才治疗；更差的，至邪在筋脉才治疗；又其差的，至邪在六腑才治疗；又更差的，至邪在五脏才治疗。假如病邪传入到五脏，就非常严重，这时治疗的效果，只有半死半生了。

所以自然界中的邪气，侵袭了人体就能伤害五脏；饮食之或寒或热，就会损害人的六腑；地之湿气，感受了就能损害皮肉筋脉。

所以善于运用针法的，病在阳，从阴以诱导之，病在阴，从阳以诱导之；取右边以治疗左边的病，取左边以治疗右边的病；以自己的正常状态来比较病人的异常状态，以在表的症状，了解里面的病变；并且判断太过或不及，就能在疾病初起的时候，便知道病邪之所在，此时进行治疗，不致使病情发展到危险的地步了。

所以善于诊治的医生，通过诊察病人的色泽和脉搏，先辨别病症的属阴属阳；审察五色的浮泽或重浊，而知道病的部位；观察呼吸，听病人发出的声音，可以得知所患的病苦；诊察四时色脉的正常是否，来分析为何脏何腑的病，诊察寸口的脉，从它的浮、沉、滑、涩，来了解疾病所产生之原因。这样在诊断上就不会有差错，治疗也没有过失了。

所以说：病在初起的时候，可用刺法而愈；及其病势正盛，必须待其稍为衰退，然后刺之而愈。所以病轻的，使用发散轻扬之法治之；病重的，使用削减之法治之；其气血衰弱的，应用补益之法治之。

形体虚弱的，当以温补其气；精气不足的，当补之以厚味。

如病在上的，可用吐法；病在下的，可用疏导之法；病在中为胀满的，可用泻下之法；其邪在外表，可用汤药浸渍以使出汗；邪在皮肤，可用发汗，使其外泄；病势急暴的，可用按得其状，以制伏之；实症，则用散法或泻法。观察病的在阴在阳，以辨别其刚柔，阳病应当治阴，阴病应当治阳；确定病邪在气在血，更防其血病再伤及气，气病再伤及血，所以血实宜用泻血法，气虚宜用导引法。

阴阳离合论篇第六

【原文】 黄帝问曰：余闻天为阳，地为阴，日为阳，月为阴，大小月三百六十日成一岁，人亦应之。今三阴三阳，不应阴阳，其故何也？

岐伯对曰：阴阳者，数之可十，推之可百，数之可千，推之可万，万之大不可胜数，然其要一也。

天覆地载，万物方生未出地者，命曰阴处，名曰阴中之阴；则出地者，命曰阴中之阳。阳予之正，阴为之主。故生因春，长因夏，收因秋，藏因冬，失常则天地四塞。阴阳之变，其在人者，亦数之可数。

帝曰：愿闻三阴三阳之离合也。

岐伯曰：圣人南面而立，前曰广明，后曰太冲，太冲之地，名曰少阴，少阴之上，名曰太阳。太阳根起于至阴，结于命门，名曰阴中之阳；中身而上，名曰广明，广明之下，名曰太阴，太阴之前，名曰阳明；阳明根起于厉兑，名曰阴中之阳；厥阴之表，名曰少阳；少阳根起于窍阴，名曰阴中之少阳。是故三阳之离合也，太阳为开，阳明为阖，少阳为枢。三经者，不得相失也，搏而勿浮，命曰一阳。

帝曰：愿闻三阴。

岐伯曰：外者为阳，内者为阴，然则中为阴，其冲在下，名曰太阴，太阴根起于隐白，名曰阴中之阴。太阴之后，名曰少阴，少阴根起于涌泉，名曰阴中之少阴。少阴之前，名曰厥阴，厥阴根起于大敦，阴之绝阳，名曰阴之绝阴。是故三阴之离合也，太阴为开，厥阴为阖，少阴为枢。三经者，不得相失也，搏而勿沉，名曰一阴。

阴阳𩅦𩅦，积传为一周，气里形表而为相成也。

【解读】 黄帝问道：我听说天属阳，地属阴，日属阳，月属阴，大月和小月合起来是三百六十天而成为一年，人体也与此相应。如今听说人体的三阴三阳，和天地阴阳之数不相符合，这是什么道理呢？

岐伯回答说：天地阴阳的范围，极其广泛，在具体运用时，经过进一步推演，则可以由十到百，由百到千，由千到万，再演绎下去，甚至是数不尽的，然而其总的原则仍不外乎对立统一的阴阳道理。

天地之间，万物初生，未长出地面的时候，叫做居于阴处，称之为阴中之阴；若已长出地面的，就叫做阴中之阳。有阳气，万物才能生长，有阴气，万物才能成形。所以万物的发生，因于春气的温暖，万物的盛长，因于夏气的炎热，万物的收成，因于秋气的清凉，万物的闭藏，因于冬气的寒冷。如果四时阴阳失序，气候无常，天地间的生长收藏的变化就要失去正常。这种阴阳变化的道理，在人来说，也是有一定的规律，并且可以推测而知的。

黄帝说：我愿意听你讲讲三阴三阳的离合情况。

岐伯说：圣人面向南方站立，前方名叫广明，后方名叫太冲，行于太冲部位的经脉，叫做少阴。在少阴经上面的经脉，名叫太阳，太阳经的下端起于足小趾外侧的至阴穴，其上端结于睛明穴，因太阳为少阴之表，故称为阴中之阳。再以人身上下而言，上半身属阳，称为广明，广明之下称为太阴，太阴前面的经脉，名叫阳明，阳明经的下端起于足大趾侧次趾之端的厉兑穴，因阳明是太阴之表，故称为阴中之阳。厥阴为里，少阳为表，故厥阴经之表为少阳经，少阳经下端起于窍阴穴，因少阳居厥阴之表，故称为阴中之少阳。因此，三阳经的离合，分开来说，太阳主表为开，阳明主里为阖，少阳介于表里之间为枢。但三者之间，不是各自为政，而是相互紧密联系着的，所以合起来称为一阳。

黄帝说：愿意再听你讲讲三阴的离合情况。

岐伯说：在外的为阳，在内的为阴，所以在里的经脉称为阴经，行于少阴经前面的称为太阴，太阴经的根起于足大趾之端的隐白穴，称为阴中之阴。太阴的后面，称为少阴，少阴经的根起于足心的涌泉穴，称为阴中之少阴。少阴的前面，称为厥阴，厥阴经的根起于足大趾之端的大敦穴，由于两阴相合而无阳，厥阴又位于最里，所以称之为阴之绝阴。因此。三阴经之离合，分开来说，太阴为三阴之表为开，厥阴为主阴之里为阖，少阴位于太、厥表里之间为枢。但三者之间，不能各自为政，而是相互协调紧密联系着的，所以合起来称为一阴。

阴阳之气，运行不息，递相传注于全身，气运于里，形立于表，这就是阴阳离合、表里相成的缘故。

阴阳别论篇第七

【原文】 黄帝问曰：人有四经，十二从，何谓？

岐伯曰：四经应四时，十二从应十二月，十二月应十二脉。

脉有阴阳，知阳者知阴，知阴者知阳。凡阳有五，五五二十五阳。所谓阴者，真脏也，见则必败，败者必死也。所谓阳者，胃脘之阳也。别于阳者，知病处也；别于阴者，知死生之期。三阳在头，三阴在手，所谓一也。别于阳者，知病忌时；别于阴者，知死生之期。谨熟阴阳，无与众谋。

所谓阴旧者，去者为阴，至者为阳；静者为阴，动者为阳；迟者为阴，数者为阳。凡持真脏之脉者，肝至悬绝急，十八日死。心至悬绝，九日死。

肺至悬绝，十二日死。肾至悬绝，七日死。脾至悬绝，四日死。

曰：二阳之病发心脾，有不得隐曲，女子不月，其传为风消，其传为息贲者，死不治。

曰：三阳为病发寒热，下为痈肿，及为痿厥腨痛；其传为索泽，其传为颓疝。

曰：一阳发病，少气，善咳，善泄，其传为心掣，其传为隔。

二阳一阴发病，主惊骇背痛，善噫、善欠，名曰风厥。

二阴一阳发病，善胀，心满，善气。

三阳三阴发病，为偏枯痿易，四支不举。

鼓一阳曰钩，鼓一阴曰毛，鼓阳胜急曰弦，鼓阳至而绝曰石，阴阳相过曰溜。

阴争于内，阳扰于外，魄汗未藏，四逆而起，起则熏肺，使人喘鸣。阴之所生，和本曰和。是故刚与刚，阳气破散，阴气乃消亡，淖则刚柔不和，经气乃绝。

死阴之属，不过三日而死，生阳之属，不过四日而已。所谓生阳、死阴者，肝之心，谓之生阳；心之肺，谓之死阴；肺之肾，谓之重阴；肾之脾，谓之辟阴，死不治。

结阳者，肿四肢；结阴者，使血一升，再结二升，三结三升。阴阳结斜，多阴少阳曰石水，少腹肿；二阳结谓之消；三阳结谓之隔，三阴结谓之水，一阴一阳结谓之喉痹。阴搏阳别谓之有子。阴阳虚，肠辟死。阳加于阴谓之汗；阴虚阳搏谓之崩。

三阴俱搏，二十日夜半死。二阴俱搏，十三日夕时死。一阴俱搏，十日死。三阳俱搏且鼓，三日死。三阴三阳俱搏，心腹满，发尽，不得隐曲，五日死。二阳俱搏，其病温，死不治，不过十日死。

【解读】　黄帝问道：人有四经十二从，这是什么意思？

岐伯回答说：四经，是指与四时相应的正常脉象，十二从，是指与十二月相应的十二经脉。

脉有阴阳之分，知道什么是阳脉，就可以知道什么是阴脉；知道什么是阴脉，就能知道什么是阳脉。阳脉有5种，但五时之中五脏的阳脉各不相同，因此成为25种阳脉。所谓阴脉，就是五脏真气呈败露之象的真脏脉，倘若这种败象显现了出来，那人就一定要死了。所谓阳脉，就是有胃气的冲和之脉。在临症时能够察辨阳脉，就能知道病变的具体部位；能够察辨真脏脉，就能判断死亡的日期。要了解三阳经的虚实，必须诊察人迎；要了解三阴经的虚实，必须诊察寸口。但是，这二者是统一不可分割的。能够辨别阳脉，就能弄清疾病与时令气候的宜忌关系。能够辨别真脏脉，就能确定患者的死期。只要谨慎、准确、熟练地掌握察辨阴阳脉的方法，在临症时就不致于犹豫不决而和别人商量了。

凡诊得无胃气的真藏脉，例如：肝脉来的形象，如一线孤悬，似断似绝，或者来得弦急而硬，十八日当死；心脉来时，孤悬断绝，九日当死肺脉来时，孤悬断绝，十二日当死；肾脉来时，孤悬断绝，七日当死；脾脉来时，孤悬断绝，四日当死。

一般地说，胃肠有病，就会发生严重的心脾病，患者经常感到大小便困难，若是女子，就会月经不调乃至闭经不来。如果病久传变，或者身体发热消瘦，或者喘息气逆，那就无法治疗了。

一般地说：太阳经发病，多有寒热的症状，或者下部发生痈肿，或者两足痿弱无力而逆冷，腿肚酸痛。若病久传化，或为皮肤干燥而不润泽，或变为颓疝。

一般地说：少阳经发病，生发之气即减少，或易患咳嗽，或易患泄泻。若病久传变，或为心虚掣痛，或为饮食不下，隔塞不通。

阳明与厥阴发病，主病惊骇，背痛，常常嗳气、呵欠，名曰风厥。少阴和少阳发病，腹部作胀，心下满闷，时欲叹气。太阳和太阴发病，则为半身不遂的偏枯症，或者变易常用而痿弱无力，或者四肢不能举动。

脉中有微阳之气鼓动的，其脉来时有力，去时力衰，叫做钩脉；脉来搏动无力轻柔如毛的，叫做毛脉；脉来鼓动有力而引急，如按琴瑟的弦，叫做弦脉；脉来有力而沉，浮取如绝，叫做石脉；阴阳之气来去和缓的，叫做溜脉。

阴阳失去平衡，以致阴气争盛于内，阳气扰乱于外，汗出不止，四肢厥冷，下厥上逆，浮阳熏肺，发生喘鸣。

阴之所以能生化，由于阴阳的平衡，是谓正常。如果以刚与刚，则阳气破散，阴气亦必随之消亡；倘若阴气独盛，则寒湿偏胜，亦为刚柔不和，经脉气血亦致败绝。

属于死阴的病，不过三日就要死；属于生阳的病，不过四天就会痊愈。所谓生阳、死阴：例如肝病传心，为木生火，得其生气，叫做生阳；心病传肺，为火克金，金被火消亡，叫做死阴；肺病传肾，以阴传阴，无阳之候，叫做重阴；肾病传脾，水反侮土，叫做辟阴，是不治的死症。

邪气郁结于阳经，四肢就会浮肿；邪气郁结于阴经，就会大便出血，初结一升，再结二升，三结三升，逐渐加重。阴经阳经都郁结了，而阴经的郁结重些，就会发生石水之病，少腹肿胀。邪气郁结于胃和大肠的，就会发生消渴病。邪气郁结于膀胱和小肠的，就会发生大小便不通的隔症。邪气郁结于脾肺的，就会发生水肿的病。邪气郁结于厥阴少阳两经的，就会发生喉痹之病。

阴脉搏动有力，与阳脉有明显的区别，这是怀孕的现象；阴阳脉（尺脉、寸脉）俱虚而患痛疾的，是为死征；阳脉加倍于阴脉，当有汗出，阴脉虚而阳脉搏击，火迫血行，在妇人为血崩。

三阴（指手太阴肺、足太阴脾）之脉，俱搏击于指下，大约到二十天半夜时死亡；二阴（指手少阴心、足少阴肾）之脉俱搏击于指下，大约到十三天傍晚时死亡；一阴（指手厥阴心包络、足厥阴肝）之脉俱搏击于指下，大约十天就要死亡；三阳（指足太阳膀胱、手太阳小肠）之脉俱搏击于指下，而鼓动过甚的，三天就要死亡；三阴三阳之脉俱搏，心腹胀满，阴阳之气发泄已尽，大小便不通，则五日死；三阳（指足阳明胃、手阳明大肠）之脉俱搏击于指下，患有温病的，无法治疗，不过十日就要死了。

·卷三·

灵兰秘典论篇第八

【原文】 黄帝问曰：愿闻十二脏之相使，贵贱何如？岐伯对曰：悉乎哉问也！请遂言之。心者，君主之官，神明出焉。肺者，相傅之官，治节出焉。肝者，将军之官，谋虑出焉。胆者，中正之官，决断出焉。膻中者，臣使之官，喜乐出焉。脾胃者，仓廪之官，五味出焉。大肠者，传道之官，变化出焉。小肠者，受盛之官，化物出焉。肾者，作强之官，伎巧出焉。三焦者，决渎之官，水道出焉。膀胱者，州都之官，津液藏焉，气化则能出矣。凡此十二官者，不得相失也。故主明则下安，以此养生则寿，殁世不殆，以为天下则大昌。主不明则十二官危，使道闭塞而不通，形乃大伤，以此养生则殃，以为天下者，其宗大危，戒之戒之！

至道在微，变化无穷，孰知其原！窈乎哉！肖者瞿瞿，孰知其要！闵闵之当，孰者为良！恍惚之数，生于毫氂，起于度量，千之万之，可以益大，推之大之，其形乃制。

黄帝曰：善哉！余闻精光之道，大圣之业，而宣明大道，非斋戒择吉日，不敢受也。黄帝乃择吉日良兆，而藏灵兰之室，以传保焉。

【解读】 黄帝问道：想听你讲讲十二个脏器之间相互为用的关系，它们之间有无主次地位的分别？岐伯回答说：问得真详细呀！请让我尽量地告诉您。心，在人体中的重要性就好比是君主，人们的聪明智慧都是从心那里生发出来的。肺，好像宰相一样，主一身之气，人体内外上下的活动，都需要肺来调节。肝，犹如智勇兼备的将军，谋虑就是从肝那里来的。胆，犹如中正之官，具有决断的能力，是清虚的脏器；膻中，它包藏在心脏的外面，犹如贴近君主的内臣，君主的喜乐都由它来表达；脾、胃，犹如仓廪之官，受纳运化水谷五味，以供养全身；大肠，好似运输官员，主管输送，使水谷糟粕变化成形而排出；小肠，称为受盛之官，其功能是在接受脾、胃已消化的食物以后，进一步起到分化作用；肾，是为作强之官，它是精力的源泉，能产生出智慧和技巧来；三焦，是为决渎之官，功主调通水道；膀胱，是为州都之官，是水液聚会之所，经过气化作用而把尿液排出体外。以上十二个脏器的作用不能不相协调。当然，君主是最主要的，君主贤明则群下安定，这是根本的法则。依照这个道理来养生，就能够长寿，终其一身都不会有什么大的疾病。若按照这个道理来治理天下，国家必能繁荣昌盛。倘若君主不贤明，则十二官就要受到祸害。而各个脏器的活动一旦失去联系，形体就会受到伤害。如果以此方法来养生，形体必然遭受灾殃。倘若以此方法来治理天下，则难保宗庙社稷，这是应该谨慎再谨慎的啊！

至深的道理是微渺难测的，其变化也没有穷尽，谁能清楚地知道它的本源！实在是困难得很呀！有学问的人勤勤恳恳地探讨研究，可是谁能知道它的要妙之处！那些道理暗昧难明，就象被遮蔽着，怎能了解到它的精华是什么！那似有若无的数量，是产生于毫跻的微小数目，而毫跻也是起于更小的度量，只不过把它们千万倍地积累扩大，推衍增益，才演变成了形形色色的世界。

黄帝说：好啊！我听到了精纯明彻的道理，这真是大圣人建立事业的基础，对于这宣畅明白的宏大理论，如果不专心修省而选择吉祥的日子，实在不敢接受它。于是，黄帝就选择有良好预兆的吉日，把这些著作珍藏在灵台兰室，很快地保存起来，以便流传后世。

六节脏象论篇第九

【原文】　黄帝问曰：余闻天以六六之节，以成一岁，人以九九制会，计人亦有三百六十五节，以为天地，久矣。不知其所谓也？

岐伯对曰：昭乎哉问也！请遂言之。夫六六之节，九九制会者，所以正天之度，气之数也。天度者，所以制日月之行也。气数者，所以纪化生之用也。天为阳，地为阴，日为阳，月为阴，行有分纪，周有道理。日行一度，月行十三度而有奇焉。故大小月三百六十五日而成岁，积气余而盈闰矣。立端于始，表正于中，推余于终，而天度毕矣。

帝曰：余已闻天度矣，愿闻气数何以合之？

岐伯曰：天以六六为节，地以九九制会；天有十日，日六竟而周甲，甲六复而终岁，三百六十日法也。夫自古通天者，生之本，本于阴阳，其气九州九窍，皆通乎天气。故其生五，其气三。三而成天，三而成地，三而成人，三而三之，合则为九，九分为九野，九野为九脏，故形脏四，神脏五，合为九脏以应之也。

帝曰：余已闻六六九九之会也，夫子言积气盈闰，愿闻何为气？请夫子发蒙解惑焉！岐伯曰：此上帝所秘，先师传之也。

帝曰：请遂闻之。

岐伯曰：五日谓之候，三候谓之气，六气谓之时，四时谓之岁，而各从其主治焉。五运相袭，而皆治之，终朞之日，周而复始；时立气布，如环无端，候亦同法。故曰：不知年之所加，气之盛衰，虚实之所起，不可以为工矣。

帝曰：五运之始，如环无端，其太过不及何如？

岐伯曰：五气更立，各有所胜，盛虚之变，此其常也。

帝曰：平气何如？

岐伯曰：无过者也。

帝曰：太过不及奈何？

岐伯曰：在经有也。

帝曰：何谓所胜？

岐伯曰：春胜长夏，长夏胜冬，冬胜夏，夏胜秋，秋胜春，所谓得五行时之胜，各以其气命其脏。

帝曰：何以知其胜？

岐伯曰：求其至也，皆归始春，未至而至，此谓太过，则薄所不胜，而乘所胜也，命曰气淫。不分邪僻内生，工不能禁。至而不至，此谓不及，则所胜妄行，而所生受病，所不胜薄之也，命曰气迫。所谓求其至者，气至之时也。谨候其时，气可与期。失时反候，五治不分，邪僻内生，工不能禁也。

帝曰：有不袭乎？

岐伯曰：苍天之气，不得无常也。气之不袭，是谓非常，非常则变矣。

帝曰：非常而变奈何？

岐伯曰：变至则病，所胜则微，所不胜则甚，因而重感于邪则死矣。故非其时则微，当其时则甚也。

帝曰：善。余闻气合而有形，因变以正名。天地之运，阴阳之化，其于万物，孰少孰多，可得闻乎？

岐伯曰：悉乎哉问也！天至广不可度，地至大不可量，大神灵问，请陈其方。草生五色，五色之变，不可胜视；草生五味，五味之美，不可胜极；嗜欲不同，各有所通。天食人以五气，地食人以五味。五气人鼻，藏于心肺，上使五色修明，音声能彰；五味入口，藏于肠胃，味有所藏，以养五气，气和而生，津液相成，神乃自生。

帝曰：脏象何如？岐伯曰：心者，生之本神之变也；其华在面，其充在血脉，为阳中之太阳，通于夏气。肺者，气之本，魄之处也；其华在毛，其充在皮，为阳中之太阴，通于秋气。肾者，主蛰，封藏之本，精之处也；其华在发，其充在骨，为阴中之少阴，通于冬气。肝者，罢极之本，魂之居也；其华在爪，其充在筋，以生血气，其味酸，其色苍，此为阳中之少阳，通于春气。脾、胃、大肠、小肠、三焦、膀胱者，仓廪之本，营之居也，名曰器，能化糟粕，转味而入出者也；其华在唇四白，其充在肌，其味甘，其色黄，此至阴之类，通于土气。凡十一脏，取决于胆也。

故人迎一盛，病在少阳，二盛病在太阳，三盛病在阳明，四盛以上为格阳。寸口一盛，病在厥阴，二盛病在少阴，三盛病在太阴，四盛以上为关阴。人迎与寸口俱盛四倍以上为关格，关格之脉赢，不能极于天地之精气，则死矣。

【解读】 黄帝问道：我听说天以六个甲子日合成为1年，人以九窍九脏和地之九州九野相配合，人体也有三六五节与天地相通应，这种天地人相配合的说法已经传流很久了，但不知这是什么道理？

岐伯回答说：问得真高明啊，请让我尽量的讲一讲。六六之节和九九之会，是确定天度和气数的。天度是计算日月行程迟速的，气数是标明万物生化程序的。天属阳，地属阴；日属阳，月属阴；日月运行在天体上有一定的部位，万物生化的循环也有一定的规律。每昼夜太阳运行周天一度，月球运行周天13度有余，所以有大月小月，累计三六五为一年，而余气积累，则形成闰月。首先确定一年节气的开始，再用圭表测量日影的长短变化，校正一年里的时令节气，然后再推算余闰，这样，天度便可以完全计算出来了。

黄帝说：我已经明白了天度，还想知道气数是怎样与天度配合的？岐伯说：天以六六为节制，地以九九之数，配合天道的准度，天有十干，代表十日，十干循环六次而成一个周甲，周甲重复六次而一年终了，这是三百六十日的计算方法。自古以来，都以通于天气而为生命的根本，而这个根本不外天之阴阳。地的九州，人的九窍，都与天气相通，天衍生五行，而阴阳又依盛衰消长而各分为三。三气合而成天，三气合而成地，三气合而成人，三三而合成九气，在地分为九野，在人体分为九脏，形脏四，神脏五，合成九脏，以应天气。

黄帝说：我已经明白了六六九九配合的道理，先生说气的盈余积累成为闰月，我想听您讲一下什么是气？请您来启发我的蒙昧，解释我的疑惑！岐伯说：这是上帝秘而不宣的理论，先师传授给我的。

黄帝说：就请全部讲给我听。

岐伯说：五日称为候，三候称为气，六气称为时，四时称为岁，一年四时，各随其五行的配合而分别当旺。木、火、土、金、水五行随时间的变化而递相承袭，各有当旺之时，到一年终结时，再从头开始循环。一年分立四时，四时分布节气，逐步推移，如环无端，节气中再分候，也是这样的推移下去。所以说，不知当年客气加临、气的盛衰、虚实的起因等情况，就不能做个好医生。

黄帝说：五行的推移，周而复始，如环无端，它的太过与不及是怎样的呢？

岐伯说：五行之气更迭主时，互有胜克，从而有盛衰的变化，这是正常的现象。

黄帝说：平气是怎样的呢？岐伯说：这是没有太过和不及。

黄帝说：太过和不及的情况怎样呢？岐伯说：这些情况在经书中已有记载。

黄帝说：什么叫做所胜？

岐伯说：春胜长夏，长夏胜冬，冬胜夏，夏胜秋，秋胜春，这就是时令根据五行规律而互相胜负的情况。同时，时令又依其五行之气的属性来分别影响各脏。

黄帝问道：怎样才能知道它们的所胜呢？

岐伯说：推求脏气到来的时间，皆以立春为标准。如果时令未到而相应的脏气先到，就称为太过。太过就要侵犯原先自己所不胜的气，而凌侮自己所能胜的气，这样的情况叫做气淫。如果时令已到而相应的脏气未到，就称为不及。不及则自己所胜之气便会因无制约而妄行，自己所生之气便会因无所养而受病，自己所不胜之气也会乘隙而来相迫，这种情况叫做气迫。所谓求其至，就是在脏气来到的时候，谨慎地观察与其相应的时令，看脏气是否与时令相合。假如脏气与时令不合，且与五行之间的对应关系也无从分辨，那就表明邪僻之气已经生成，如是，则连医生也无能为力。

黄帝说：五行之气有不相承袭的吗？岐伯说：天的五行之气，在四时中的分布不能没有常规。如果五行之气不按规律依次相承，就是反常的现象，反常就会使人发生病变，如在某一时令出现的反常气候，为当旺之气之所胜者，则其病轻微，若为当旺之气之所不胜者，则其病深重，而若同时感受其他邪气，就会造成死亡。所以反常气候的出现，不在其所克制的某气当旺之时令，病就轻微，若恰在其所克制的某气当旺之时令发病，则病深重。

黄帝说道：讲得好！我听说天地阴阳之气化合而成形体，又因不同的形态变化而确定万物的名称。天地的气运和阴阳的变化，对于万物所起的作用哪个多哪个少，你可以讲给我听听吗？

岐伯说：问得真详细呀！天无限广阔，不可以测度，地非常博大，也难以计量，您提出了这样一个广泛而深奥的问题，请允许我仅做一个大略的解答。草有五种不同的颜色，五种颜色的变化之多，人们难以看遍；草有五种不同的气味，五味的美妙适口，亦很难尝遍。人的嗜欲各不相同，对于色味各有其不同嗜好。天供给人们五气，地供给人们五味。五气由鼻吸入，贮藏在心肺，能使脸色明润，音声宏亮。五味由口而入，藏在肠胃里，经过肠胃消化，吸收其精微以养五脏之气。五气和化，就有生机，再加上津液的作用，神气便会自然地旺盛起来。

黄帝说：脏象是怎样的呢？岐伯说：心，是生命的根本，为神所居之处，其荣华表现于面部，其充养的组织在血脉，为阳中的太阳，与夏气相通。肺，是气的根本，为魂所居之处，其荣华表现在毫毛，其充养的组织在皮肤，是阳中的太阴，与秋气相通。肾主蛰伏，是封藏精气的根本，为精所居之处，其荣华表现在头发，其充养的组织在骨，为阴中之少阴，与冬气相通。肝，是罢极之本，为魂所居之处，其荣华表现在爪甲，其充养的组织在筋，可以生养血气，其味酸，其色苍青，为阳中之少阳，与春气相通。脾、胃、大肠、小肠、三焦、膀胱，是仓廪之本，为营气所居之处，因其功能象是盛贮食物的器皿，故称为器，它们能吸收水谷精微，化生为糟粕，管理饮食五味的转化、吸收和排泄，其荣华在口唇四旁的白肉，其充养的组织在肌肉，其味甘，其色黄，属于至阴之类，与土气相通。以上十一脏功能的发挥，都取决于胆气的升发。

人迎脉大于平时一倍，病在少阳；大两倍，病在太阳；大三倍，病在阳明；大四倍以上，为阳气太过，阴无以通，是为格阳。寸口脉大于平时一倍，病在厥阴；大两倍，病在少阴；大三倍，病在太阴；大四倍以上，为阴气太过，阳无以交，是为关阴。若人迎脉与寸口脉俱大于常时四倍以上，为阴阳气俱盛，不得相荣，是为关格。关格之脉盈盛太过，标志着阴阳极亢，不再能够达于天地阴阳精气平调的生理状态，会很快死去。

五脏生成篇第十

【原文】　心之合、脉也，其荣、色也，其主肾也。肺之合、皮也，其荣、毛也，其主心也。肝之合、筋也，其荣、爪也，其主肺也。脾之合、肉也，其荣、唇也，其主肝也。肾之合、骨也，其荣、发也，其主脾也。

是故多食咸，则脉凝泣而变色；多食苦，则皮槁而毛拔；多食辛，则筋急而爪枯；多食酸，则肉胝䐜而唇揭；多食甘，则骨痛而发落，此五味之所伤也。故心欲苦，肺欲辛，肝欲酸，脾欲甘，肾欲成此五味之所合也。

五脏之气，故色见青如草兹者死，黄如枳实者死，黑如炲者死，赤如虾血者死自如枯骨者死，此五色之见死也。

青如翠羽者生，赤如鸡冠者生，黄如蟹腹者生，自如豕膏者生，黑如乌羽者生，此五色之见生也。生于心，如以缟裹朱；生于肺，如以缟裹红；生于肝，如以缟裹绀；生于脾，如以缟裹栝楼实，生于肾，如以缟裹紫，此五脏所生之外荣也。

色味当五脏；白当肺、辛，赤当心、苦，青当肝、酸，黄当脾、甘，黑当肾、成。故白当皮，赤当脉，青当筋，黄当肉，黑当骨。

诸脉者皆属于目，诸髓者皆属于脑，诸筋者皆属于节，诸血者皆属于心，诸气者皆属于肺，此四支八溪之朝夕也。

故人卧血归于肝，肝受血而能视，足受血而能步，掌受血而能握，指受血而能摄。卧出而风吹之，血凝于肤者为痹，凝于脉者为泣，凝于足者为厥。此三者，血行而不得反其空，故为痹厥也。人有大谷十二分，小豀三百五十四名，少十二俞，此皆卫气之所留止，邪气之所客也，针石缘而去之。

诊病之始，五决为纪。欲知其始，先建其母。所谓五决者，五脉也。是以头痛巅疾，下虚上实，过在足少阴、巨阳，甚则入肾。徇蒙招尤，目冥耳聋，下实上虚，过在足少阳、厥阴，甚则入肝。腹满䐜胀，支鬲胠胁，下厥上冒，过在足太阴、阳明。咳嗽上气，厥在胸中，过在手阳明、太阴。心烦头痛，病在鬲中，过在手巨阳、少阴。

夫脉之小、大、滑、涩、浮、沉，可以指别。五脏之象，可以类推。五脏相音，可以意识。五色微诊，可以目察。能合脉色，可以万全。赤，脉之至也，喘而坚，诊曰：有积气在中，时害于食，名曰心痹；得之外疾，思虑而心虚，故邪从之。白，脉之至也，喘而浮，上虚下实，惊，有积气在胸中，喘而虚，名曰肺痹，寒热；得之醉而使内也。青，脉之至也，长而左右弹，有积气在心下支胠，名曰肝痹；得之寒湿，与疝同法，腰痛足清头痛。黄，脉之至也，大而虚，有积气在腹中，有厥气，名曰厥疝，女子同法；得之疾使四支，汗出当风。黑，脉之至也，上坚而大，有积气在小腹与阴，名曰肾痹；得之沐浴清水而卧。

凡相五色之奇脉，面黄目青，面黄目赤，面黄目白，面黄目黑者，皆不死也。面青目赤，面赤目白，面青目黑，面黑目白，面赤目青，皆死也。

【解读】 心脏的配合者是脉，荣华表现于面部色泽，它的制约者是肾。肺脏的配合者是皮，荣华表现于毛，它的制约者是心。肝脏的配合者是筋，荣华表现于爪甲，它的制约者是肺。脾脏相配合的是肉，荣华表现于唇，它的制约者是肝。肾脏配合者是骨，荣华表现于发，它的制约者是脾。

所以多吃咸味的东西，会使血脉凝滞，而面上无光；多吃苦味的东西，会使皮肤干燥而毛发脱落；多吃辛味的东西，会使筋拘挛而爪甲枯槁；多吃酸味的东西，会使肉坚厚而唇缩；多吃甜味的东西，会使骨骼发生疼痛而头发脱落。这是为五味偏食的情况。所以心喜欢苦味，肺喜欢辛味，肝喜欢酸味，脾喜欢甜味，肾喜欢咸味。这就是五味与五脏的和合谐调。

面色出现青如死草，枯暗无华的，为死症。出现黄如枳实的，为死症；出现黑如烟灰的，为死症；出现红如凝血的，为死症；出现白如枯骨的，为死症。这是五色中表现为死症的情况。

面色青如翠鸟的羽毛，主生；红如鸡冠的，主生；黄如蟹腹的，主生；白如猪脂的，主生；黑如乌鸦毛的，主生。这是五色中表现有生机而预后良好的情况。心有生机，其面色就象细白的薄绢裹着朱砂；肺有生机，面色就象细白的薄绢裹着粉红色的丝绸；肝有生机，面色就象细白的薄绢裹着天青色的丝绸；脾有生机，面色就象细白的薄绢裹着栝蒌实；肾有生机，面色就象细白的薄绢裹着紫色的丝绸。这些都是五脏的生机显露于外的荣华。

色与五脏相合：白配肺脏和辛味，赤配心脏和苦味，青色配肝脏和酸味，黄色配脾脏和甜味，黑色肾脏和咸味。所以白色又合于皮，赤色又合于脉，青色又合于筋，黄色又合于肉，黑色又合于骨。

各条脉络，都属于目，而诸髓都属于脑，诸筋都属于骨节，诸血都属于心，诸气都属于肺。同时，气血的运行则朝夕来往，不离于四肢八溪的部位。

所以当人睡眠时，血归藏于肝，肝得血而濡养于目，则能视物；足得血之濡养，就能行走；手掌得血之濡，就能握物；手指得血之濡养，就能拿取。如果刚刚睡醒就外出受风，血液的循行就要凝滞，凝于肌肤的，发生痹证；凝于经脉的，发生气血运行的滞涩；凝于足部的，该部发生厥冷。这三种情况，都是由于气血的运行不能返回组织间隙的孔穴之处，所以造成痹厥等症。全身有大谷十二处，小溪三百五十四处，这里面减除了十二脏腑各自的俞穴数目。这些都是卫气留止的地方，也是邪气客居之所。治病时，可循着这些部位施以针石，以祛除邪气。

诊病的根本，要以五决为纲纪。想要了解疾病的关键，必先确定病变的原因。所谓五决，就是五脏之脉，以此诊病，即可决断病本的所在。比如头痛等巅顶部位的疾患，属于下虚上实的，病变在足少阴和足太阳经，病甚的，可内传于肾。头晕眼花，身体摇动，目暗耳聋，属下实上虚的，病变在足少阳和足厥阴经，病甚的，可内传于肝。腹满膜胀，支撑胸膈胁肋，属于下部逆气上犯的，病变在足太阴和足阳明经。咳嗽气喘，气机逆乱于胸中，病变在手阳明和手太阳经。心烦头痛，胸膈不适的，病变在手太阳和手少阴经。

脉搏的小大滑涩浮沉等表象，可以凭手指来分别。五脏的气象，可以类推。察听五脏的音声反应，可以意会到很多。五色虽然精微，可以用眼来观察。在诊断中如能做到把气色与脉搏参合起来分析，就万无一失了。如果面上现出赤色，脉搏又躁坚，诊断为病气积聚在腹中，常常妨碍饮食，这种病叫做心痹；它的致病原因，是过于思虑，伤了心气，病邪乘虚而入。如果面上出现白色，同时脉搏又躁数浮，上虚下实，这是病气积聚在胸中，喘而且虚惊，这种病叫做肺痹；致病的原因，是由于寒热，并在醉后入房。如果面上出现青色，同时脉搏长而弦，并且左右弹指，这是病气积在心下，撑挂两胁，这种病叫做肝痹；致病原因是因为受了寒湿，所以病理机转和疝气一样，并有腰痛、足冷、头痛等症状。如果面上出现黄色，同时脉搏大而虚，这是病气积腹，自觉有逆气，这种病叫做厥疝；女子同样有这种情况，致病原因是由于四肢过劳，出汗后受了风的侵袭。如果面上出现黑色，同时下部脉坚而大，这是病气积在小腹和前阴，这种病叫做肾痹；它的致病原因，是用凉水沐浴后就睡觉。

大凡观察五色，面黄目青、面黄目赤、面黄目白、面黄目黑的、皆为不死，因面带黄色，是尚有土气。如见面青目赤、面赤目白、面青目黑、面黑目白、面赤目青的，皆为死亡之征象，因面无黄色，是土气已败。

五脏别论篇第十一

【原文】 黄帝问曰：余闻方士，或以脑髓为脏，或以肠胃为脏，或以为腑。敢问更相反，皆自谓是。不知其道，愿闻其说。

岐伯对曰：脑、髓、骨、脉、胆、女子胞，此六者，地气之所生也，皆藏于阴而象于地，故藏而不泻，名曰奇恒之府。夫胃、大肠、小肠、三焦、膀胱，此五者，天气之所：生也，其气象天，故泻而不藏。此受五脏浊气，名曰传化之腑。此不能久留，输泻者也。魄门亦为五脏使，水谷不得久藏。所谓五脏者，藏精气而不泻也，故满而不能实。六府者，传化物而不藏，故实而不能满也。所以然者，水谷入口，则胃实而肠虚；食下，则肠实而胃虚，故曰实而不满，满而不实也。

帝曰：气口何以独为五脏主？

岐伯曰：胃者，水谷之海，六腑之大源也。五味入口，藏于胃，以养五脏气。气口亦太阴也，是以五脏六腑之气味，皆出于胃，变见于气口。故五气入鼻，藏于心肺。心肺有病，而鼻为之不利也。凡治病必察其下，适其脉，观其志意，与其病也。

拘于鬼神者，不可与言至德。恶于针石者，不可与言至巧。病不许治者，病必不治，治之无功矣。

【解读】 黄帝问道：我听说方士之中，有人以脑髓为脏，有人以肠胃为脏，也有的把这些都称为腑，如果向他们提出相反的意见，却又都坚持自己的看法，不知哪种理论是对的，希望你谈一谈这个问题。

岐伯答：脑、髓、骨、脉、胆和女子子宫，这六者，是感受地气而生的，都能藏精血，成象于地，所以能藏而不泄，这叫做"奇恒之腑"。胃、大肠、小肠、三焦、膀胱，这五者，是感受天气而生的，像天，所以是泻而不藏，它们受纳五脏浊气，叫做"传化之腑"。是不能把他们的受纳物久藏，而须输送泻出的。肛门亦为五脏行使排泄之职，令水谷不得长久潜留人体。我们所说的五脏，是藏精而不泻的，因其充满，而不收受水谷，水谷充实。至于六腑呢，它的作用，是要把食物消化、吸收、输泻出去，所以虽然常常是充实的，却不能像五脏那样的被充满。食物入口以后，胃里虽实，肠子却是空的，赶到食物下去，肠中就会充实，而胃里又空了，所以说"实而不满"，"满而不实"。

黄帝问道：为什么气口脉可以独主五脏的病变呢？

岐伯说：胃是水谷之海，六腑的源泉。凡是五味入口后，都储留在胃里，来荣养脏腑血气。气口也是手太阴肺经，所以五脏六腑之气味，都来源于胃，而其变化则表现在气口脉上，五气（臊、焦、香、腥、腐）入鼻，进入肺里，而肺一有了病，鼻的功能也就差了。凡是在治疗疾病时，首先要问明病人的排泄情况，辨清脉搏，观察他的情志，以及病态如何。

过分拘泥于神鬼之说的人，就无须向他说明医疗理论；厌恶针石的人，就必须向他说明针石技巧；不愿接受不配合治疗的人，其病必然无法治好，勉强治了也绝难收效。

·卷四·

异法方宜论篇第十二

【原文】 黄帝问曰：医之治病也，一病而治各不同，皆愈，何也？

岐伯对曰：地势使然也。故东方之域，天地之所始生也，鱼盐之地，海滨傍水，其民食鱼而嗜咸。皆安其处，美其食。鱼者使人热中，盐者胜血，故其民皆黑色踈理，其病皆为痈疡，其治宜砭石。故砭石者，亦从东方来。

西方者，金玉之域，沙石之处，天地之所收引也。其民陵居而多风，水土刚强，其民不衣而褐荐，其民华食而脂肥，故邪不能伤其形体，其病生于内，其治宜毒药。故毒药者，亦从西方来。

北方者，天地所闭藏之域也。其地高陵居，风寒冰冽。其民乐野处而乳食，脏寒生满病，其治宜灸炳。故灸炳者，亦从北方来。

南方者，天地之所长养，阳之所盛处也。其地下，水土弱，雾露之所聚也。其民嗜酸而食胕，故其民皆致理而赤色，其病挛痹，其治宜微针。故九针者，亦从南方来。

中央者，其地平以湿，天地所以生万物也众。其民食杂而不劳，故其病多痿厥寒热，其治宜导引按跷，故导引按跷者，亦从中央出也。

故圣人杂合以治，各得其所宜。故治所以异而病皆愈者，得病之情，知治之大体也。

【解读】 黄帝问道：医生治疗疾病，同病而采取各种不同的治疗方法，但结果都能痊愈，这是什么道理？

岐伯回答说：这是因为地理形势不同，而治法各有所宜的缘故。

例如东方得天地始生之气，气候温和，是出产鱼和盐的地方。由于地处海滨而接近于水，所以该地的人们多吃鱼类而喜欢咸味，他们安居在这个地方，以鱼盐为美食。但由于多吃鱼类，鱼性属火，会使人热积于中，过多的吃盐，因为咸能走血，又会耗伤血液，所以该地的人们，大都皮肤色黑，肌理松疏，该地多发痈疡之类的疾病。对其治疗，大都宜用砭石刺法。因此，砭石的治病方法，也是从东方传来的。

西方是出产金玉的地方，沙漠地带，具有自然界秋季收敛的气象。那地方都是依山而居，多风沙，水土性质刚强。当地居民，不穿棉布，多使用毛布和草席；喜欢鲜美食物，而使人肥胖起来，虽然外邪不易侵犯他们的躯体，却很容易在内脏里发生疾病。在治疗上，就需用药物，因此说，药物疗法，是从西方传来的。

北方地区，像自然界冬季闭藏的气象，地高，人们住在山岭上边，周围环境是寒风席卷冰冻的大地。该地居民，喜欢随时住在野地里，吃些牛羊乳汁。造成内脏受寒，易发胀满病，在治疗上，应该使用灸焫，因此说，灸焫疗法，是从北方传来的。

南方地区，类似于自然界长养万物的夏季气候，是盛阳所在的地方。地势低洼，水土卑湿，雾露多。该地的居民，喜欢吃酸类和腐臭的食品；人们的身体，皮肤致密而带赤色，这里经常发生拘挛湿痹等病，在治疗上，应该使用微针，因此说，微针疗法，是从南方传来的。

中央之地，地形平坦而多潮湿，物产丰富，所以人们的食物种类很多，生活比较安逸，这里发生的疾病，多是痿弱、厥逆、寒热等病，这些病的治疗，宜用导引按蹻的方法。所以导引按蹻的治法，是从中央地区推广出去的。

从以上情况来看，一个高明的医生，是能够将这许多治病方法综合起来，根据具体情况，随机应变，灵活运用，使患者得到适宜治疗。所以治法尽管各有不同，而结果是疾病都能痊愈。这是由于医生能够了解病情，并掌握了治疗大法的缘故。

移精变气论篇第十三

【原文】　黄帝问曰：余闻古之治病，惟其移精变气，可祝由而已。今世治病，毒药治其内，针石治其外，或愈或不愈，何也？

岐伯对曰：往古人居禽兽之间，动作以避寒，阴居以避暑，内无眷慕之累，外无伸宦之形，此恬憺之世，邪不能深入也。故毒药不能治其内，针石不能治其外，故可移精祝由而已。当今之世不然，忧患缘其内，苦形伤其外，又失四时之从，逆寒暑之宜，贼风数至，虚邪朝夕，内至五脏骨髓，外伤空窍肌肤，所以小病必甚，大病必死，故祝由不能已也。

帝曰：善。余欲临病人，观死生，决嫌疑，欲知其要，如日月光，可得闻乎？

岐伯曰：色脉者，上帝之所贵也，先师之所传也。上古使僦贷季理色脉而通神明，合之金木水火土、四时、八风、六合，不离其常，变化相移，以观其妙，以知其要。欲知其要，则色脉是矣。色以应日，脉以应月。常求其要，则其要也。夫色之变化，以应四时之脉，此上帝之所贵，以合于神明也。所以远死而近生。生道以长，命曰圣王。中古之治，病至而治之汤液，十日。以去八风五痹之病，十日不已，治以草苏草荄之枝，本末为助，标本已得，邪气乃服。暮世之治病也则不然，治不本四时，不知日月，不审逆从。病形已成，乃欲微针治其外，汤液治其内，粗工凶凶，以为可攻，故病未已，新病复起。

帝曰：愿闻要道。

岐伯曰：治之要极，无失色脉，用之不惑，治之大则。逆从倒行，标本不得，亡神失国。去故就新，乃得真人。

帝曰：余闻其要于夫子矣，夫子言不离色脉，此余之所知也。

岐伯曰：治之极于一。

帝曰：何谓一？

岐伯曰：一者因得之。

帝曰：奈何？

岐伯曰：闭户塞牖，系之病者，数问其情，以从其意。得神者昌，失神者亡。

帝曰：善。

【解读】 黄帝问道：我听说古时治病，只要对病人移易精神和改变气的运行，用一种"祝由"的方法，病就可以好了。现在医病，要用药物治其内，针石治其外，疾病还是有好、有不好，这是什么缘故呢？

岐伯回答说：古时候的人们，生活简单，巢穴居处，在禽兽之间追逐生存，寒冷到了，利用活动以除寒冷，暑热来了，就到阴凉的地方避免暑气，在内没有眷恋美慕的情志牵挂，在外没有奔走求官的劳累形役，这是处在一个安静淡薄、不谋势利、精神内守的意境里，邪气是不可能深入侵犯的。所以既不须要药物治其内，也不须要针石治其外。即使有疾病的发生，亦只要对病人移易精神和改变气的运行，用一种"祝由"的方法，病就可以好了。现在的人就不同了，内则为忧患所牵累，外则为劳苦所形役，又不能顺从四时气候的变化，常常遭受到"虚邪贼风"的侵袭，正气先馁，外邪乘虚而客袭之，内犯五脏骨髓，外伤孔窍肌肤，这样轻病必重，重病必死，所以用祝由的方法就不能医好疾病了。

黄帝道：很好！我想要临诊病人，能够察其死生，决断疑惑，掌握要领，如同日月之光一样的心中明了，这种诊法可以讲给我听吗？

岐伯曰：在诊法上，色和脉的诊察方法，是上帝所珍重，先师所传授的。上古有位名医叫僦贷季，他研究色和脉的道理，通达神明，能够联系到金木水火土以及四时、八风、六合，从正常的规律和异常的变化，来综合分析，观察它的变化奥妙，从而知道其中的要领。我们如果要能懂得这些要领，就只有研究色脉。气色是像太阳而有阴晴，脉息是像月亮而有盈亏，从色脉中得其要领，正是诊病的重要关键。而气色的变化，与四时的脉象是相应的，这是上古帝王所十分珍重的，若能明白原理，心领神会，便可运用无穷。所以他能从这些观察中间，掌握情况，知道去回避死亡而达到生命的安全。要能够做到这样就可以长寿，而人们亦将称奉你为"圣王"了。

中古时候的医生治病，多在疾病一发生就能及时治疗，先用汤液十天，以祛除"八风"、"五痹"的病邪。如果十天不愈，再用草药治疗。医生还能掌握病情，处理得当，所以邪气就被征服，疾病也就痊愈。至于后世的医生治病，就不是这样了，治病不能根据四时的变化，不知道阴阳色脉的关系，也不能够辨别病情的顺逆，等到疾病已经形成了，才想用微针治其外，汤液治其内。医术浅薄、工作粗枝大叶的医生，还认为可以用攻法，不知病已形成，非攻可愈，以致原来的疾病没有痊愈，又因为治疗的错误，产生了新的疾病。

黄帝道：我愿听听有关临证方面的重要道理。

岐伯说：诊治疾病极重要的关键在于不要搞错色脉，能够运用色脉而没有丝毫疑惑，这是临证诊治的最大原则。假使色脉的诊法不能掌握，则对病情的顺逆无从理解，而处理亦将有倒行逆施的危险。医生的认识与病情不能取得一致，这样去治病，会损害病人的精神，若用以治国，是要使国家灭亡的！因此暮世的医生，赶快去掉旧习的简陋知识，对崭新的色脉学问要钻研，努力进取，是可以达到上古真人的地步的。

黄帝道：我已听到你讲的这些重要道理，你说的主要精神是不离色脉，这是我已知道的。

岐伯说：诊治疾病的主要关键，还有一个。

黄帝道：是一个什么关键？

岐伯说：一个关键就是从与病人的接触中问得病情。

黄帝道：怎样问法？

岐伯说：选择一个安静的环境，关好门窗，与病人取得密切联系，耐心细致的询问病情，务使病人毫无顾虑，尽情倾诉，从而得知其中的真情，并观察病人的神色。有神气的，预后良好；没有神气的，预后不良。

黄帝说：讲得很好。

汤液醪醴论篇第十四

【原文】　黄帝问曰：为五谷汤液及醪醴奈何？

岐伯对曰：必以稻米，炊之稻薪。稻米者完，稻薪者坚。

帝曰：何以然？

岐伯曰：此得天地之和，高下之宜，故能至完。伐取得时，故能至坚也。

帝曰：上古圣人作汤液醪醴，为而不用，何也？

岐伯曰：自古圣人之作汤液醪醴者，以为备耳，夫上古作汤液，故为而弗服也。中古之世，道德稍衰，邪气时至，服之万全。

帝曰：今之世不必已，何也？

岐伯曰：当今之世，必齐毒药攻其中，镵石、针艾治其外也。

帝曰：形弊血尽，而功不立者何？

岐伯曰：神不使也。

帝曰：何谓神不使？

岐伯曰：针石，道也。精神不进，志意不治，故病不可愈。今精坏神去，荣卫不可复收，何者？嗜欲无穷，而忧患不止，精神弛坏，荣泣卫除，故神去之而病不愈也。

帝曰：夫病之始生也，极微极精，必先入结于皮肤。今良工皆称曰病成，名曰逆，则针石不能治，良药不能及也。今良工皆得其法，守其数，亲戚兄弟远近，音声日闻于耳，五色日见于目，而病不愈者，亦何暇不早乎？

岐伯曰：病为本，工为标，标本不得，邪气不服，此之谓也。

帝曰：其有不从毫毛而生，五脏阳以竭也。津液充郭，其魄独居，精孤于内，气耗于外，形不可与衣相保，此四极急而动中，是气拒于内，而形施于外，治之奈何？

岐何曰：平治于权衡，去宛陈莝，微动四极，温衣，缪刺其处，以复其形。开鬼门，洁净府，精以时服，五阳已布，疏涤五脏。故精自生，形自盛，骨肉相保，巨气乃平。

帝曰：善。

【解读】黄帝问道：用五谷来做成汤液及醪醴，应该怎样？

岐伯回答说：必须要用稻米作原料，以稻杆作燃料，因为稻米之气完备，稻杆又很坚劲。

黄帝问道：何以见得？

岐伯说：稻禀天地之和气，生长于高下适宜的地方，所以得气最完；收割在秋时，故其杆坚实。

黄帝道：上古时代有学问的医生，制成汤液和醪醴，但虽然制好，却备在那里不用，这是什么道理？

岐伯说：古代有学问的医生，他做好的汤液和醪醴，是以备万一的，因为上古太和之世，人们身心康泰，很少疾病，所以虽制成了汤液，还是放在那里不用的。到了中古时代，养生之道稍衰，人们的身心比较虚弱，因此外界邪气时常能够乘虚伤人，但只要服些汤液醪醴，病就可以好了。

黄帝道：现在的人，虽然服了汤液醪醴，而病不一定好，这是什么缘故呢？

岐伯说：现在的人和中古时代又不同了，一有疾病，必定要用药物内服，砭石、针灸外治，其病才能痊愈。

黄帝道：一个病情发展到了形体弊坏、气血竭尽的地步，治疗就没有办法见效，这里有什么道理？

岐伯说：这是因为病人的神气，已经不能发挥它的应有作用的关系。

黄帝道：什么叫做神气不能发生它的应有作用？

岐伯说：针石治病，这不过是一种方法而已。现在病人的神气已经散越，志意已经散乱，纵然有好的方法，神气不起应有作用，而病不能好。况且病人的严重情况，是已经达到精神败坏，神气离去，荣卫不可以再恢复的地步了。为什么病情会发展到这样地步的呢？由于不懂得养生之道，嗜好欲望没有穷尽，忧愁患难又没有止境，以致于一个人的精气败坏，荣血枯涩，卫气作用消失，所以神气失去应有的作用，对治疗上的方法已失却反应，当然它的病就不会好。

黄帝道：凡病初起，固然是精微难测，但大致情况，是必先侵袭于皮肤，所谓表证。现在经过医生一看，都说是病已经成，而且发展和预后很不好，用针石不能治愈，吃汤药亦不能达到病所了。现在医生都能懂得法度，操守术数，与病人象亲戚兄弟一样亲近，声音的变化每日都能听到，五色的变化每日都能看到，然而病却医不好，这是不是治疗得不早呢？

岐伯说：这是因为病人为本，医生为标，病人与医生不能很好合作，病邪就不能制服，道理就在这里。

黄帝道：有的病不是从外表毫毛而生的，是由于五脏的阳气衰竭，以致水气充满于皮肤，而阴气独盛，阴气独居于内，则阳气更耗于外，形体浮肿，不能穿着原来的衣服，四肢肿急而影响到内脏，这是阴气格拒于内，而水气弛张于外，对这种病的治疗方法怎样呢？岐伯说：要平复水气，当根据病情，衡量轻重，驱除体内的积水，并叫病人四肢作些轻微运动，令阳气渐次宣行，穿衣服带温暖一些，助其肌表之阳，而阴凝易散。用缪刺方法，针刺肿处，去水以恢复原来的形态。用发汗和利小便的方法，开汗孔，泻膀胱，使阴精归于平复，五脏阳气输布，以疏通五脏的郁积。这样，精气自会生成，形体也强盛，骨骼与肌肉保持着常态，正气也就恢复正常了。

黄帝道：讲得很好。

玉版论要篇第十五

【原文】　黄帝问曰：余闻揆度奇恒所指不同，用之奈何？

岐伯对曰：揆度者，度病之浅深也。奇恒者，言奇病也。请言道之至数，五色脉变、揆度奇恒，道在于一。神转不回，回则不转，乃失其机，至数之要，迫近以微。著之玉版，命曰合玉机。

容色见上下左右，各在其要。其色见浅者，汤液主治，十日已。其见深者必齐主治，二十一日已。其见大深者，醪酒主治，百日已。色夭面脱不治，百日尽已。脉短气绝死。病温虚甚死。

色见上下左右，各在其要。上为逆，下为从。女子右为逆，左为从。男子左为逆，右为从。易，重阳死，重阴死。阴阳反他，治在权衡相夺，奇恒事也，揆度事也。

搏脉痹躄，寒热之交。脉孤为消气，虚泄为夺血。孤为逆，虚为从。行奇恒之法，以太阴始。行所不胜曰逆，逆则死；行所胜曰从，从则活。八风四时之胜，终而复始，逆行一过，不复可数，论要毕矣。

【解读】　黄帝问道：我听说揆度、奇恒的诊法，运用的地方很多，而所指是不同的，究竟怎样运用呢？

岐伯回答说：一般来讲，《揆度》是用以衡量疾病的深浅。奇恒是辨别异于正常的疾病。请允许我从诊病的主要理数说起，五色、脉变、揆度、奇恒等，虽然所指不同，但道理只有一个，就是色脉之间有无神气。人体的气血随着四时的递迁，永远向前运转而不回折。如若回折了，就不能运转，就失却生机了！这个道理很重要，诊色脉是浅近的事，而微妙之处却在于察神机。把它记录在玉版上，可以与《玉机真藏论》合参的。

面容的五色变化，呈现在上下左右不同的部位，应分别其深浅顺逆之要领。如色见浅的，其病轻，可用五谷汤液调理，约十天就可以好了；其色见深的，病重，就必须服用药剂治疗，约二十一天才可恢复；如果其色过深，则其病更为严重，必定要用药酒治疗，须经过一百天左右，才能痊愈；假如神色枯槁，面容瘦削，就不能治愈，到一百天就要死了。除此以外，如脉气短促而阳气虚脱的，必死；温热病而正气虚极的，亦必死。

面色见于上下左右，必须辨别观察其要领。病色向上移的为逆，向下移的为顺；女子病色在右侧的为逆，在左侧的为顺；男子病色在左侧的为逆，在右侧的为顺。如果病色变更，倒顺为逆，那就是重阳、重阴了，重阳、重阴的预后不好。假如到了阴阳相反之际，应尽快衡量其病情，果断的采用适当的治法，使阴阳趋于平衡，这就在于揆度、奇恒的运用了。

脉象搏击于指下，是邪盛正衰之象，或为痹证，或为躄证，或为寒热之气交合为病。如脉见孤绝，是阳气损耗；如脉见虚弱，而又兼下泄，为阴血损伤。凡脉见孤绝，预后都不良；脉见虚弱，预后当好。在诊脉时运用奇恒之法，从手太阴经之寸口脉来研究。就所见之脉在四时、五行来说，不胜现象（如春见秋脉，夏见冬脉），为逆，预后不良；如所见之脉是所胜现象（如春见长夏脉，夏见秋脉），为顺，预后良好。至于八风、四时之间的相互胜复，是循环无端，终而复始的，假如四时气候失常，就不能用常理来推断了。至此，则揆度奇恒之要点都论述完了。

诊要经终论篇第十六

【原文】 黄帝问曰：诊要何如？

岐伯对曰：正月、二月，天气始方，地气始发，人气在肝。三月、四月，天气正方，地气定发，人气在脾。五月、六月，天气盛，地气高，人气在头。七月、八月，阴气始杀，人气在肺。九月、十月，阴气始冰，地气始闭，人气在心。十一月、十二月，冰复，地气合，人气在肾。

故春刺散俞，及与分理，血出而止，甚者传气间者环也。夏刺络俞，见血而止，尽气闭环，痛病必下。秋刺皮肤，循理，上下同法，神变而止。冬刺俞窍于分理，甚者直下，间者散下。春夏秋冬，各有所刺，法其所在。

春刺夏分，脉乱气微，入淫骨髓，病不能愈，令人不嗜食，又且少气。春刺秋分，筋挛逆气，环为咳嗽，病不愈，令人时惊，又且哭。春刺冬分，邪气著藏，令人胀，病不愈，又且欲言语。

夏刺春分，病不愈，令人解堕。夏刺秋分，病不愈，令人心中欲无言，惕惕如人将捕之。夏刺冬分，病不愈，令人少气，时欲怒。

秋刺春分，病不已，令人惕然欲有所为，起而忘之。秋刺夏分，病不已，令人益嗜卧，又且善梦。秋刺冬分，病不已，令人洒洒时寒。

冬刺春分，病不已，令人欲卧不能眠，眠而有见。冬刺夏分，病不愈，气上，发为诸痹。冬刺秋风，病不已，令人善渴。

凡刺胸腹者，必避五脏。中心者，环死。中脾者，五日死。中肾者，七日死。中肺者，五日死。中鬲者，皆为伤中，其病虽愈，不过一岁必死。刺避五脏者，知逆从也。所谓从者。鬲与脾肾之处，不知者反之。刺胸腹者，必以布傲著之，乃从单布上刺，刺之不愈，复刺。刺针必肃，刺肿摇针，经刺勿摇，此刺之道也。

帝曰：愿闻十二经脉之终奈何？

岐伯曰：太阳之脉，其终也，戴眼，反折瘛疭，其色白，绝汗乃出，出则死矣。少阳终者，耳聋，百节皆纵，目睘绝系，绝系一日半死。其死也，色先青白，乃死矣。阳明终者，口目动作，善惊，妄言，色黄，其上下经盛，不仁则终矣。少阴终者，面黑，齿长而垢，腹胀闭，上下不通而终矣。太阴终者，腹胀闭不得息，善噫，善呕，呕则逆，逆则面赤，不逆则上下不通，不通则面黑，皮毛焦而终矣。厥阴终者，中热嗌干，善溺心烦，甚则舌卷，卵上缩而终矣。此十二经之所败也。

【解读】 黄帝问道：诊病的重要关键是什么？

岐伯回答说：重要点在于天、地、人相互之间的关系。如正月、二月，天气开始有一种升发的气象，地气也开始萌动，这时候的人气在肝；三月、四月，天气正当明盛，地气也正是华茂而欲结实，这时候的人气在脾；五月、六月，天气盛极，地气上升，这时候的人气在头部；七月、八月，阴气开始发生肃杀的现象，这时候的人气在肺；九月、十月，阴气渐盛，开始冰冻，地气也随着闭藏，这时候的人气在心；十一月、十二月，冰冻更甚而阳气伏藏，地气闭密，这时候的人气在肾。

所以，春天的刺法应刺经脉散腧穴，达于肌肉分理，一出血即止针，病情较重者应久留其针，待其气传布后再出针，病轻的则暂留其针，候经气循环一周，就可以出针，随即就好了。夏天的刺法应刺孙络的腧穴，见血即止针，邪气一去，穴孔合闭起来，病也随之消除了。秋天的刺法应刺皮肤，先用手指循按肌肉的纹理，宣散气血，不论深浅皆同春夏行针一样见血即止，如果病人的面色变了，就马上止针。冬天的刺法，应该深取腧穴于分理之间，病重者可深刺进入，病轻者可左右上下随宜而刺。春夏秋冬四时各有相应的针刺方法，针刺的深浅也随之而异。

若春天误刺了夏天的部位，就会使脉乱而气微弱，邪气便会随之侵入骨髓之中，病便不能痊愈，使人不想吃饭，而且少气；春天误刺了秋天的部位，就会损伤肺气，发为筋挛气逆，咳嗽也会随之而来，疾病便不能痊愈，使人有时惊惧，有时哭泣；春天误刺了冬天的部位，邪气就会深居于内脏，使人胸腹胀满，病便不能痊愈，而且还爱多言语。

若夏天误刺了春天的部位，病不能愈，人也倦怠无力；夏天误刺了秋天的部位，病不能愈，令人心中不想说话，并且惕然不安，好像有人要来抓自己一般；夏天误刺了冬天的部位，病不能愈，使人气上逆，而且时常想要发泄愤怒。

秋天刺了春天的部位，伤了肝气，病不能愈，反而使人血气上逆，惕然不宁，且又善忘；秋天刺了夏天的部位，伤了心气，病不能愈，心气伤，火不生土，反而使人嗜卧，心不藏神，又且多梦；秋天刺了冬天的部位，伤了肾气，病不能愈，反使人肾不闭藏，血气内散，时时发冷。

若冬天误刺了春天的部位，病不能愈，使人发困而又无法入睡，睡眠时又常现幻象；冬天误刺了夏天的部位，病不能愈，使人气上逆，会发为痹症和麻木不仁的病；冬天误刺了秋天的部位，病不能愈，使人常常感到干渴。

凡于胸腹之间用针刺，必须注意避免刺伤了五脏。假如中伤了心脏，经气环身一周便死；假如中伤了脾脏，五日便死；假如中伤了肾脏，七日便死；假如中伤了肺脏，五日便死；假如中伤膈膜的，皆为伤中，当时病虽然似乎好些，但不过一年其人必死。刺胸腹注意避免中伤五脏，主要是要知道下针的逆从。所谓从，就是要明白膈和脾肾等处，应该避开；如不知其部位不能避开，就会刺伤五脏，那就是逆了。凡刺胸腹部位，应先用布巾覆盖其处，然后从单布上进刺。如果刺之不愈，可以再刺，这样就不会把五脏刺伤了。在用针刺治病的时候必须注意安静严肃，以候其气；如刺脓肿的病，可以用摇针手法以出脓血；如刺经脉的病，就不要摇针。这是刺法的一般规矩。

　　黄帝问道：请你告诉我十二经气绝的情况是怎样的？

　　岐伯说：太阳经脉气绝时，病人便会两目上视，眼珠不能转动，身背反张，手足抽掣，面色发白，出绝汗，绝汗一出，就要死了。少阳经脉气绝时，病人便会耳聋，全身骨节松懈，两眼直视如惊，到了眼珠不转，一天半便要死亡了；临死时，脸上先见青色，接着又变为白色，然后便死去了。阳明经脉气绝时，病人便会口耳张大，时常惊怕，说话胡乱反常，面色发黄，其经脉上下循行部位都呈现出邪气亢盛的症状，进而发展为肌肤麻木不仁，这时生命就要终止了。少阴经脉气绝时，病人面色发黑，牙齿好像变得长了，并积满了牙垢，腹部胀闭，大小便不通，生命就走到尽头了。太阴经脉气绝时，腹部胀闭，呼吸不便，常欲嗳气，不断呕吐，呕吐则气上逆，气上逆则面赤；若气不上逆，则上下不通，上下不通则面黑，皮毛枯憔而死。厥阴经脉气绝时，病人胸中发热，咽喉干燥，不时小便，心胸烦躁，渐至舌卷，睾丸上缩而死。这便是十二经脉气败绝时的症候。

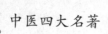

·卷五·

脉要精微论篇第十七

【原文】 黄帝问曰：诊法何如？

岐伯对曰：诊法常以平旦，阴气未动，阳气未散；饮食未进，经脉未盛，络脉调匀，气血未乱，故乃可诊有过之脉。

切脉动静而视精明，察五色，观五脏有余不足，六腑强弱，形之盛衰，以此参伍，决死生之分。

夫脉者，血之府也。长则气治，短则气病，数则烦心，大则病进，上盛则气高。下盛则气胀，代则气衰，细则气少，涩则心痛，浑浑革至如涌泉。病进而色弊，绵绵其去如弦绝，死。

夫精明五色者，气之华也。赤欲如白裹朱，不欲如赭；白欲如鹅羽，不欲如盐；青欲如苍璧之泽，不欲如蓝；黄欲如罗裹雄黄，不欲如黄土；黑欲如重漆色，不欲如地苍。五色精微象见矣，其寿不久也。夫精明者，所以视万物，别白黑，审短长。以长为短，以白为黑，如是则精衰矣。

五脏者，中之守也。中盛脏满，气胜伤恐者，声如从室中言，是中气之湿也。言而微，终日乃复言者，此夺气也。衣被不敛，言语善恶，不避亲疏者，此神明之乱也。仓廪不藏者，是门户不要也。水泉不止者，是膀胱不藏也。得守者生，失守者死。

夫五脏者，身之强也。头者，精明之府，头倾视深，精神将夺矣。背者，胸中之府，背曲肩随，府将坏矣。腰者，肾之府，转摇不能，肾将惫矣。膝者，筋之府，屈伸不能，行则偻附，筋将惫矣。骨者，髓之府，不能久立，行则振掉，骨将惫矣。得强则生，失强则死。

岐伯曰：反四时者，有余为精，不足为消。应太过，不足为精；应不足，有余为消。阴阳不相应，病名曰关格。

帝曰：脉其四时动奈何？知病之所在奈何？知病之所变奈何？知病乍在内奈何？

知病乍在外奈何？请问此五者，可得闻乎？岐伯曰：请言其与天运转大也。万物之外，六合之内，天地之变，阴阳之应，彼春之暖，为夏之暑，彼秋之忿，为冬之怒。四变之动，脉与之上下，以春应中规，夏应中矩，秋应中衡，冬应中权。是故冬至四十五日，阳气微上，阴气微下；夏至四十五日，阴气微上，阳气微下。阴阳有时，与脉为期，期而相失，知脉所分，分之有期，故知死时。微妙在脉，不可不察，察之有纪，从阴阳始，始之有经，从五行生，生之有度，四时为宜。补泻勿失，与天地如一，得一之情，以知死生。是故声合五音，色合五行，脉合阴阳。

是知阴盛则梦涉大水恐惧；阳盛则梦大火燔灼；阴阳俱盛则梦相杀毁伤；上盛则梦飞，下盛则梦堕；甚饱则梦予；甚饥则梦取；肝气盛则梦怒；肺气盛则梦哭；短虫多则梦聚众；长虫多则梦相击毁伤。

是故持脉有道，虚静为保。春日浮，如鱼之游在波；夏日在肤，泛泛乎万物有余；秋日下肤，蛰虫将去；冬日在骨，蛰虫周密，君子居室。故曰：知内者按而纪之，知外者终而始之。此六者，持脉之大法。

心脉搏坚而长，当病舌卷不能言；其软而散者，当消环自已。肺脉搏坚而长，当病唾血；其软而散者，当病灌汗，至今不复散发也。肝脉搏坚而长，色不青，当病坠若博，因血在胁下，令人喘逆，其软而散，色泽者，当病溢饮。溢饮者，渴暴多饮，而易入肌皮肠胃之外也。胃脉搏坚而长，其色赤，当病折髀；其软而散者，当病食痹。脾脉搏坚而长，其色黄，当病少气；其软而散，色不泽者，当病足骭肿，若水状也。肾脉搏坚而长，其色黄而赤者，当病折腰；其软而散者，当病少血，至今不复也。

帝曰：诊得心脉而急，此为何病？病形何如？

岐伯曰：病名心疝，少腹当有形也。

帝曰：何以言之？

岐伯曰：心为牡脏，小肠为之使，故曰少腹当有形也。帝曰：诊得胃脉，病形何如？

岐伯曰：胃脉实则胀，虚则泄。

帝曰：病成而变何谓？

岐伯曰：风成为寒热，瘅成为消中，厥成为巅疾，久风为飧泄，脉风成为疠。病之变化，不可胜数。

帝曰：诸痈肿筋挛骨痛，此皆安生？

岐伯曰：此寒气之肿，八风之变也。

帝曰：治之奈何？

岐伯曰：此四时之病，以其胜治之愈也。

帝曰：有故病，五脏发动，因伤脉色，各何以知其久暴至之病乎？

岐伯曰：悉乎哉问也！徵其脉小色不夺者，新病也；徵其脉不夺，其色夺者，此久病也；徵其脉与五色俱夺者，此久病也；徵其脉与五色俱不夺者，新病也。肝与肾脉并至，其色苍赤，当病毁伤，不见血，已见血，湿若中水也。

尺内两傍，则季胁也。尺外以候肾，尺里以候腹。中附上，左外以候肝，内以候鬲；右外以候胃，内以候脾。上附上，右外以候肺，内以候胸中；左外以候心，内以候膻中。前以候前，后以候后。上竟上者，胸喉中事也；下竟下者，少腹腰股膝胫足中事也。

粗大者，阴不足，阳有余，为热中也。来疾去徐，上实下虚，为厥巅疾。来徐去疾，上虚下实，为恶风也。故中恶风者，阳气受也。有脉俱沉细数者，少阴厥也。沉细数散者，寒热也。浮而散者，为眴仆。诸浮不躁者，皆在阳，则为热；其有躁者在手。诸细而沉者，皆在阴，则为骨痛；其有静者在足。数动一代者，病在阳之脉也，泄及便脓血。诸过者，切之涩者，阳气有余也；滑者，阴气有余也。阳气有余为身热无汗，阴气有余为多汗身寒。阴阳有余则无汗而寒。推则外之，内而不外，有心腹积也；推而内之，外而不内，身有热也；推而上之，上而不下，腰足清也。推而下之，下而不上，头项痛也。按之至骨，脉气少者，腰脊痛而身有痹也。

【解读】　黄帝问道：诊脉的方法是怎样的呢？

岐伯回答说：诊脉最好是在早晨进行，早晨阴气未曾扰动，阳气还没有耗散，又未进过饮食，经脉之气尚未亢盛，络脉之气也比较调和，气血也没有被扰乱，所以比较容易诊出有病的脉象。

在诊察病人脉搏动静变化的时候，还要看病人两眼的神气，观察面色光泽，从而分析病人的五脏是有余，还是不足，六腑是强还是弱，形体是盛还是衰，将这些方面加以综合考察，来判别病人的死生之分。

脉是血液会聚的所在。长脉为气血流畅和平，故为气治；短脉为气不足，故为气病；数脉为热，热则心烦；大脉为邪气方张，病势正在向前发展；上部脉盛，为邪壅于上，可见呼吸急促，喘满之症；下部脉盛，是邪滞于下，可见胀满之病；代脉为元气衰弱；细脉，为正气衰少；涩脉为血少气滞，主心痛之症。脉来大而急速如涌水上涌者，为病势正在进展，且有危险；脉来隐约不现，微细无力，或如弓弦猝然断绝而去，为气血已绝，生机已断，故主死。

面部的五色，是内脏精气的外在表现。赤色应当像白绸裹着朱砂一样，红润而显露，不应当像赭石那样色赤而带紫；白色应当像鹅的羽毛那样白而光洁，不应当像盐的颜色那样白而杂暗；青色应当像苍璧一样青而润泽，不应当像青靛那样青而沉暗；黄色应当像罗纱裹着雄黄那样黄中透红，不应当像黄土一样黄而沉滞；黑色应当像重漆那样黑而明润，不应当像地苍那样枯暗如尘。倘若五色精微之象显现于外，那人的寿命便不长了。两眼精明，是用来观察万物、辨别黑白、审察长短的。如果长短不分，黑白颠倒，那就说明精气已经衰败了。

五脏的作用是藏精守内。如果腹中甚盛，脏气胀满，气胜而喘，善伤于恐，说话声音又重浊不清的，乃是中气被湿邪所蒙蔽的缘故。如果说话的声音低微，整天讲些返来复去的重复之语，这是由于正气衰夺的缘故。如果病人不愿着衣盖被，言语错乱，不分亲疏远近，则是由于神气紊乱的缘故。如果肠胃不能藏纳水谷，大便失禁的，则是由于肾虚不能约束门户所致。如果小便失禁，则是由于膀胱不能闭藏津液所致。倘若五脏能够各自起到藏精守内的作用，虽病亦可以复生；倘若五脏不能藏精守内，病人则必死无疑。

五脏精气充足，为身体强健之本。头为精明之府，若见到头部低垂，目陷无光的，是精神将要衰败。背悬五脏，为胸中之府，若见到背弯曲而肩下垂的，是胸中脏气将要败坏。肾位居于腰，故腰为肾之府，若见到不能转侧摇动，是肾气将要衰惫。膝是筋会聚的地方，所以膝为筋之府，若屈伸不能，行路要曲身附物，这是筋的功能将要衰惫。骨为髓之府，不能久立，行则振颤摇摆，这是髓虚，骨的功能将要衰惫。若脏气能够恢复强健，则虽病可以复生；若脏气不能复强，则病情不能挽回，人也就死了。

岐伯说：人的脏腑若是与自然界四时相违反，则五脏的精气就会过盛，六腑的传化之物就会不足；如果脏腑与四时相应太过，五脏的精气也会不足；如果脏腑与四时相应不足，六腑的传化之物反而会有余。这些阴阳不相应合形成的疾病，病名叫做关格。

黄帝问道：脉应四时而动的情况如何？如何从诊脉知道病之所在？如何从诊脉知道病的变化？从诊脉知道病的忽然在内是怎样？从诊脉知道病的忽然在外是怎样？想请教这五个问题，你能把其中的道理讲给我听吗？

岐伯说：请让我讲一下它们的变化与天气运转的关系吧。万物之外，六合之内，自然界的变化，阴阳的反应，如春天的气候暖和，发展为夏天的气候酷热，秋天的劲急之气，发展为冬天的杀厉之气。人的脉象也是随着四时的变迁而升降沉浮的，所以春脉之应像中规，夏脉之应像中矩，秋脉之应像中衡，冬脉之应像中权。因此冬至后45天，阳气微升，阴气微降；夏至后45天，阳气微降，阴气微升。阴阳的升降有一定的时间性，与脉象的变化相一致。倘若脉象和四时不相适应，就可以从脏象的变化知道病属何脏，再根据脏气的盛衰，推究出患者的死期。这其中的微妙都在脉象上，不可以不仔细地体察。体察脉象有其要领，必须从阴阳的辨别开始。阴阳亦有端绪，是借五行而产生的，它们的产生也有一定的法则，即以四时的变化为规律。因此，诊病时用补用泻，都不要背离这个规律。知道了这些道理，就能够预知死生了。所以说，听声音要合五音，看气色要合五行，诊脉象要参合阴阳。

阴气盛，多梦见渡大水而恐惧；阳气盛，就会梦见大火焚烧；阴阳俱盛，就会梦见互相残杀；上部盛，就会梦见向上飞扬；下部盛，就会梦见向下坠落；吃得过饱，常会梦见给人东西；饥饿过度，就会梦见获取食物；肝气盛，会梦见自己发怒；肺气盛，会梦见自己悲哀；腹中短虫多，会梦见众人聚集；腹中长虫多，会梦见与人相斗损伤。

所以，诊脉是有一定法则的，其中心情宁静是最可贵的一条。春天脉象微浮，像鱼游波中一样；夏天脉充皮肤，浮泛非常，像万物充盛似的；

秋天脉见微沉，似在肤下，像蛰虫将要入穴一样；冬天脉沉在骨，像蛰虫密藏洞穴、人们深居内室一般。所以说：要知道脉之在里怎样，必须深按才能得其要领；要知道脉之在表怎样，则要根据病情来推究致病的本源。这春、夏、秋、冬、内、外六点，乃是持脉所必须了解的大法。

心脉坚而长，搏击指下，为心经邪盛，火盛气浮，当病舌卷而不能言语；其脉软而散的，当病消渴，待其胃气来复，病自痊愈。肺脉坚而长，搏击指下，为火邪犯肺，当病痰中带血；其脉软而散的，为肺脉不足，当病汗出不止，在这种情况下，不可再用发散的方法治疗。肝脉坚而长，搏击指下，其面色当青，今反不青，知其病非由内生，当为跌坠或搏击所伤，因瘀血积于胁下，阻碍肺气升降，所以使人喘逆；如其脉软而散，加之面目颜色鲜泽的，当发溢饮病，溢饮病口渴暴饮，因水不化气，而水气容易流入肌肉皮肤之间、肠胃之外所引起。胃脉坚而长，搏击指下，面色赤，当病髀痛如折；如其脉软而散的，则胃气不足，当病食痹。脾脉坚而长，搏击指一，面部色黄，乃脾气不运，当病少气；如其脉软而散，面色不泽，为脾虚，不能运化水湿，当病足胫浮肿如水状。肾脉坚长，搏击指下，面部黄而带赤，是心脾之邪盛侵犯于肾，肾受邪伤，当病腰痛如折；如其脉软而散者，当病精血虚少，使身体不能恢复健康。

黄帝说：诊脉时，其心脉劲急，这是什么病？病的症状是怎样的呢？

岐伯说：这种病名叫心疝，少腹部位一定有形征出现。黄帝说：这是什么道理呢？

岐伯说：心为阳脏，心与小肠为表里，今与病传于腑，小肠受之，为疝而痛，小肠居于少腹，所以少腹当有病形。黄帝说：诊察到胃脉有病，会出现什么病变呢？

岐伯说：胃脉实则邪气有余，将出现腹胀满病；胃脉虚则胃气不足，将出现泄泻病。黄帝说：疾病的形成及其发展变化又是怎样的呢？

岐伯说：因于风邪，可变为寒热病；瘅热既久，可成为消中病；气逆上而不已，可成为癫癫病；风气通于肝，风邪经久不愈，木邪侮土，可成为飧泄病；风邪客于脉，留而不去则成为疠风病；疾病的发展变化是不能够数清的。黄帝说：各种痈肿、筋挛、骨痛的病变，是怎样产生的呢？

岐伯说：这都是因为寒气聚集和八风邪气侵犯人体后而发生的变化。黄帝说：怎样进行治疗呢？

岐伯说：由于四时偏胜之邪气所引起的病变，根据五行相胜的规律确定治则去治疗就会痊愈。

黄帝说：有旧病从五脏发动，都会影响到脉色而发生变化，怎样区别它是久病还是新病呢？

岐伯说：问得真详细呀！这需要验看脉色：若脉小而气色不差的，乃是新病；若脉不差但气色已差的，便是旧病；若脉像和五色都差的，便是旧病；若脉象和五色都不差的，便是新病。肝脉和肾脉见了沉弦的现象，皮色呈现出苍赤色，这是由于跌扑损伤筋骨所致，不论见血与否，都要出现像水气病一样的淤血肿胀。

尺部的脉两旁是候季胁的。轻按尺部可以候肾，重按尺部可以候腹。尺的中部，轻按其左，可以候肝，重按可以候膈；轻按其右，可以候胃，重按可以候脾。尺的上部，轻按其右，可以候肺，重按可以候胸中；轻按左部，可以候心，重按可以候膻中。从臂内阴经之分，可以候腹；从臂外阴经之分，可以候背。上段之尽端，是候头项胸喉部疾病的；下段之尽端，是候少腹腰股膝胫足中部疾病的。

脉象洪大的，是由于阴精不足而阳有余，故发为热中之病。脉象来时急疾而去时徐缓，这是由于上部实而下部虚，气逆于上，多好发为癫仆一类的疾病。脉象来时徐缓而去时急疾，这是由于上部虚而下部实，多好发为疠风之病。患这种病的原因，是因为阳气虚而失去捍卫的功能，所以才感受邪气而发病。有两手脉均见沉细数的，沉细为肾之脉体，数为热，故发为少阴之阳厥；如见脉沉细数散，为阴血亏损，多发为阴虚阳亢之虚劳寒热病。脉浮而散，好发为眩晕仆倒之病。凡见浮脉而不躁急，其病在阳分，则出现发热的症状，病在足三阳经；如浮而躁急的，则病在手三阳经。凡见细脉而沉，其病在阴分，发为骨节疼痛，病在手三阴经；如果脉细沉而静，其病在足三阴经。发现数动，而见一次歇止的脉象，是病在阳分，为阳热郁滞的脉象，可出现泄利或大便带脓血的疾病。诊察到各种有病的脉象而切按时，如见涩脉是阳气有余；滑脉，为阴气有余。阳热有余则身热而无汗；阴寒有余则多汗而身寒，阴气阳气均有余，则无汗而身寒。按脉浮取不见，沉取则脉沉迟不浮，是病在内而非在外，故知其心腹有积聚病。按脉沉取不显，浮取则脉浮数不沉，是病在外而不在内，当有身发热之症。凡诊脉推求于上部，只见于上部，下部脉弱的，这是上实下虚，故出现腰足清冷之症。凡诊脉推求于下部，只见于下部，而上部脉弱的，这是上虚下实，故出现头项疼痛之症。若重按至骨，而脉气少的，是生阳之气不足，故可出现腰脊疼痛及身体痹证。

平人气象论篇第十八

【原文】　黄帝问曰：平人何如？

岐伯对曰：人一呼脉再动，一吸脉亦再动，呼吸定息脉五动，闰以太息，命曰平人。平人者不病也。常以不病调病人，医不病，故为病人平息以调之为法。

人一呼脉一动，一吸脉一动，曰少气。人一呼脉三动，一吸脉三动而躁，尺热曰病温，尺不热脉滑曰病风，脉涩曰痹。人一呼脉四动以上曰死，脉绝不至曰死，乍疏乍数曰死。

平人之常气禀于胃，胃者，平人之常气也。人无胃气曰逆，逆者死。春胃微弦曰平，弦多胃少曰肝病，但弦无胃曰死，胃而有毛曰秋病，毛甚曰今病。脏真散于肝，肝藏筋膜之气也。夏胃微钩曰平，钩多胃少曰心病，但钩无胃曰死；胃而有石曰冬病，石甚曰今病。脏真通于心，心藏血脉之气也。长夏胃微耍弱曰平，弱多胃少曰脾病，但代无胃曰死；冥弱有石曰冬病，弱甚曰今病；脏真濡于脾，脾藏肌肉之气也。秋胃微毛曰平，毛多胃少曰肺病，但毛无胃曰死；毛而有弦曰春病，弦甚曰今病。脏真高于肺，以行荣卫阴阳也。冬胃微石曰平，石多胃少曰肾病，但石无胃曰死；石而有钩曰夏病，钩甚曰今病。脏真下于肾，肾藏骨髓之气也。

胃之大络，名曰虚里。贯鬲络肺，出于左乳下，其动应衣，脉宗气也。盛喘数绝者，则病在中；结而横，有积矣；绝不至，曰死。乳之下，其动应衣，宗气泄也。

欲知寸口太过与不及，寸口之脉中手短者，曰头痛。寸口脉中手长者，曰足胫痛。寸口脉中手促上击者，曰肩背病。寸口脉沉而坚者，曰病在中。寸口脉浮而盛者，曰病在外。寸口脉沉而弱，曰寒热及疝瘕、少腹痛。寸口脉沉而横，曰胁下有积，腹中有横积痛。寸口脉沉而喘，曰寒热。脉盛滑坚者，曰病在外，脉小实而坚者，病在内。脉小弱以涩，谓之久病。脉滑浮而疾者，谓之新病。脉急者，曰疝瘕少腹痛。脉滑曰风，脉涩曰痹。缓而滑曰热中。盛而紧曰胀。脉从阴阳，病易已；脉逆阴阳，病难已。脉得四时之顺，曰病无他；脉反四时及不间脏，曰难已。

臂多青脉，曰脱血。尺脉缓涩，谓之解㑊，安卧。脉盛，谓之脱血。尺涩脉滑，谓之多汗。尺寒脉细，谓之后泄。脉尺粗常热者，谓之热中。

肝见庚辛死，心见壬癸死，脾见甲乙死，肺见丙丁死，肾见戊己死，是谓真脏见皆死。

颈脉动喘疾咳，曰水。目裹微肿，如卧蚕起之伏，曰水。溺黄赤，安卧者，黄疸。已食如饥者，胃疸。面肿曰风，足胫肿曰水，目黄者曰黄疸。妇人手少阴脉动甚者，妊子也。

脉有逆从四时，未有脏形，春夏而脉瘦，秋冬而脉浮大，命曰逆四时也。风热而脉静，泄而脱血脉实，病在中脉虚，病在外脉涩坚者，皆难治，命曰反四时也。

人以水谷为本，故人绝水谷则死，脉无胃气亦死。所谓无胃气者，但得真脏脉，不得胃气也。所谓脉不得胃气者，肝不弦，肾不石也。

太阳脉至，洪大以长；少阳脉至，乍数乍疏，乍短乍长；阳明脉至，浮大而短。

夫平心脉来，累累如连珠，如循琅玕，曰心平，夏以胃气为本。病心脉来，喘喘连属，其中微曲，曰心病。死心脉来，前曲后居，如操带钩，曰心死。

平肺脉来，厌厌聂聂，如落榆荚，曰肺平，秋以胃气为本。病肺脉来，不上不下，如循鸡羽，曰肺病。死肺脉来，如物之浮，如风吹毛，曰肺死。

平肝脉来，耎弱招招，如揭长竿末梢，曰肝平，春以胃气为本。病肝脉来，盈实而滑，如循长竿，曰肝病。死肝脉来，急益劲，如新张弓弦，曰肝死。

平脾脉来，和柔相离，如鸡践地，曰脾平，长夏以胃气为本。病脾脉来，实而盈散，如鸡举足，曰脾病。死脾脉来，锐坚如乌之喙，如鸟之距，如屋之漏，如水之流，曰脾死。

平肾脉来，喘喘累累如钩，按之而坚，曰肾平，冬以胃气为本。病肾脉来，如引葛，按之益坚，曰肾病。死肾脉来，发如夺索，辟辟如弹石，曰肾死。

【解读】　黄帝问道：正常人的脉象是怎样的呢？

岐伯回答说：人一呼脉跳动两次，一吸脉也跳动两次，呼吸之余，是为定息，若一息脉跳动五次，是因为有时呼吸较长以尽脉跳余数的缘故，这是平人的脉象。平人就是无病之人，通常以无病之人的呼吸为标准，来测候病人的呼吸至数及脉跳次数，医生无病，就可以用自己的呼吸来计算病人脉搏的至数，这是诊脉的法则。

如果一呼与一吸，脉各跳动一次，是正气衰少，叫做少气。如果一呼一吸脉各跳动三次而且急疾，尺之皮肤发热，乃是温病的表现；如尺肤不热，脉象滑，乃为感受风邪而发生的病变；如脉象涩，是为痹证。

人一呼一吸脉跳动八次以上是精气衰夺的死脉；脉气断绝不至，亦是死脉；脉来忽迟忽数，为气血已乱，亦是死脉。

健康人的正气来源于胃，胃为水谷之海，乃人体气血生化之源，所以胃气为健康人之常气，人若没有胃气，就是危险的现象，甚者可造成死亡。春天有胃气的脉应该是弦而柔和的微弦脉，乃是无病之平脉；如果弦象很明显而缺少柔和之胃气，为肝脏有病；脉见纯弦而无柔和之象的真脏脉，主死；若虽有胃气而兼见轻虚以浮的毛脉，是春见秋脉，故预测其到了秋天就要生病，如毛脉太甚，则木被金伤，现时就会发病。肝旺于春，春天脏真之气散于肝，以养筋膜，故肝藏筋膜之气。

夏天有胃气的脉应该是钩而柔和的微钩脉，乃是无病之平脉；如果钩象很明显而缺少柔和之胃气，为心脏有病；脉见纯钩而无柔和之象的真脏脉，主死；若虽有胃气而兼见沉象的石脉，是夏见冬脉，故预测其到了冬天就要生病；如石脉太甚，则火被水伤，现时就会发病。心旺于夏，故夏天脏真之气通于心，心主血脉，而心之所藏则是血脉之气。长夏有胃气的脉应该是微耎弱的脉，乃是无病之平脉，如果弱甚无力而缺少柔和之胃气，为脾脏有病；如果见无胃气的代脉，主死；若软弱脉中兼见沉石，是长夏见冬脉，这是火土气衰而水反侮的现象，故预测其到了冬天就要生病；如弱火甚，现时就会发病。脾旺于长夏，故长夏脏真之气濡养于脾，脾主肌肉，故脾藏肌肉之气。

秋天有胃气的脉应该是轻虚以浮而柔和的微毛脉，乃是无病之平脉；如果是脉见轻虚以浮而缺少柔和之胃气，为肺脏有病；如见纯毛脉而无胃气的真脏脉，就要死亡；若毛脉中兼见弦象，这是金气衰而木反侮的现象，故预测其到了春天就要生病；如弦脉太甚，现时就会发病。肺旺于秋而居上焦，故秋季脏真之气上藏于肺，肺主气而朝百脉，营行脉中，卫行脉外，皆自肺宣布，故肺主运行营卫阴阳之气。

冬天有胃气的脉应该是沉石而柔和的微石脉，乃是无病之平脉；如果脉见沉石而缺少柔和的胃气，为肾脏有病；如脉见纯石而不柔和的真脏脉，主死；若沉石脉中兼见钩脉，是水气衰而火反侮的现象，故预测其到了夏天就要生病；如钩脉太甚，现时就会发病。肾旺于冬而居人体的下焦，冬天脏真之气下藏于肾，肾主骨，故肾藏骨髓之气。

胃经的大络，名叫虚里，其络从胃贯膈而上络于肺，其脉出现于左乳下，搏动时手可以感觉得到，这是积于胸中的宗气鼓舞其脉跳动的结果。如果虚里脉搏动急数而兼有短时中断之象，这是中气不守的现象，是病在膻中的征候；如脉来迟而有歇止兼见长而坚位置横移的主有积滞，如脉断绝而不至，主死。如果虚里跳动甚剧而外见于衣，这是宗气失藏而外泄的现象。

切脉要知道寸口脉的太过和不及。寸口脉象应指而短，主头痛。寸口脉应指而长，主足胫痛。寸口脉应指急促而有力，上搏指下，主肩背痛。寸口脉沉而坚硬，主病在内。寸口脉浮而盛大，主病在外。寸口脉沉而弱，主寒热、疝瘕少腹疼痛。寸口脉沉而横居，主胁下有积病，或腹中有横积而疼痛。寸口脉沉而急促，主病寒热。脉盛大滑而坚，主病在外。

脉小实而坚，主病在内。脉小弱而涩，是为久病。脉来滑利浮而疾数，是为新病。脉来紧急，主疝瘕少腹疼痛。脉来滑利，主病风。脉来涩滞，主痹证。脉来缓而滑利，为脾胃有热，主病热中。脉来盛紧，为寒气痞满，主胀病。脉与病之阴阳相一致，如阳病见阳脉，阴病见阴脉，病易瘥；脉与病之阴阳相反，如阳病见阴脉，阴病见阳脉，病难瘥。脉与四时相应为顺，如春弦、夏钩、秋毛、冬石，即使患病，亦无什么危险；如脉与四时相反，及不问脏而传变的，病难愈。

臂多青脉，乃血少脉空，乃由于失血。尺肤缓而脉来涩，主气血不足，多为倦怠懒惰，但欲安卧。尺肤发热而脉象盛大，是火盛于内，主脱血。尺肤涩而脉象滑，阳气有余于内，故为多汗。尺肤寒而脉象细，阴寒之气盛于内，故为泄泻。脉见粗大而尺肤常热的，阳盛于内，为热中。

肝的真脏脉出现，至庚辛日死；心的真脏脉出现，至壬癸日死；脾的真脏脉出现，至甲乙日死；肺的真脏脉出现，至丙丁日死；肾的真脏脉出现，至戊己日死。这是说的真脏脉见，均主死亡。

颈部之脉搏动甚，且气喘咳嗽，主水病。眼睑浮肿如卧蚕之状，也是水病。小便颜色黄赤，而且嗜卧，是黄疸病。饮食后很快又觉得饥饿，是胃疸病。风为阳邪，上先受之，面部浮肿，为风邪引起的风水病。水湿为阴邪，下先受之，足胫肿，是水湿引起的水肿病。眼白睛发黄，是黄疸病。妇人手少阴心脉搏动明显，是怀孕的征象。

脉与四时有相适应，也有不相适应的，如果脉搏不见本脏脉的正常脉象，春夏而不见弦、洪，而反见沉、涩；秋冬而不见毛、石，而反见浮大，这都是与四时相反的脉象。风热为阳邪脉应浮大，今反沉静；泄利脱血，津血受伤，脉应虚细，今反实大；病在内，脉应有力，乃正气尚盛足以抗邪，今反脉虚；病在外，脉应浮滑，乃邪气仍在于表，今反见脉濇坚，脉证相反，都是难治之病，这就叫做"反四时"。

人依靠水谷的营养而生存，所以人断绝水谷后，就要死亡；胃气化生于水谷，如脉无胃气也要死亡。所谓无胃气的脉，就是单见真脏脉，而不见柔和的胃气脉。所谓不得胃气的脉，就是肝脉见不到微弦脉，肾脉见不到微石脉等。

太阳主时，脉来洪大而长；少阳主时，脉来不定，忽快忽慢，忽长忽短；阳明主时，脉来浮大而短。

正常的心脉来时，圆润象珠子一样，相贯而至，又象按抚琅玕美玉一样的柔滑，这是心脏的平脉。夏天以胃气为本，脉当柔和而微钩。如果脉来时，喘急促，连串急数之中，带有微曲之象，这是心的病脉。

将死的心脉来时，脉前曲回，后则端直，如摸到革带之钩一样的坚硬，全无和缓之意，这是心的死脉。

正常的肺脉来时，轻虚而浮；象榆荚下落一样的轻浮和缓，这是肺的平脉。秋天以胃气为本，脉当柔和而微毛。有病的肺脉来时，不上不下，如抚摸鸡毛一样，这是肺的病脉。将死的肺脉来时，轻浮而无根，如物之飘浮，如风吹毛一样，飘忽不定，散动无根，这是肺的死脉。

正常的肝脉来时，柔软而弦长，如长竿之末梢一样的柔软摆动，这是肝的平脉。

春天以胃气为本，脉当柔和而微弦。有病的肝脉来时，弦长硬满而滑利，如以手摸长竿一样的长而不软，这是肝的病脉。将死的肝脉来时，弦急而坚劲，如新张弓弦一样紧绷而强劲，这是肝的死脉。

正常的脾脉来时，从容和缓，至数匀净分明，好象鸡足缓缓落地一样的轻缓而从容不迫，这是脾的平脉。长夏以胃气为本，脉当和缓。有病的脾脉来时，充实硬满而急数，如鸡举足一样急疾，这是脾的病脉。将死的脾脉来时，或锐坚而无柔和之气，如乌之嘴，鸟之爪那样坚硬而锐，或时动复止而无规律，或脉去而不至，如屋之漏水点滴无伦，或如水之流逝，去而不返，这是脾的死脉。

正常的肾脉来时，沉石滑利连续不断而又有曲回之象，按之坚实，有如心之钩脉这是肾的平脉。冬天以胃气为本，脉当柔软而微石。有病的肾脉来时，坚搏牵连如牵引葛藤一样，愈按愈坚硬，这是肾的病脉。将死的肾脉来时，象夺索一般，长而坚硬劲急，或坚实如以指弹石，这是肾的死脉。

玉机真脏论篇第十九

【原文】　黄帝问曰：春脉如弦，何如而弦？

岐伯对曰：春脉者肝也，东方木也，万物之所以始生也。故其气来，冥弱轻虚而滑，端直以长，故曰弦。反此者病。

帝曰：何如而反？

岐伯曰：其气来实而强，此谓太过，病在外；其气来不实而微，此谓不及，病在中。

帝曰：春脉太过与不及，其病皆何如？

岐伯曰：太过则令人善忘，忽忽眩冒而巅疾；其不及，则令人胸痛引背，下则两胁胠满。

帝曰：善。夏脉如钩，何如而钩？岐伯曰：夏脉者心也，南方火也，万物之所以盛长也，故其气来盛去衰，故曰钩。反此者病。

帝曰：何如而反？

岐伯曰：其气来盛去亦盛，此谓太过，病在外；其气来不盛去反盛，此谓不及，病在中。

帝曰：夏脉太过与不及，其病皆何如？岐伯曰：太过则令人身热而肤痛，为浸淫；其不及，则令人烦心，上见咳唾，下为气泄。帝曰：善。秋脉如浮，何如而浮？

岐伯曰：秋脉者肺也，西方金也，万物之所以收成也，故其气来，轻虚以浮，来急去散，故曰浮。反此者病。

帝曰：何如而反？

岐伯曰：其气来，毛而中央坚，两傍虚，此谓太过，病在外；其气来，毛而微，此谓不及，病在中。

帝曰：秋脉太过与不及，其病皆何如？

岐伯曰：太过则令人逆气，而背痛愠愠然；其不及，则令人喘，呼吸少气而咳，上气见血，下闻病音。

帝曰：善。冬脉如营，何如而营？

岐伯曰：冬脉者肾也，北方水也，万物之所以合藏也，故其气来沉以搏，故曰营。反此者病。

帝曰：何如而反？

岐伯曰：其气来如弹石者，此谓太过，病在外；其去如数者，此谓不及，病在中。

帝曰：冬脉太过与不及，其病皆何如？

岐伯曰：太过则令人解㑊，脊脉痛而少气，不欲言；其不及，则令人心悬如病饥，䏚中清，脊中痛，少腹满，小便变。

帝曰：善。

帝曰：四时之序，逆从之变异也，然脾脉独何主？

岐伯曰：脾脉者土也，孤脏以灌四傍者也。

帝曰：然则脾善恶，可得见之乎？岐伯曰：善者不可得见，恶者可见。帝曰：恶者何如可见？

岐伯曰：其来如水之流者，此谓太过，病在外；如鸟之喙者，此谓不及，病在中。

帝曰：夫子言脾为孤脏，中央土以灌四傍，其太过与不及，其病皆何如？

岐伯曰：太过则令人四支不举；其不及则令人九窍不通，名曰重强。

帝瞿然而起，再拜稽首曰：善。吾得脉之大要，天下至数，五色脉变，揆度奇恒，道在于一，神转不回，回则不转，乃失其机，至数之要，迫近以微，著之玉版，藏之藏府，每旦读之，名曰玉机。

五脏受气于其所生，传之于其所胜，气舍于其所生，死于其所不胜。病之且死，必先传行，至其所不胜，病乃死，此言气之逆行也，故死。肝受气于心，传之于脾，气舍于肾，至肺而死。心受气于脾，传之于肺，气舍于肝，至肾而死。脾受气于肺，传之于肾，气舍于心，至肝而死。肺受气于肾，传之于肝，气舍于脾，至心而死。肾受气于肝，传之于心，气舍于肺，至脾而死。此皆逆死也。一日一夜五分之，此所以占死生之早暮也。

黄帝曰：五脏相通，移皆有次。五脏有病，则各传其所胜。不治，法三月，若六月，若三日，若六日，传五脏而当死，是顺传所胜之次。故曰：别于阳者，知病从来；别于阴者，知死生之期，言知至其所困而死。

是故风者百病之长也。今风寒客于人，使人毫毛毕直，皮肤闭而为热，当是之时，可汗而发也。或痹不仁肿痛，当是之时，可汤熨及火灸刺而去之。弗治，病人舍于肺，名曰肺痹，发咳上气。弗治，肺即传而行之肝，病名曰肝痹，一名曰厥，胁痛，出食，当是之时，可按若刺耳。弗治，肝传之脾，病名曰脾风，发瘅，腹中热，烦心，出黄，当此之时，可按、可药、可浴。弗治，脾传之肾，病名曰疝瘕，少腹冤热而痛，出白，一名曰蛊，当此之时，可按、可药。弗治，肾传之心，病筋脉相引而急，病名曰瘛，当此之时，可灸、可药。弗治，满十日，法当死。肾因传之心，心即复反传而行之肺，发寒热，法当三岁死，此病之次也。

然其卒发者，不必治于传，或其传化有不以次。不以次入者，忧恐悲喜怒，令不得以其次，故令人有大病矣。因而喜大虚则肾气乘矣，怒则肝气乘矣，悲则肺气乘矣，恐则脾气乘矣，忧则心气乘矣，此其道也。故病有五，五五二十五变，及其传化。传，乘之名也。

大骨枯槁，大肉陷下，胸中气满，喘息不便，其气动形，期六月死；真脏脉见，乃予之期日。大骨枯槁，大肉陷下，胸中气满，喘息不便，内痛引肩项，期一月死。真脏见，乃予之期日。大骨枯槁，大肉陷下，胸中气满，喘息不便，内痛引肩项，身热，脱肉䐃破；真脏见，十月之内死。大骨枯槁、大肉陷下，肩髓内消，动作益衰；真脏来见，期一岁死；见其真脏，乃予之期日。大骨枯槁，大肉陷下，胸中气满，腹内痛，心中不便，肩项身热，䐃破脱肉，目眶陷；真脏见，目不见人，立死；其见人者，至其所不胜之时则死。

急虚身中卒至，五脏绝闭，脉道不通，气不往来，譬于堕溺，不可为期。其脉绝不来，若人一息五六至，其形肉不脱，真脏虽不见，犹死也。

真肝脉至，中外急，如循刀刃，责责然，如按琴瑟弦，色青白不泽，毛折乃死。真心脉至，坚而搏，如循薏苡子，累累然，色赤黑不泽，毛折乃死。真肺脉至，大而虚，如以毛羽中人肤，色白赤不泽，毛折乃死。真肾脉至，搏而绝，如指弹石，辟辟然，色黑黄不泽，毛折乃死。真脾脉至，弱而乍数乍踈，色黄青不泽，毛折乃死。诸真脏脉见者，皆死不治也。

黄帝曰：见真脏曰死，何也？

岐伯曰：五脏者，皆禀气于胃，胃者五脏之本也；脏气者，不能自致于手太阴，必因于胃气，乃至于手太阴也。故五脏各以其时，自为而至于手太阴也。故邪气胜者，精气衰也。故病甚者，胃气不能与之俱至于手太阴，故真脏之气独见。独见者，病胜脏也，故曰死。

帝曰：善。

黄帝曰：凡治病，察其形气色泽，脉之盛衰，病之新故，乃治之，无后其时。形气相得，谓之可治；色泽以浮，谓之易已；脉从四时，谓之可治；脉弱以滑，是有胃气，命曰易治，取之以时。形气相失，谓之难治；色夭不泽，谓之难已；脉实以坚，谓之益甚；脉逆四时，为不可治。必察四难，而明告之。

所谓逆四时者，春得肺脉，夏得肾脉，秋得心脉，冬得脾脉，其至皆悬绝沉涩者，命曰逆四时。未有脏形，于春夏而脉沉涩，秋冬而脉浮大，名曰逆四时也。

病热脉静；泄而脉大；脱血而脉实；病在中，脉实坚；病在外，脉不实坚者，皆难治。

黄帝曰：余闻虚实以决死生，愿闻其情。

岐伯曰：五实死，五虚死。

帝曰：愿闻五实五虚。

岐伯曰；脉盛、皮热、腹胀、前后不通、闷瞀，此谓五实。脉细、皮寒、气少、泄利前后、饮食不入，此谓五虚。

帝曰：其时有生者，何也？

岐伯曰：浆粥入胃，泄注止，则虚者活；身汗得后利，则实者活。此其候也。

【解读】 黄帝问道：春时的脉象如弦，怎样才算弦？

岐伯回答说：春脉主应肝脏，属东方之木。在这个季节里，万物开始生长，因此脉气来时，软弱轻虚而滑，端直而长，所以叫做弦，假如违反了这种现象，就是病脉。

黄帝道：怎样才称反呢？

岐伯说：其脉气来，应指实而有力，这叫做太过，主病在外；如脉来不实而微弱，这叫做不及，主病在里。

黄帝道：春脉太过与不及，发生的病变怎样？

岐伯说：太过会使人记忆力衰退，精神恍惚，头昏而两目视物眩转，而发生巅顶疾病；其不及会使人胸部作痛，牵连背部，往下则两侧胁肋部位胀满。

黄帝道：讲得对！夏时的脉象如钩，怎样才算钩？

岐伯说：夏脉主应心脏，属南方之火，在这个季节里，万物生长茂盛，因此脉气来时充盛，去时轻微，犹如钩之形象，所以叫做钩脉，假如违反了这种现象，就是病脉。

黄帝道：怎样才称反呢？

岐伯说：其脉气来盛去亦盛，这叫做太过，主病在外；如脉气来时不盛，去时反充盛有余，这叫做不及，主病在里。

黄帝道：夏脉太过与不及，发生的病变怎样？

岐伯说：太过会使人身体发热，皮肤痛，热邪侵淫成疮；不及会使人心虚作烦，上部出现咳唾涎沫，下部出现矢气下泄。

黄帝道：讲得对！秋天的脉象如浮，怎样才算浮？

岐伯说：秋脉主应肺脏，属西方之金，在这个季节里，万物收成，因此脉气来时轻虚以浮，来急去散，所以叫做浮。假如违反了这种现象，就是病脉。

黄帝道：怎样才称反呢？

岐伯说：其脉气来浮软而中央坚，两傍虚，这叫做太过，主病在外；其脉气来浮软而微，这叫做不及，主病在里。

黄帝道：秋脉太过与不及，发生的病变怎样？

岐伯说：太过会使人气逆，背部作痛，愠愠然郁闷而不舒畅；其不及会使人呼吸短气，咳嗽气喘，气上逆而出血，喉间有喘息声音。黄帝道：

讲得对！

冬时的脉象如营，怎样才算营？岐伯说：冬脉主应肾脏，属北方之水，在这个季节里，万物闭藏，因此脉气来时沉而搏手，所以叫做营。假如违反了这种现象，就是病脉。

黄帝道：怎样才称反呢？

岐伯说：其脉来如弹石一般坚硬，这叫做太过，主病在外；如脉去虚数，这叫做不及，主病在里。

黄帝道：冬脉太过与不及，发生的病变怎样？

岐伯说：太过会使人精神不振，身体懈怠，脊骨疼痛，气短，懒于说话；不及则使人心如悬，如同腹中饥饿之状，季胁下空软部位清冷，脊骨作痛，少腹胀满，小便变常。黄帝道：讲得对！

黄帝道：春夏秋冬四时的脉象，有逆有从，其变化各异，但独未论及脾脉，究竟脾脉主何时令？

岐伯说：脾脉属土，位居中央为孤脏，以灌溉四旁。

黄帝道：脾脉的正常与异常可以得见吗？

岐伯说：正常的脾脉不可能见到，有病的脾脉是可以见到的。

黄帝道：有病的脾脉怎样？

岐伯说：其来如水之流散，这叫做太过，主病在外；其来坚锐如鸟之喙，这叫做不及，主病在中。

黄帝道：先生说脾为孤脏，位居中央属土，以灌溉四旁，它的太过和不及各发生些什么病变？

岐伯说：太过会使人四肢不能举动，不及则使人九窍不通，名叫重强。

黄帝惊悟肃然起立，敬个礼道：很好！我懂得诊脉的要领了，这是天下极其重要的道理。《五色》、《脉变》、《揆度》、《奇恒》等书，阐述的道理都是一致的，总的精神在于一个"神"字。神的功用运转不息，向前而不能回却，倘若回而不转，就失掉它的生机了。极其重要的道理，往往迹象不显而近于微妙，把它著录在玉版上面，藏于枢要内府，每天早上诵读，称它为《玉机》。

五脏疾病的传变，是受病气于其所生之脏，传于其所胜之脏，病气留舍于生我之脏，死于我所不胜之脏。当病到将要死的时候，必先传行于相克之脏，病者乃死。这是病气的逆传，所以会死亡。例如，肝受病气于心脏，而又传行于脾脏，其病气留舍于肾脏，传到肺脏而死。心受病气于脾脏，传行于肺脏，病气留舍于肝脏，传到肾脏而死。脾受病气于肺脏，传行于肾脏，病气留舍于心脏，传到肝脏而死。肺受病气于肾脏，传行于肝脏，病气留舍于脾脏，传到心脏而死。肾受病气于肝脏，传行于心脏，病气留舍于肺脏，传到脾脏而死。凡此都是病气之逆传，所以死。以一日一夜划分为五个阶段，分属五脏，就可以推测死候的早晚时间。

黄帝道：五脏是相互通连的，病气的转移，都有一定的次序。假如五脏有病，则各传其所胜；若不能掌握治病的时机，那么三个月或六个月，或三天，或六天，传遍五脏就当死了，这是相克的顺传次序。所以说：能辨别三阳的，可以知道病从何经而来；能辨别三阴的，可以知道病的死生日期，这就是说，知道他至其所不胜而死。

风为六淫之首，所以说它是百病之长。风寒中人，使人毫毛直竖，皮肤闭而发热，在这个时候，可用发汗的方法治疗；至风寒入于经络，发生麻痹不仁或肿痛等症状，此时可用汤熨（热敷）及火罐、艾灸、针刺等方法来祛散。如果不及时治疗，病气内传于肺，叫做肺痹，发生咳嗽上气的症状；不及时治疗，就会传行于肝，叫做肝痹，又叫做肝厥，发生胁痛、吐食的症状，在这个时候，可用按摩或者针刺等方法；如不及时治疗，就会传行于脾，叫做脾风，发生黄疸，腹中热，烦心，小便黄色等症状，在这个时候，可用按摩、药物或热汤沐浴等方法；如再不治，就会传行于肾，叫做疝瘕，少腹烦热疼痛，小便色白而混浊，又叫做蛊病，在这个时候，可用按摩，或用药物；如再不治，病即由肾传心，发生筋脉牵引拘挛，叫做瘈病，在这个时候，可用灸法，或用药物；如再不治，十日之后，当要死亡。倘若病邪由肾传心，心又复反传于肺脏，发为寒热，法当三日即死，这是疾病传行的一般次序。

假如骤然暴发的病，就不必根据这个相传的次序而治。有些病不依这个次序传变的，如忧、恐、悲、喜、怒情志之病，病邪就不能依照这个次序相传，因而使人生大病了。如因喜极伤心，心虚则肾气相乘；或因大怒，则肝气乘脾；或因悲伤，则肺气乘肝；或因惊恐，则肾气内虚，脾气乘肾；或因大忧，则肺气内虚，心气乘肺。这是五志激动，使病邪不依次序传变的道理。所以病虽有五，及其传化，就有五五二十五变。所谓传化，就是相乘的名称。

大骨软弱，大肉瘦削，胸中气满，呼吸困难，呼吸时身体振动，为期六个月就要死亡。见了真脏脉，就可以预知死日，大骨软弱，大肉瘦削，胸中气满，呼吸困难，胸中疼痛，牵引肩项，为期一个月就要死亡，见了真脏脉，就可以预知死日。大骨软弱，大肉瘦削，胸中气满，呼吸困难，胸中疼痛，上引肩项，全身发热，脱肉破胭，真脏脉现，十个月之内就要死亡。大骨软弱，大肉瘦削，两肩下垂，骨髓内消，动作衰颓，真脏脉未出现，为期一年死亡，若见到真脏脉，就可以预知死日。大骨软弱，大肉瘦削，胸中气满，腹中痛，心中气郁不舒，肩项身上俱热，破胭脱肉，目眶下陷，真脏脉出现，精脱目不见人，立即死亡；如尚能见人，是精未全脱，到了它所不胜之时，便死亡了。

如果正气暴虚，外邪陡然中入，仓卒获病，五脏气机闭塞，周身脉道不通，气不往来，譬如从高堕下，或落水淹溺一样，猝然的病变，就无法预测死期了。其脉息绝而不至，或跳动异常疾数，一呼脉来五、六至，虽然形内不脱，真脏不见，仍然要死亡的。

肝脏之真脏脉至，中外劲急，如象按在刀口上一样的锋利，或如按在琴弦上一样硬直，面部显青白颜色而不润泽，毫毛枯焦，就要死亡。心脏的真脏脉至，坚硬而搏手，如循薏苡子那样短而圆实，面部显赤黑颜色而不润泽，毫毛枯焦乃死。肺脏的真脏脉至，大而空虚，好象毛羽着人皮肤一般地轻虚，面部显白赤颜色而不润泽，毫毛枯焦，就要死亡。肾脏的真脏脉至，搏手若转索欲断，或如以指弹石一样坚实，面部显黑黄颜色而不润泽，毫毛枯焦，就要死亡。脾脏的真脏脉至，软弱无力，快慢不匀，面部显黄青颜色而不润泽，毫毛枯焦，就要死亡。凡是见到五脏真脏脉，皆为不治的死候。

黄帝道：见到真脏脉象，就要死亡，是什么道理？

岐伯说：五脏的营养，都赖于胃腑水谷之精微，因此胃是五脏的根本。故五脏之脉气，不能自行到达于手太阴寸口，必须赖借胃气的敷布，才能达于手太阴。所以五脏之气能够在其所主之时，出现于手太阴寸口，就是有了胃气。如果邪气胜，必定使精气衰。所以病气严重时，胃气就不能与五脏之气一齐到达手太阴，而为某一脏真脏脉象单独出现，真脏独见，是邪气胜而脏气伤，所以说是要死亡的。

黄帝道：讲得对！

黄帝道：大凡治病，必先诊察形体盛衰，气之强弱，色之润枯，脉之虚实，病之新久，然后及时治疗，不能错过时机。病人形气相称，是可治之症；面色光润鲜明，病亦易愈；脉搏与四时相适应，亦为可治；脉来弱而流利，是有胃气的现象，病亦易治，必须抓紧时间，进行治疗。形气不相称，此谓难治；面色枯槁，没有光泽，病亦难愈；脉实而坚，病必加重；脉与四时相逆，为不可治。必须审察这四种难治之证，清楚地告诉病家。

所谓脉与四时相逆，是春见到肺脉，夏见到肾脉，秋见到心脉，冬见到脾脉，其脉皆悬绝无根，或沉涩不起，这就叫做逆四时。如五脏脉气不能随着时令表现于外，在春夏的时令，反见沉涩的脉象，秋冬的时令，反见浮大的脉象，这也叫做逆四时。

热病脉宜洪大而反静；泄泻脉应小而反大；脱血脉应虚而反实；病在中而脉不实坚；病在外而脉反实坚。这些都是症脉相反，皆为难治。

黄帝道：我听说根据虚实的病情可以预决死生，希望告诉我其中道理！

岐伯说：五实死，五虚亦死。黄帝道：请问什么叫做五实、五虚？

岐伯说：脉盛是心受邪盛，皮热是肺受邪盛，腹胀是脾受邪盛，二便不通是肾受邪盛，闷瞀是肝受邪盛，这叫做五实。脉细是心气不足，皮寒是肺气不足，气少是肝气不足，泄利前后是肾气不足，饮食不入是脾气不足，这叫做五虚。

黄帝道：五实、五虚，有时亦有痊愈的，又是什么道理？

岐伯说：能够吃些粥浆，慢慢地胃气恢复，大便泄泻停止，则虚者也可以痊愈。如若原来身热无汗的，而现在得汗，原来二便不通的，而现在大小便通利了，则实者也可以痊愈。这就是五虚、五实能够痊愈的机转。

三部九候论篇第二十

【原文】　黄帝问曰：余闻九针于夫子，众多博大，不可胜数。余愿闻要道，以属子孙，传之后世，著之骨髓，藏之肝肺，歃血而受，不敢妄泄，令合天道，必有终始，上应天光星辰历纪，下副四时五行。贵贱更立，冬阴夏阳，以人应之奈何？愿闻其方。

岐伯对曰：妙乎哉问也！此天地之至数。

帝曰：愿闻天地之至数，合于人形血气，通决死生，为之奈何？

岐伯曰：天地之至数，始至一，终于九焉。一者天，二者地，三者人。因而三之，三三者九，以应九野。故人有三部，部有三候，以决死生，以处百病，以调虚实，而除邪疾。

帝曰：何谓三部？

岐伯曰：有下部，有中部，有上部。部各为三候，三候者，有天有地有人也。必指而导之，乃以为真。上部天，两额之动脉；上部地，两颊之动脉；上部人，耳前之动脉。中部天，手太阴也；中部地，手阳明也；中部人，手少阴也。下部天，足厥阴也；下部地，足少阴也；下部人，足太阴也。故下部之天以候肝，地以候肾，人以候脾胃之气。

帝曰：中部之候奈何？

岐伯曰；亦有天，亦有地，亦有人。天以候肺，地以候胸中之气，人以候心。

帝曰：上部以何候之？

岐伯曰：亦有天，亦有地，亦有人。天以候头角之气，地以候口齿之气，人以候耳目之气。三部者，各有天，各有地，各有人。三而成天，三而成地，三而成人。三而三之，合则为九。九分为九野，九野为九脏。故神脏五，形脏四，合为九脏。五脏已败，其色必夭，夭必死矣。

帝曰：以候奈何？

岐伯曰：必先度其形之肥瘦，以调其气之虚实，实则泻之，虚则补之。

必先去其血脉，而后调之，无问其病，以平为期。

帝曰：决死生奈何？

岐伯曰：形盛脉细，少气不足以息者危。形瘦脉大，胸中多气者死。形气相得者生；参伍不调者病；三部九候皆相失者死；上下左右之脉相应如参春者，病甚；上下左右相失不可数者死；中部之候虽独调，与众脏相失者死；中部之候相减者死；目内陷者死。

帝曰：何以知病之所在？

岐伯曰：察九候独小者病，独大者病，独疾者病，独迟者病，独热者病，独寒者病，独陷下者病。以左手足上，上去踝五寸按之，庶右手足当踝而弹之，其应过五寸以上，蠕蠕然者，不病；其应疾，中手浑浑然者病；中手徐徐然者病；其应上不能至五寸，弹之不应者死。是以脱肉、身不去者死。中部乍疏乍数者死。其脉代而钩者，病在络脉。九候之相应也，上下若一，不得相失。一候后则病，二候后则病甚，三候后则病危。所谓后者，应不俱也。察其腑脏，以知死生之期。必先知经脉，然后知病脉，真脏脉见者，胜死。足太阳气绝者，其足不可屈伸，死必戴眼。

帝曰：冬阴夏阳奈何？

岐伯曰：九候之脉，皆沉细悬绝者为阴，主冬，故以夜半死。盛躁喘数者为阳，主夏，故以日中死。是故寒热病者，以平旦死。热中及热病者，以日中死。病风者，以日夕死。病水者，以夜半死。其脉乍疏乍数、乍迟乍疾者，日乘四季死。形肉已脱，九候虽调，犹死。七诊虽见，九候皆从者，不死，所言不死者，风气之病及经月之病，似七诊之病而非也，故言不死。若有七诊之病，其脉候亦败者死矣，必发哕噫。必审问其所始病，与今之所方病，而后各切循其脉，视其经络浮沉，以上下逆从循之。其脉疾者，不病；其脉迟者病；脉不往来者死；皮肤著者死。

帝曰：其可治者奈何？

岐伯曰：经病者，治其经；孙络病者，治其孙络血；血病身有痛者，治其经络。其病者在奇邪，奇邪之脉，则缪刺之。留瘦不移，节而刺之。上实下虚，切而从之，索其结络脉，刺出其血，以见通之。瞳子高者，太阳不足。戴眼者，太阳已绝。此决死生之要，不可不察也。手指及手外踝上五指留针。

【解读】 黄帝问道：我听先生讲了九针道理后，觉得丰富广博，不可尽述。我想了解其中的主要道理，以嘱咐子孙，传于后世，铭心刻骨，永志不忘，并严守誓言，不敢妄泄。如何使这些道理符合于天体运行的规律，有始有终，上应于日月星辰周历天度之标志，下符合四时五行阴阳盛衰的变化，人是怎样适应这些自然规律的呢？希望你讲解这方面的道理。

岐伯回答说：问得多好啊！这是天地间至为深奥的道理。

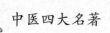

黄帝道：我愿闻天地的至数，与人的形体气血相通，以决断死生，是怎样一回事？

岐伯说：天地的至数，开始于一，终止于九。一奇数为阳，代表天，二偶数为阴，代表地，人生天地之间，故以三代表人；天地人合而为三，三三为九，以应九野之数。所以人有三部，每部各有三候，可以用它来决断死生，处理百病，从而调治虚买，祛除病邪。

黄帝道：什么叫做三部呢？

岐伯说：有下部，有中部，有上部。每部各有三候，所谓三候，是以天、地、人来代表的。必须有老师的当面指导，方能懂得部候准确之处。上部天，即两额太阳穴处动脉；上部地，即两颊大迎穴处动脉；上部人，即耳前耳门穴处动脉；中部天，即两手太阴气口、经渠穴处动脉；中部地，即两手阳明经合谷处动脉；中部人，即两手少阴经神门处动脉；下部天，即足厥阴经五里穴或太冲穴处动脉；下部地，即足少阴经太溪穴处动脉；下部人，即足太阴经箕门穴处动脉。故而下部之可以天候肝脏之病变，下部之地可以候肾脏之病变，下部之人可以候脾胃之病变。

黄帝道：中部之候怎样？

岐伯说：中部亦有天、地、人三候。中部之天可以候肺脏之病变，中部之地可以候胸中之病变。中部之人可以候心脏之病变。黄帝道：上部之候又怎样？岐伯说：上部也有天、地、人三候。上部之天可以候头角之病变，上部之地可以候口齿之病变，上部之人可以候耳目之病变。三部之中，各有天，各有地，各有人。三候为天，三候为地，三候为人，三三相乘，合为九候。脉之九候，以应地之九野，地之九野，以应人之九脏。所以人有肝、肺、心、脾、肾五神脏和膀胱、胃、大肠、小肠四形脏，合为九脏。若五脏已败，必见神色枯槁，枯槁者是病情危重，乃至死亡征象。

黄帝道：诊察的方法怎样？

岐伯说：必先度量病人的身形肥瘦，了解它的正气虚实，实证用泻法，虚证用补法。但必先去除血脉中的凝滞，而后调补气血的不足，不论治疗什么病，都是以达到气血平调为准则。

黄帝道：怎样决断死生？

岐伯说：形体盛，脉反细，气短，呼吸困难，危险；如形体瘦弱，脉反大，胸中喘满而多气的是死亡之症。一般而论：形体与脉一致的主生；若脉来三五不调者主病，三部九候之脉与疾病完全不相适应的，主死；上下左右之脉，相应鼓指如春杵捣谷，参差不齐，病必严重；若见上下左右之脉相差甚大，而又息数错乱不可计数的，是死亡征候；中部之脉虽然独自调匀，而与其他众脏不相协调的，也是死候；中部之脉衰减，与其他各部不相协调的，也是死候；目内陷的为正气衰竭现象，也是死候。

黄帝道：怎样知道病的部位呢？

岐伯说：从诊察九候脉的异常变化，就能知病变部位。九候之中，有一部独小，或独大，或独疾，或独迟，或独热，或独寒，或独陷下（沉伏），均是有病的现象。以左手加于病人的左足上，距离内踝五寸处按着，以右手指在病人足内踝上弹之，医者之左手即有振动的感觉，如其振动的范围超过五寸以上，蠕蠕而动，为正常现象；如其振动急剧而大，应手快速而浑乱不清的，为病态；若振动微弱，应手迟缓，应为病态；如若振动不能上及五寸，用较大的力量弹之，仍没有反应，是为死候。

身体极度消瘦，体弱不能行动，是死亡之征。中部之脉或快或慢，无规律，为气脉败乱之兆，亦为死征。如脉代而钩，为病在络脉。九候之脉，应相互适应，上下如一，不应该有参差。如九候之中有一候不一致，就是病态；二候不一致，则病重；三候不一致，则病必危险。所谓不一致，就是九候之间，脉动的不相适应。诊察病邪所在之脏腑，以知死生的时间。临症诊察，必先知道正常之脉，然后才能知道有病之脉，若见到真脏脉象，胜己的时间，便要死亡。足太阳经脉气绝，则两足不能屈伸，死亡之时，必目睛上视。

黄帝道：冬为阴，夏为阳，脉象与之相应如何？

岐伯说：九候的脉象，都是沉细悬绝的，为阴，冬令死于阴气极盛之夜半；如脉盛大躁动喘而疾数的，为阳，主夏令，所以死于阳气旺盛之日中；寒热交作的病，死于阴阳交会的平旦之时；热中及热病，死于日中阳极之时；病风死于傍晚阳衰之时；病水死于夜半阴极之时。其脉象忽疏忽数，忽迟忽急，乃脾气内绝，死于辰戌丑未之时，也就是平旦、日中、日夕、夜半、日乘四季的时候；若形坏肉脱，虽九候协调，犹是死亡的征象；假使七诊之脉虽然出现，而九候都顺于四时的，就不一定是死候。所说不死的病，指新感风病，或月经之病，虽见类似七诊之病脉，而实不相同，所以说不是死候。若七诊出现，其脉候有败坏现象的，这是死征，死的时候，必发呃逆等证候。所以治病之时，必须详细询问它的起病情形和现在症状，然后按各部分，切其脉搏，以观察其经络的浮沉，以及上下逆顺。如其脉来流利的，不病；脉来迟缓的，是病；脉不往来的，是死候；久病肉脱，皮肤干枯着于筋骨的，亦是死候。

黄帝道：那些可治的病，应怎样治疗呢？

岐伯说：病在经的，刺其经；病在孙络的，刺其孙络使它出血；血病而有身痛症状的，则治其经与络。若病邪留在大络，则用右病刺左、左病刺右的缪刺法治之。若邪气久留不移，当于四肢八溪之间、骨节交会之处刺之。上实下虚，当切按其脉，而探索其脉络郁结的所在，刺出其血，以通其气。如目上视的，是太阳经气不足。目上视而又定直不动的，是太阳经气已绝。这是判断死生的要诀，不可不认真研究。

·卷七·

经脉别论篇第二十一

【原文】 黄帝问曰：人之居处、动静、勇怯，脉亦为之变乎？岐白对曰：凡人之惊恐恚劳动静，皆为变也。是以夜行则喘出于肾，淫气病肺。有所堕恐，喘出于肝，淫气害脾。有所惊恐，喘出于肺，淫气伤心。度水跌仆，喘出于肾与骨。当是之对，勇者气行则已，怯者则着而为疾也。故曰：诊病之道，观人勇怯、骨肉、皮肤，能知其情，以为诊法也。

故饮食饱甚，汗出于胃；惊而夺精，汗出于心；持重远行，汗出于肾；疾走恐惧，汗吕于肝；摇体劳苦，汗出于脾。故春秋冬夏，四时阴阳，生病起于过用，此为常也。

食气入胃，散精于肝，淫气于筋。食气入胃，浊气归心，淫精于脉；脉气流经，经气归于肺；肺朝百脉，输精于皮毛；毛脉合精，行气于腑；腑精神明，留于四脏，气归于权衡；权衡以平，气口成寸，以决死生。

饮入于胃，游溢精气，上输于脾；脾气散精，上归于肺；通调水道，下输膀胱；水精四布，五经并行，合于四时五脏阴阳，揆度以为常也。

太阳脏独至，厥喘虚气逆，是阴不足、阳有余也，表里当俱泻，取之下俞。阳明脏独至，是阳气重并也，当泻阳补阴，取之下俞。少阳脏独至，是厥气也，跃前卒大，取之下俞。少阳独至者，一阳之过也。太阴脏搏者，用心省真，五脉气少，胃气不平，三阴也，宜治其下俞，补阳泻阴。一阳独啸，少阳厥也，阳并于上，四脉争张，气归于肾，宜治其经络，泻阳补阴。一阴至，厥阴之治也，真虚㾓心，厥气留薄，发为白汗，调食和药，治在下俞。

帝曰：太阳脏何象？

岐伯曰：象三阳而浮也。

帝曰：少阳脏何象？

岐伯曰：象一阳也，一阳脏者。滑而不实也。

帝曰：阳明脏何象？

岐伯曰：象大浮也。太阴脏搏，言伏鼓也。二阴搏至，肾沉不浮也。

【解读】 黄帝问道：人们的居住环境、活动、安静、勇敢、怯懦有所不同，其经脉血气也随着起变化吗？岐伯回答说：人在惊恐、忿怒、劳累、活动或安静的情况下，经脉血气都要受到影响而发生变化。所以夜间远行劳累，就会扰动肾气，使肾气不能闭藏而外泄，则气喘出于肾脏，其偏胜之气，就会侵犯肺脏。若因坠堕而受到恐吓，就会扰动肝气，而喘出于肝，其偏胜之气就会侵犯脾脏。或有所惊恐，惊则神越气乱，扰动肺气，喘出于肺，其偏胜之气就会侵犯心脏。渡水而跌仆，跌仆伤骨，肾主骨，水湿之气通于肾，致肾气和骨气受到扰动，气喘出于肾和骨。在这种情况下，身体强盛的人，气血畅行，不会出现什么病变；怯弱的人，气血留滞，就会发生病变。所以说：诊察疾病，观察病人的勇怯及骨骼、肌肉、皮肤的变化，便能了解病情，并以此作为诊病的方法。

在饮食过饱的时候，则食气蒸发而汗出于胃。惊则神气浮越，则心气受伤而汗出于心。负重而远行的时候，则骨劳气越，肾气受伤而汗出于肾。疾走而恐惧的时候，由于疾走伤筋，恐惧伤魂，则肝气受伤而汗出于肝。劳力过度的时候，由于脾主肌肉四肢，则脾气受伤而汗出于脾。春、夏、秋、冬四季阴阳的变化都有其常度，人在这些变化中所以发生疾病，就是因为对身体的劳用过度所致，这是通常的道理。

五谷入胃，其所化生的一部分精微之气输散到肝脏，再由肝将此精微之气滋养于筋。五谷入胃，其所化生的精微之气，注入于心，再由心将此精气滋养于血脉。血气流行在经脉之中，到达于肺，肺又将血气输送到全身百脉中去，最后把精气输送到皮毛。皮毛和经脉的精气汇合，又还流归入于脉，脉中精微之气，通过不断变化，周流于四脏。这些正常的生理活动，都要取决于气血阴阳的平衡。气血阴阳平衡，则表现在气口的脉搏变化上，气口的脉搏，可以判断疾病的死生。

水液入胃以后，游溢布散其精气，上行输送于脾，经脾对精微的布散转输，上归于肺，肺主清肃而司治节，肺气运行，通调水道，下输于膀胱。如此则水精四布，外而布散皮毛，内而灌输于五脏之经脉，并能合于四时寒暑的变易和五脏阴阳的变化。作出适当的调节，这就是经脉的正常生理现象。

太阳经脉偏盛，则发生厥逆、喘息、虚气上逆等症状，这是阴不足而阳有余，表里两经俱当用泻法，取足太阳经的束骨穴和足少阴经的太溪穴。阳明经脉偏盛，是太阳、少阳之气重并于阳明，当用泻阳补阴的治疗方法，当泻足阳明经的陷谷穴，补太阴经的太白穴。少阳经脉偏盛，是厥气上逆，所以阳跷脉前的少阳脉猝然盛大，当取足少阳经的临泣穴。少阳经脉偏盛而独至，就是少阳太过。太阴经脉鼓搏有力，应当细心的省察是否真脏脉至，若五脏之脉均气少，胃气又不平和，这是足太阴脾太过的缘过，应当用补阳泻阴的治疗方法，补足阳明之陷谷穴，泻足太阴之太白穴。二阴经脉独盛，是少阴厥气上逆，而阳气并越于上，心、肝、脾、肺四脏受其影响，四脏之脉争张于外，病的根源在于肾，应治其表里的经络，泻足太阳经的经穴昆仑、络穴飞扬，补足少阴的经穴复溜，络穴大钟。一阴经脉偏盛，是厥阴所主，出现真气虚弱，心中瘦痛不适的症状，厥气留于经脉与正气相搏而发为白汗，应该注意饮食调养和药物的治疗，如用针刺，当取厥阴经下部的太冲穴，以泻其邪。

黄帝说：太阳经的脉象是怎样的呢？

岐伯说：其脉象似三阳之气浮盛于外，所以脉浮。

黄帝说：少阳经的脉象是怎样的呢？

岐伯说：其脉象似一阳之气初生，滑而不实。黄帝说：阳明经的脉象是怎样的呢？

岐伯说：其脉象大而浮。太阴经的脉象搏动，虽沉伏而指下仍搏击有力；少阴经的脉象搏动，是沉而不浮。

脏气法时论篇第二十二

【原文】　黄帝问曰：合人形以法四时五行而治，何如而从？何如而逆？得失之意。愿闻其事。

岐伯对曰：五行者，金、木、水、火、土也，更贵更贱以知死生，以决成败，而定五脏之气、间甚之时、死生之期也。

帝曰：愿卒闻之。

岐伯曰：肝主春，足厥阴、少阳主治，其曰甲乙；肝苦急，急食甘以缓之。

心主夏，手少阴、太阳主治，其曰丙丁；心苦缓，急食酸以收之。

脾主长夏，足太阴、阳明主治，其曰戊己；脾苦湿，急食苦以燥之。

肺主秋，手太阴、阳明主治，其曰庚辛；肺苦气上逆，急食苦以泄之。

肾主冬，足少阴、太阳主治，其曰壬癸，肾苦燥，急食辛以润之，开腠理，致津液，通气也。

病在肝，愈于夏；夏不愈，甚于秋；秋不死，持于冬，起于春，禁当风。肝病者，愈在丙丁；丙丁不愈，加于庚辛；庚辛不死，持于壬癸，起于甲乙。肝病者，平旦慧，下晡甚，夜半静。肝欲散，急食辛以散之，用辛补之，酸泻之。病在心，愈在长夏；长夏不愈，甚于冬；冬不死，持于春，起于夏，禁温食热衣。心病者，愈在戊己；戊己不愈，加于壬癸；壬癸不死，持于甲乙，起于丙丁。心病者，日中慧，夜半甚，平旦静。心欲耎，急食咸以耎之，用咸补之，甘泻之。

病在脾，愈在秋；秋不愈，甚于春；春不死，持于夏，起于长夏，禁温食饱食、湿地濡衣。脾病者，愈在庚辛；庚辛不愈，加于甲乙；甲乙不死，持于丙丁，起于戊已。脾病者，日昳慧，日出甚，下晡静。脾欲缓，急食甘以缓之，用苦泻之，甘补之。

病在肺，愈在冬；冬不愈，甚于夏；夏不死，持于长夏，起于秋，禁寒饮食寒衣。肺病者，愈在壬癸；壬癸不愈，加于丙丁；丙丁不死，持于戊己，起于庚辛。肺病者，下晡慧，日中甚，夜半静。肺欲收，急食酸以收之，用酸补之，辛泻之。

病在肾，愈在春；春不愈，甚于长夏；长夏不死，持于秋，起于冬，禁犯焠㶼热食温炙衣。肾病者，愈在甲乙；甲乙不愈，甚于戊己；戊己不死，持于庚辛，起于壬癸。肾病者，夜半慧，四季甚，下晡静。肾欲坚，急食苦以坚之，用苦补之，咸泻之。

夫邪气之客于身也，以胜相加，至其所生而愈，至其所不胜而甚，至于所生而持，自得其位而起。必先定五脏之脉，乃可言问甚之时，死生之期也。

肝病者，两胁下痛引少腹，令人善怒；虚则目䀬䀬无所见，耳无所闻，善恐，如人将捕之。取其经，厥阴与少阳。气逆则头痛，耳聋不聪，颊肿，取血者。

心病者，胸中痛，胁支满，胁下痛，膺背肩甲间痛，两臂内痛；虚则胸腹大，胁下与腰相引而痛。取其经，少阴、太阳、舌下血者。其变病，刺郄中血者。

脾病者，身重，善肌，肉痿，足不收行，善瘛，脚下痛；虚则腹满肠鸣，飧泄食不化。取其经，太阴、阳明、少阴血者。

肺病者，喘咳逆气，肩背痛，汗出，尻阴股膝、髀腨胻足皆痛；虚则少气不能报息，耳聋嗌干。取其经，太阴、足太阳之外厥阴内血者。

肾病者，腹大胫肿，喘咳身重，寝汗出、憎风；虚则胸中痛，大腹、小腹痛，清厥、意不乐。取其经，少阴、太阳血者。

肝色青，宜食甘，粳米、牛肉、枣、葵皆甘。心色赤，宜食酸，小豆、犬肉、李、韭皆酸。肺色白，宜食苦，麦、羊肉、杏、薤皆苦。脾色黄，宜食咸，大豆、豕肉、栗、藿皆咸。肾色黑，宜食辛，黄黍、鸡肉、桃、葱皆辛。辛散、酸收、甘缓、苦坚、咸软。

毒药攻邪，五谷为养，五果为助，五畜为益，五菜为充。气味合而服之，以补精益气。此五者，有辛、酸、甘、苦、咸，各有所利，或散、或收、或缓、或急、或坚、或软，四时五脏，病随五味所宜也。

【解读】 黄帝问道：结合人体五脏之气的具体情况，取法四时五行的生克制化规律，作为救治疾病的法则，怎样是从？怎样是逆呢？我想了解治法中的从逆和得失是怎么一回事。

岐伯回答说：五行就是金、木、水、火、土，配合时令气候，有衰旺胜克的变化，从这些变化中可以测知疾病的死生，分析医疗的成败，并能确定五脏之气的盛衰、疾病轻重的时间，以及死生的日期。

黄帝说：我想听你详尽地讲一讲。

歧伯说：肝属木，旺于春，肝与胆为表里，春天是足厥阴肝和足少阳胆主治的时间，甲乙属木，足少阳胆主甲木，足厥阴肝主乙木，所以肝胆旺日为甲乙；肝在志为怒，怒则气急，甘味能缓急，故宜急食甘以缓之。

心属火，旺于夏，心与小肠为表里，夏天是手少阴心和手太阳小肠主治的时间；丙丁属火，手少阴心主丁火，手太阳小肠主丙火，所以心与小肠的旺日为丙丁；心在志为喜，喜则气缓，心气过缓则心气虚而散，酸味能收敛，故宜急食酸以收之。

脾属土，旺于长夏（六月），脾与胃为表里，长夏是足太阴脾和足阳明胃主治的时间；戊己属土，足太阴脾主己土，足阳明胃主戊土，所以脾与胃的旺日为戊己；脾性恶湿，湿盛则伤脾，苦味能燥湿，故宜急食苦以燥之。

肺属金，旺于秋；肺与大肠为表里，秋天是手太阴肺和手阳明大肠主治的时间；庚辛属金，手太阴肺主辛金，手阳明大肠主庚金，所以肺与大肠的旺日为庚辛；肺主气，其性清肃，若气上逆则肺病，苦味能泄，故宜急食苦以泄之。

肾属水，旺于冬，肾与膀胱为表里，冬天是足少阴肾与足太阳膀胱主治的时间；壬癸属水，足少阴肾主癸水，足太阳膀胱主壬水，所以肾与膀胱的旺日为壬癸；肾为水脏，喜润而恶燥，故宜急食辛以润之。如此可以开发腠理，运行津液，宜通五脏之气。

肝脏有病，在夏季当愈，若至夏季不愈，到秋季病情就要加重；如秋季不死，至冬季病情就会维持稳定不变状态，到来年春季，病即好转。因风气通于肝，故肝病最禁忌受风。有肝病的人，愈于丙丁日；如果丙丁日不愈，到庚辛日病就加重；如果庚辛日不死，到壬癸日病情就会维持稳定不变状态，到了甲乙日病即好转。患肝病的人，在早晨的时候精神清爽，傍晚的时候病就加重。到半夜时便安静下来。肝木性喜条达而恶抑郁，故肝病急用辛味以散之，若需要补以辛味补之，若需要泻，以酸味泻之。

心脏有病，愈于长夏；若至长夏不愈，到了冬季病情就会加重；如果在冬季不死，到了明年的春季病情就会维持稳定不变状态，到了夏季病即好转。心有病的人应禁忌温热食物，衣服也不能穿的太暖。有心病的人，愈于戊己日；如果戊己日不愈，到壬癸日病就加重；如果在壬癸日不死，到甲乙日病情就会维持稳定不变状态，到丙丁日病即好转。心脏有病的人，在中午的时候神情爽慧，半夜时病就加重，早晨时便安静了。心病欲柔软，宜急食咸味以软之，需要补则以咸味补之，以甘味泻之。

脾脏有病，愈于秋季；若至秋季不愈，到春季病就加重；如果在春季不死，到夏季病情就会维持稳定不变状态，到长夏的时间病即好转。脾病应禁忌吃温热性食物及饮食过饱、居湿地、穿湿衣等。脾有病的人，愈于庚辛日；如果在庚辛日不愈，到甲乙日加重；如果在甲乙日不死，到丙丁日病情就会维持稳定不变状态，到了戊己日病即好转。脾有病的人，在午后的时间精神清爽，日出时病就加重，傍晚时便安静了。脾脏病需要缓和，甘能缓中，故宜急食甘味以缓之，需要泻则用苦味药泻脾，以甘味补脾。

肺脏有病，愈于冬季；若至冬季不愈，到夏季病就加重；如果在夏季不死，至长夏时病情就会维持稳定不变状态，到了秋季病即好转。肺有病应禁忌寒冷饮食及穿得太单薄。肺有病的人，愈于壬癸日；如果在壬癸日不愈，到丙丁日病就加重；如果在丙丁日不死，到戊己日病情就会维持稳定不变状态，到了庚辛日，病即好转。肺有病的人，傍晚的时候精神爽慧，到中午时病就加重，到半夜时便安静了。肺气欲收敛，宜急食酸味以收敛，需要补的，用酸味补肺，需要泻的，用辛味泻肺。

肾脏有病，愈于春季；若至春季不愈，到长夏时病就加重；如果在长夏不死，到秋季病情就会维持稳定不变状态，到冬季病即好转。肾病禁食炙烤过热的食物和穿经火烘烤过的衣服。肾有病的人，愈于甲乙日；如果在甲乙日不愈，到戊己日病就加重；如果在戊己日不死，到庚辛日病情就会维持稳定不变状态，到壬癸日病即好转。肾有病的人，在半夜的时候精神爽慧，在一日当中辰、戌、丑、未四个时辰病情加重，在傍晚时便安静了。肾主闭藏，其气欲坚，需要补的，宜急食苦味以坚之，用苦味补之，需要泻的，用咸味泻之。

凡是邪气侵袭人体，都是以胜相加，病至其所生之时而愈，至其所不胜之时而甚，至其所生之时而病情稳定不变，至其自旺之时病情好转。但必须先明确五脏之平脉，然后始能推测疾病的轻重时间及死生的日期。

肝脏有病，则两肋下疼痛牵引少腹，使人多怒，这是肝气实的症状；如果肝气虚，则出现两目昏花而视物不明，两耳也听不见声音，多恐惧，好像有人要逮捕他一样。治疗时，取用厥阴肝经和少阳胆经的经穴。如肝气上逆，则头痛、耳聋而听觉失灵、颊肿，应取厥阴、少阳经脉，刺出其血。

心脏有病，则出现胸中痛，胁部支撑胀满，胁下痛，胸膺部、背部及肩胛间疼痛，两臂内侧疼痛，这是心实的症状。心虚，则出现胸腹部胀大，胁下和腰部牵引作痛。治疗时，取少阴心经和太阳小肠经的经穴，并刺舌下之脉以出其血。如病情有变化，与初起不同，刺委中穴出血。

脾脏有病，则出现身体沉重，易饥，肌肉痿软无力，两足弛缓不收，行走时容易抽搐，脚下疼痛，这是脾实的症状；脾虚则腹部胀满，肠鸣，泄下而食物不化。治疗时，取太阴脾经、阳明胃经和少阴肾经的经穴，刺出其血。

肺脏有病，则喘咳气逆，肩背部疼痛，出汗，尻、阴、股、膝、髀骨、腨肠、腑、足等部皆疼痛，这是肺实的症状；如果肺虚，就出现少气，呼吸困难而难于接续，耳聋，咽干。治疗时，取太阴肺经的经穴，更取足太阳经的外侧及足厥阴内侧，即足少阴肾经的经穴，刺出其血。

肾脏有病，则腹部胀大，胫部浮肿，气喘，咳嗽，身体沉重，睡后出汗，恶风，这是肾实的症状；如果肾虚，就出现胸中疼痛，大腹和小腹疼痛，四肢厥冷，心中不乐。治疗时，取足少阴肾经和足太阳膀胱经的经穴，刺出其血。

肝合青色，宜食甘味，粳米、牛肉、枣、葵菜都是属于味甘的。心合赤色，宜食酸味，小豆、犬肉、李、韭都是属于酸味的。肺合白色，宜食苦味，小麦、羊肉、杏、薤都是属于苦味的。脾合黄色，宜食咸味，大豆、猪肉、栗、藿都是属于咸味的。肾合黑色，宜食辛味，黄黍、鸡肉、桃、葱都是属于辛味的。五味的功用：辛味能发散，酸味能收敛，甘味能缓急，苦味能坚燥，咸味能耎坚。凡毒药都是可用来攻逐病邪，五谷用以充养五脏之气，五果帮助五谷以营养人体，五畜用以补益五脏，五菜用以充养脏腑，气味和合而服食，可以补益精气。这五类食物，各有辛、酸、甘、苦、咸的不同气味，各有利于某一脏气，或散，或收，或缓，或急，或坚，或耎等，在运用的时候，要根据春、夏、秋、冬四时和五脏之气的偏盛偏衰及苦欲等具体情况，各随其所宜而用之。

宣明五气篇第二十三

【原文】　五味所入：酸入肝，辛入肺，苦入心，咸入肾，甘入脾。是谓五入。五气所病：心为噫，肺为咳，肝为语，脾为吞，肾为欠、为嚏，胃为气逆、为哕、为恐，大肠、小肠为泄，下焦溢为水，膀胱不利为癃、不约为遗溺，胆为怒。是谓五病。

五精所并：精气并于心则喜，并于肺则悲，并于肝则忧，并于脾则畏，并于肾则恐。是谓五并，虚而相并者也。

五脏所恶：心恶热，肺恶寒，肝恶风，脾恶湿，肾恶燥。是谓五恶。

五脏化液：心为汗，肺为涕，肝为泪，脾为涎，肾为唾。是谓五液。

五味所禁：辛走气，气病无多食辛；咸走血，血病无多食咸；苦走骨，骨病无多食苦；甘走肉，肉病无多食甘；酸走筋，筋病无多食酸。是谓五禁，无令多食。

五病所发：阴病发于骨，阳病发于血，阴病发于肉，阳病发于冬，阴病发于夏，是谓五发。

五邪所乱：邪入于阳则狂，邪入于阴则痹，搏阳则为巅疾，搏阴则为喑，阳入之阴则静，阴出之阳则怒。是谓五乱。

五邪所见，春得秋脉，夏得冬脉，长夏得春脉，秋得夏脉，冬得长夏脉，名曰阴出之阳，病善怒，不治。是谓五邪。皆同命，死不治。

五脏所藏：心藏神，肺藏魄，肝藏魂，脾藏意，肾藏志。是谓五脏所藏。

五脏所主：心主脉，肺主皮，肝主筋，脾主肉，肾主骨。是谓五主。

五劳所伤：久视伤血，久卧伤气，久坐伤肉，久立伤骨，久行伤筋。是谓五劳所伤。

五脉应象：肝脉弦，心脉钩，脾脉代，肺脉毛，肾脉石。是谓五脏之脉。

【解读】　五脏之气失调后所发生的病变：心气失调则噫气；肺气失调则咳嗽；肝气失调则多言；脾气失调则吞酸；肾气失调则为呵欠、喷嚏；胃气失调则为气逆为哕，或有恐惧感；大肠、小肠病则不能泌别清浊，传送糟粕，而为泄泻；下焦不能通调水道，则水液泛溢于皮肤而为水肿；膀胱之气化不利，则为癃闭，不能约制，则为遗尿；胆气失调则易发怒。这是五脏之气失调而发生的病变。

五脏之精气相并所发生的疾病：精气并于心则喜，精气并于肺则悲，精气并于肝则忧，精气并于脾则畏，精气并于肾则恐。这就是所说的五并，都是由于五脏乘虚相并所致。

五脏化生的液体：心之液化为汗，肺之液化为涕，肝之液化为泪，脾之液化为涎，肾之液化为唾。这是五脏化生的五液。

五味所禁：辛味走气，气病不可多食辛味；咸味走血，血病不可多食咸味；苦味走骨，骨病不可多食苦味；甜味走肉，肉病不可多食甜味；酸味走筋，筋病不可多食酸味。这就是五味的禁忌，不可使之多食。

五种病的发生：阴病发生于骨，阳病发生于血，阴病发生于肉，阳病发生于冬，阴病发生于夏。这是五病所发。

五邪所乱：邪入于阳分，则阳偏胜，而发为狂病；邪入于阴分，则阴偏胜，而发为痹病；邪搏于阳则阳气受伤，而发为巅疾；邪搏于阴则阴气受伤，而发为音哑之疾；邪由阳而入于阴，则从阴而为静；邪由阴而出于阳，则从阳而为怒。这就是所谓五乱。

五脏克贼之邪所表现的脉象：春天见到秋天的毛脉，是金克木；夏天见到冬天的石脉，是水克火；长夏见到春天的弦脉，是木克土；秋天见到夏天的洪脉，是火克金；冬天见到长夏的濡缓脉，是土克水。这就是所谓的五邪脉。其预后相同，都属于不治的死证。

五种过度的疲劳可以伤耗五脏的精气：如久视则劳于精气而伤血，久卧则阳气不伸而伤气，久坐则血脉灌输不畅而伤肉，久立则劳于肾及腰、膝、胫等而伤骨，久行则劳于筋脉而伤筋。这就是五劳所伤。

五脏应四时的脉象：肝脉应春，端直而长，其脉象弦；心脉应夏，来盛去衰，其脉象钩；脾旺于长夏，其脉奥弱，随长夏而更代；肺脉应秋，轻虚而浮，其脉象毛；肾脉应冬，其脉沉坚象石。这就是所谓的应于四时的五脏平脉。

血气形志篇第二十四

【原文】　夫人之常数，太阳常多血少气，少阳常少血多气，阳明常多气多血，少阴常少血多气，厥阴常多血少气，太阴常多气少血，此天之常数。

足太阳与少阴为表里，少阳与厥阴为表里，阳明与太阴为表里，是为足阴阳也。手太阳与少阴为表里，少阳与心主为表里，阳明与太阴为表里，是为手之阴阳也。今知手足阴阳所苦。凡治病必先去其血，乃去其所苦，伺之所欲，然后泻有余，补不足。

欲知背俞，先度其两乳间，中折之，更以他草度去半已，即以两隅相拄也。乃举以度其背，令其一隅居上，齐脊大椎，两隅在下。当其下隅者，肺之俞也。复下一度，心之俞也。复下一度，左角肝之俞也，右角脾之俞也。复下一度，肾之俞也。是谓五脏之俞，灸刺之度也。

形乐志苦，病生于脉，治之以灸刺。形乐志乐，病生于肉，治之以针石。形苦志乐，病生于筋，治之以熨引。形苦志苦，病生于咽嗌，治之以百药。形数惊恐，经络不通，病生于不仁，治之以按摩醪药。是谓五形志也。

刺阳明，出血气；刺太阳，出血恶气；刺少阳，出气恶血；刺太阴，出气恶血；刺少阴，出气恶血；刺厥阴，出血恶气也。

【解读】　人身各经气血多少，是有一定常数的。如太阳经常多血少气，少阳经常少血多气，阳明经常多气多血，少阴经常少血多气，厥阴经常多血少气，太阴经常多气少血，这是先天禀赋之常数。

足太阳膀胱经与足少阴肾经为表里，足少阳胆经与足厥阴肝经为表里，足阳明胃经与足太阴脾经为表里。这是足三阳经和足三阴经之间的表里配合关系。手太阳小肠经和手太阴心经为表里，手少阳三焦经与手厥阴心包经为表里，手阳明大肠经与手太阴肺经为表里，这是手三阳经和手三阴经之间的表里配合关系。现已知道，疾病发生在手足阴阳十二经脉的那一经，其治疗方法，血咏壅盛的，必须先刺出其血，以减轻其病苦；再诊察其所欲，根据病情的虚实，然后泻其有余之实邪，补其不足之虚。

要想知道背部五脏俞穴的位置，先用草一根，度量两乳之间的距离，再从正中对折，另以一草与前草同样长度，折掉一半之后，拿来支撑第一根草的两头，就成了一个三角形，然后用它量病人的背部，使其一个角朝上，和脊背部大椎穴相平，另外两个角在下，其下边左右两个角所指的部位，就是肺俞穴所在。再把上角移下一度，放在两肺俞连线的中点，则其下左右两角的位置是心俞的部位。再移下一度，左角是肝俞，右角是脾俞。再移下一度，左右两角是肾俞。这就是五脏俞穴的部位，为刺灸取穴的法度。

形体安逸但精神苦闷的人，病多发生在经脉，治疗时宜用针灸。形体安逸而精神也愉快的人，病多发生在肌肉，治疗时宜用针刺或砭石。形体劳苦但精神很愉快的人，病多发生在筋，治疗时宜用热熨或导引法。形体劳苦，而精神又很苦恼的人，病多发生在咽喉部，治疗时宜用药物。屡受惊恐的人，经络因气机紊乱而不通畅，病多为麻木不仁，治疗时宜用按摩和药酒。以上是形体和精神方面发生的五种类型的疾病。

刺阳明经，可以出血出气；刺太阳经，可以出血，而不宜伤气；刺少阳经，只宜出气，不宜出血；刺太阳经，只宜出气，不宜出血；刺少阴经，只宜出气，不宜出血；刺厥阴经，只宜出血，不宜伤气。

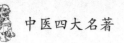

·卷八·

宝命全形论篇第二十五

【原文】 黄帝问曰：天覆地载，万物悉备，莫贵于人。人以天地之气生，四时之法成。君王众庶，尽欲全形，形之疾病，莫知其情，留淫日深，著于骨髓，心私虑之。余欲针除其疾病，为之奈何？

岐伯对曰：夫盐之味咸者，其气令器津泄；弦绝者，其音嘶败；木敷者，其叶发；病深者，其声哕。人有此三者，是谓坏府，毒药无治，短针无取，此皆绝皮伤肉，血气争黑。

帝曰：余念其痛，心为之乱惑，反甚其病，不可更代，百姓闻之，以为残贼，为之奈何？

岐伯曰：夫人生于地，悬命于天，天地合气，命之曰人。人能应四时者，天地为之父母。知万物者，谓之天子。天有阴阳，人有十二节；天有寒暑，人有虚实。能经天地阴阳之化者，不失四时；知十二节之理者，圣智不能欺也。能存八动之变，五胜更立，能达虚实之数者，独出独入，呿吟至微，秋毫在目。

帝曰：人生有形，不离阴阳，天地合气，别为九野，分为四时，月有大小，日有短长，万物并至，不可胜量，虚实呿吟，敢问其方？

岐伯曰：木得金而伐，火得水而灭，土得木而达，金得火而缺，水得土而绝。万物尽然，不可胜竭。故针有悬布天下者五，黔首共余食，莫知之也。一曰治神，二曰知养身，三曰知毒药为真，四曰制砭石小大，五曰知腑脏血气之诊。五法俱立，各有所先。今末世之刺也，虚者实之，满者泄之，此皆众工所共知也。若夫法天则地，随应而动，和之者若响，随之者若影，道无鬼神，独来独往。

帝曰：愿闻其道。

岐伯曰：凡刺之真，必先治神，五脏已定，九候已备，后乃存针；众脉不见，众凶弗闻，外内相得，无以形先，可玩往来，乃施于人。人有虚实，五虚勿近，五实勿远，至其当发，间不容瞚。手动若务，针耀而匀，静意视义，观适之变，是谓冥冥，莫知其形，见其乌乌，见其稷稷，从见其飞，不知其谁，伏如横弩，起如发机。

帝曰：何如而虚！何如而实！

岐伯曰：刺虚者须其实，刺实者须其虚；经气已至，慎守勿失。深浅在志，远近若一，如临深渊，手如握虎，神无营于众物。

【解读】 黄帝问道：天地之间，万物俱备，没有一样东西比人更宝贵了。人依靠天地之大气和水谷之精气生存，并随着四时生长收藏的规律而生活着，上至君主，下至平民，任何人都愿意保全形体的健康，但是往往有了病，却因病轻而难于察知，让病邪稽留，逐渐发展，日益深沉，乃至深入骨髓，我为之甚感忧虑。我要想解除他们的痛苦，应该怎样办才好？

岐伯回答说：比如盐味是咸的，当贮藏在器具中的时候，看到渗出水来，这就是盐气外泄；比如琴弦将要断的时候，就会发出嘶败的声音；内部已溃的树木，其枝叶好象很繁茂，实际上外盛中空，极容易萎谢；人在疾病深重的时候，就会产生呃逆。人要是有了这样的现象，说明内脏已有严重破坏，药物和针灸都失去治疗作用，因为皮肤肌肉受伤败坏，血气枯槁，就很难挽回了。

黄帝道：我很同情病人的痛苦，但思想上有些慌乱疑惑，因治疗不当反使病势加重，又没有更好的方法来替代，人们看起来，将要认为我残忍粗暴，究竟怎么好呢？

岐伯说：一个人的生活，和自然界是密切相关联的。人能适应四时变迁，则自然界的一切，都成为他生命的泉源。能够知道万物生长收藏之道理的人，就有条件承受和运用万物。所以天有阴阳，人有十二经脉；天有寒暑、人有虚实盛衰。能够顺应天地阴阳的变化，不违背四时的规律，了解十二经脉的道理，就能明达事理，不会被疾病现象弄糊涂了。掌握八风的演变，五行的衰旺，通达病人虚实的变化，就一定能有独到的见解，哪怕病人的呵欠呻吟极微小的动态，也能够明察秋毫，洞明底细。

黄帝道：人生而有形体，离不开阴阳的变化，天地二气相合，从经纬上来讲，可以分为九野，从气候上来讲，可以分为四时，月行有小大，日行有短长，这都是阴阳消长变化的体现。天地间万物的生长变化更是不可胜数，根据患者微细呵欠及呻吟，就能判断出疾病的虚实变化。请问运用什么方法，能够提纲挈领，来加以认识和处理呢？

岐伯说：可根据五行变化的道理来分析：木遇到金，就能折伐；火受到水，就能熄灭；土被木殖，就能疏松；金遇到－火，就能熔化；水遇到土，就能遏止。这种变化，万物都是一样，不胜枚举。所以用针刺来治疗疾病，能够嘉惠天下人民的，有五大关键，但人们都弃余不顾，不懂得这些道理。所谓五大关键：一是要精神专一，二是要了解养身之道，三是要熟悉药物真正的性能，四要注意制取砭石的大小，五是要懂得脏腑血气的诊断方法。能够懂得这五项要道，就可以掌握缓急先后。近世运用针刺，一般的用补法治虚，泻法治满，这是大家都知道的。若能按照天地阴阳的道理，随机应变，那么疗效就能更好，如响之应，如影随形，医学的道理并没有什么神秘，只要懂得这些道理，就能运用自如了。

黄帝道：希望听你讲讲用针的道理。

岐伯说：凡用针的关键，必先集中思想，了解五脏的虚实，三部九候脉象的变化，然后下针。还要注意有没有真脏脉出现，五脏有无败绝现象，外形与内脏是否协调，不能单独以外形为依据，更要熟悉经脉血气往来的情况，才可施针于病人。病人有虚实之分，见到五虚，不可草率下针治疗，见到五实，不可轻易放弃针刺治疗，应该要掌握针刺的时机，不然在瞬息之间就会错过机会。针刺时手的动作要专一协调，针要洁净而均匀，平心静意，看适当的时间，观察针气所达到的变化。那血气之变化虽不可见，而气至之时，好象乌一样集合，气盛之时，好象稷一样繁茂。气之往来，正如见鸟之飞翔，而无从捉摸它形迹的起落。所以用针之法，当气未至的时候，应该留针候气，正如横弩之待发，气应的时候，则当迅速起针，正如弩箭之疾出。

黄帝道：怎样治疗虚症？怎样治疗实症？

岐伯说：刺虚症，须用补法，刺实症，须用泻法；当针下感到经气至，则应慎重掌握，不失时机地运用补泻方法。针刺无论深浅，全在灵活掌握，取穴无论远近，候针取气的道理是一致的，针刺时都必须精神专一，好象面临万丈深渊，小心谨慎，又好象手中捉着猛虎那样坚定有力，全神贯注，不为其他事物所分心。

八正神明论篇第二十六

【原文】　黄帝问曰：用针之服，必有法则焉，今何法何则？

岐伯对曰：法天则地，合以天光。

帝曰：愿卒闻之。

岐伯曰：凡刺之法，必候日月星辰，四时八正之气，气定乃刺之。是故天温日明，则人血淖液，而卫气浮，故血易泻，气易行；天寒日阴，则人血凝泣，而卫气沉，月始生则血气始精，卫气始行；月郭满，则血气实，肌肉坚；月郭空，则肌肉减，经络虚，卫气去，形独居。是以因天时而调血气也。是以天寒无刺，天温无疑。月生无泻，月满无补，月郭空无治。是谓得时而调之。因天之序，盛虚之时，移光定位，正立而待之。故曰月生而泻，是谓脏虚；月满而补，血气扬溢，络有留血，命曰重实；月郭空而治，是谓乱经。阴阳相错，真邪不别，沉以留止，外虚内乱，淫邪乃起。

帝曰：星辰八正何候？

岐伯曰：星辰者，所以制日月之行也。八正者，所以候八风之虚邪，以时至者也。四时者，所以分春秋冬夏之气所在，以时调之也，八正之虚邪而避之勿犯也。以身之虚而逢天之虚，两虚相感，其气至骨，入则伤五脏。工候救之，弗能伤也。故曰：天忌不可不知也。

帝曰：善。其法星辰者，余闻之矣，愿闻法往古者。

岐伯曰：法往古者，先知《针经》也。验于来今者，先知日之寒温，月之虚盛，以候气之浮沉，而调之于身，观其立有验也。观其冥冥者，言形气荣卫之不形于外，而工独知之，以日之寒温，月之虚盛，四时气之浮沉，参伍相合而调之，工常先见之，然而不形于外，故曰观于冥冥焉。通于无穷者，可以传于后世也，是故工之所以异也，然而不形见于外，故俱不能见也。视之无形，尝之无味，故谓冥冥，若神仿佛。

虚邪者，八正之虚邪气也。正邪者，身形若用力，汗出腠理开，逢虚风。其中人也微，故莫知其情，莫见其形。上工救其萌芽，必先见三部九候之气，尽调不败而救之，故曰上工。下工救其已成，救其已败。救其已成者，言不知三部九候之相失，因病而败之也。知其所在者，知诊三部九候之病脉处而治之，故曰守其门户焉，莫知其情，而见邪形也。

帝曰：余闻补泻，未得其意。

岐伯曰：泻必用方。方者，以气方盛也，以月方满也，以日方温也，以身方定也，以息方吸而内针，乃复候其方吸而转针，乃复候其方呼而徐引针，故曰泻必用方，其气而行焉。补必用圆。圆者，行也，行者，移也，刺必中其荣，复以吸排针也。故圆与方，非针也。故养神者，必知形之肥瘦，荣卫血气之盛衰。血气者，人之神，不可不谨养。

帝曰：妙乎哉论也！合人形于阴阳四时，虚实之应，冥冥之期，其非夫子，孰能通之。然夫子数言形与神，何谓形？何谓神？愿卒闻之。

岐伯曰：请言形。形乎形，目冥冥，问其所病，索之于经，慧然在前，按之不得，不知其情，故曰形。

帝曰：何谓神？

岐伯曰：请言神。神乎神，耳不闻，目明心开而志先，慧然独悟，口弗能言，俱视独见，适若昏，昭然独明，若风吹云，故曰神。三部九候为之原，九针之论，不必存也。

【解读】 黄帝问道：用针的技术，必然有它一定的方法准则，究竟有什么方法，什么准则呢？

岐伯回答说：要在一切自然现象的演变中去体会。

黄帝道：愿详尽的了解一下。

岐伯说：凡针刺之法，必须观察日月星辰盈亏消长及四时八正之气候变化，方可运用针刺方法。所以气候温和，日色晴朗时，则人的血液流行滑润，而卫气浮于表，血容易泻，气容易行；气候寒冷，天气阴霾，则人的血行也滞涩不畅，而卫气沉于里。月亮初生的时候，血气开始流利，卫气开始畅行；月正圆的时候，则人体血气充实，肌肉坚实；月黑无光的时候，肌肉减弱，经络空虚，卫气衰减，形体独居。所以要顺着天时而调血气。因此天气寒冷，不要针刺；天气温和，不要迟疑；月亮初生的时候，不可用泻法；月亮正圆的时候，不可用补法；月黑无光的时候，不要针刺。这就是所谓顺着天时而调治气血的法则。因天体运行有一定顺序，故月亮有盈亏盛虚，观察日影的长短，可以定四时八正之气。所以说：月牙初生时而泻，就会使内脏虚弱；月正圆时而补，使血气充溢于表，以致络脉中血液留滞，这叫做重实；月黑无光的时候用针刺，就会扰乱经气，叫做乱经。这样的治法必然引起阴阳相错，真气与邪气不分，使病变反而深入，致卫外的阳气虚竭，内守的阴气紊乱，淫邪就要发生了。

黄帝道：星辰八正观察些什么？

岐伯说：观察星辰的方位，可以定出日月循行的度数。观察八节常气的交替，可以测出异常八方之风，是什么时候来的，是怎样为害于人的。观察四时，可以分别春夏秋冬正常气候之所在，以便随时序来调养，可以避免八方不正之气候，不受其侵犯。假如虚弱的体质，再遭受自然界虚邪贼风的侵袭，两虚相感，邪气就可以侵犯筋骨，再深入一步，就可以伤害五脏。懂得气候变化治病的医生，就能及时挽救病人，不致于受到严重的伤害。所以说天时的宜忌，不可不知。

黄帝道：讲得好！关于取法于星辰的道理，我已经知道了，希望你讲讲怎样效法于前人？

岐伯说：要取法和运用前人的学术，先要懂得《针经》。要想把古人的经验验证于现在，必先要知道日之寒温，月之盈亏，四时气候的浮沉，而用以调治于病人，就可以看到这种方法是确实有效的。所谓观察其冥冥，就是说荣卫气血的变化虽不显露于外，而医生却能懂得，他从日之寒温，月之盈亏，四时气候之浮沉等，进行综合分析，做出判断，然后进行调治。因此医生对于疾病，每有先见之明，然而疾病并未显露于外，所以说这是观察于冥冥。能够运用这种方法，通达各种事理，他的经验就可以流传于后世，这是学识经验丰富的医生不同于一般人的地方。然而病情是不显露在表面，所以一般人都不容易发现，看不到形迹，尝不出味道，所以叫做冥冥，好象神灵一般。

虚邪，就是四时八节的虚邪贼风。正邪，就是人在劳累时汗出腠理开，偶而遭受的虚风。正邪伤人轻微，没有明显的感觉，也无明显病状表现，所以一般医生观察不出病情。技术高明的医生，在疾病初、起，三部九候之脉气都调和而未败坏之时，就给以早期救治，所以称为"上工"。"下工"临证，是要等疾病已经形成，甚或至于恶化阶段，才进行治疗。所以说下工要等到病成阶段才能治疗，是因为不懂得三部九候的相得相失，致使疾病发展而恶化了。要明了疾病之所在，必须从三部九候的脉象中详细诊察，知道疾病的变化，才能进行早期治疗。所以说掌握三部九候，好象看守门户一样的重要，虽然外表尚未见到病情，而医者已经知道疾病的形迹了。

黄帝道：我听说针刺有补泻二法，不懂得它的意义。

岐伯说：泻法必须掌握一个"方"字。所谓"方"，就是正气方盛，月亮方满，天气方温和，身心方稳定的时候，并且要在病人吸气的时候进针；再等到他吸气的时候转针，还要等他呼气的时候慢慢的拔出针来。所以说泻必用方，才能发挥泻的作用，使邪气泄去而正气运行。补法必须掌握一个"圆"字。所谓"圆"，就是行气。行气就是导移其气以至病所，刺必要中其荥穴，还要在病人吸气时拔针。所谓"圆"与"方"，并不是指针的形状。一个技术高超有修养的医生，必须明了病人形体的肥瘦，营卫血气的盛衰。因为血气是人之神的物质基础，不可不谨慎的保养。

黄帝道：多么奥妙的论述啊！把人身变化和阴阳四时虚实联系起来，这是非常微妙的结合，要不是先生，谁能够弄得懂呢！然而先生屡次说到形和神，究竟什么叫形？什么叫神？请你详尽的讲一讲。

岐伯说：请让我先讲形。所谓形，就是反映于外的体征，体表只能察之概况，但只要问明发病的原因，再仔细诊察经脉变化，则病情就清楚的摆在面前，要是按寻之仍不可得，那么便不容易知道他的病情了，因外部有形迹可察，所以叫做形。

黄帝道：什么叫神？

岐伯说：请让我再讲神。所谓神，就是望而知之，耳朵虽然没有听到病人的主诉，但通过望诊，眼中就明了它的变化，亦已心中有数，先得出这一疾病的概念，这种心领神会的迅速独悟，不能用言语来形容，有如观察一个东西，大家没有看到，但他能运用望诊，就能够独自看到，有如在黑暗之中，大家都很昏黑，但他能运用望诊，就能够昭然独明，好象风吹云散，所以叫做神。诊病时，若以三部九候为之本原，就不必拘守九针的理论了。

离合真邪论篇第二十七

【原文】　黄帝问曰：余闻九针九篇，夫子乃因而九之，九九八十一篇，余尽通其意矣。经言气之盛衰，左右倾移，以上调下，以左调右，有余不足，补泻于荥输，余知之矣。此皆荣卫之倾移，虚实之所生，非邪气从外入于经也。余愿闻邪气之在经也，其病人何如？取之奈何？

岐伯对曰：夫圣人之起度数，必应于天地，故天有宿度，地有经水，人有经脉。天地温和，则经水安静；天寒地冻，则经水凝泣；天暑地热，则经水沸溢；卒风暴起，则经水波涌而陇起。夫邪之入于脉也，寒则血凝泣，暑则气淖泽，虚邪因而入客，亦如经水之得风也，经之动脉，甚至也亦时陇起，其行于脉中循循然，其至寸口中手也，时大时小，大则邪至，小则平，其行无常处，在阴与阳，不可为度，从而察之，三部九候，卒然逢之，早遏其路。吸则内针，无令气忤，静以久留，无令邪布；吸则转针，以得气为故，候呼引针，呼尽乃去，大气皆出，故命曰泻。

帝曰：不足者补之，奈何？

岐伯曰：必先扪而循之，切而散之，推而按之，弹而怒之，抓而下之，通而取之，外引其门，以闭其神。呼尽内针，静以久留，以气至为故。如待所贵，不知日暮，其气以至，适而自护，候吸引针，气不得出，各在其处，推阖其门，令神气存，大气留止，故命曰补。

帝曰：候气奈何？

岐伯曰：夫邪去络入于经也，舍于血脉之中，其寒温未相得、如涌波之起也，时来时去，故不常在。故曰方其来也，必按而止之，止而取之，无逢其冲而泻之。真气者，经气也，经气太虚，故曰其来不可逢，此之谓也。故曰候邪不审，大气已过，泻之则真气脱，脱则不复，邪气复至，而病益蓄，故曰其往不可追，此之谓也。不可挂以发者，待邪之至时、而发针泻矣，若先若后者，血气已尽，其病不可下，故曰知其可取如发机，不知其取如扣锤，故曰知机道者不可挂以发，不知机者扣之不发，此之谓也。

帝曰：补泻奈何？

岐伯曰：此攻邪也。疾出以去盛血，而复其真气，此邪新客，溶溶未有定处也，推之则前，引之则止，逆而刺之，温血也。刺出其血，其病立已。

帝曰：善。然真邪以合，波陇不起，候之奈何？

岐伯曰：审扪循三部九候之盛虚而调之。察其左右上下相失及相减者，审其病脏以期之。不知三部者，阴阳不别，天地不分，地以候地，天以候天，人以候人，调之中府，以定三部。故曰：刺不知三部九候病脉之处，虽有大过且至，工不能禁也。诛罚无过，命曰大惑，反乱大经，真不可复，用实为虚，以邪为真，用针无义，反为气贼，夺人正气，以从为逆，荣卫散乱，真气已失，邪独内著，绝人长命，予人天殃。不知三部九候，故不能久长。因不知合之四时五行，因加相胜，释邪攻正，绝人长命。邪之新客来也，未有定处，推之则前，引之则止，逢而泻之，其病立已。

【解读】　黄帝问道：我听说九针有九篇文章，而先生又从九篇上加以发挥，演绎成为九九八十一篇，我已经完全领会它的精神了。《针经》上说的气之盛衰，左右偏胜，取上以调下，取左以调右，有余不足，在荣输之间进行补泻，我亦懂得了。这些变化，都是由于荣卫的偏胜、气血虚实而形成的，并不是邪气从侵入经脉而发生的病变。我现在希望知道邪气侵入经脉之时，病人的症状怎样？又怎样来治疗？

岐伯回答说：一个有修养的医生，在制定治疗法则时，必定体察于自然的变化。如天有宿度，地有江河，人有经脉，其间是互相影响，可以比类而论的。如天地之气温和，则江河之水安静平稳；天气寒冷，则水冰地冻，江河之水凝涩不流；天气酷热，则江河之水沸腾扬溢；要是暴风骤起，则使江河之水，波涛汹涌。因此病邪侵入了经脉，寒则使血行滞涩，热则使血气滑润流利，要是虚邪贼风的侵入，也就象江河之水遇到暴风一样，经脉的搏动，则出现波涌隆起的现象。虽然血气同样依次在经脉中流动，但在寸口处按脉，指下就感到时大时小，大即表示病邪盛，小即表示病邪退，邪气运行，没有一定的位置，或在阴经或在阳经，就应该更进一步，用三部九候的方法检查，一但察之邪气所在，应及早治疗，以阻止它的发展。治疗时应在吸气时进针，进针时勿使气逆，进针后要留针静候其气，不让病邪扩散；当吸气时转捻其针，以得气为目的；然后等病人呼气的时候，慢慢地起针，呼气尽时，将针取出。这样，大邪之气尽随针外泄，所以叫做泻。

黄帝道：不足之虚症怎样用补法？

岐伯说：首先用手抚摸穴位，然后以指按压穴位，再用手指揉按穴位周围肌肤，进而用手指弹其穴位，令脉络怒张，左手按闭孔穴，不让正气外泄。进针方法，是在病人呼气将尽时进针，静候其气，稍久留针，以得气为目的。进针候气，要象等待贵客一样，忘掉时间的早晚，当得气时，要好好守护，等病人吸气时候，拔出其针，那么气就不致外出了；出针以后，应在其孔穴上揉按，使针孔关闭，真气存内，大经之气留于营卫而不泄，这便叫做补。

黄帝道：对邪气怎样诊候呢？

岐伯说：当邪气从络脉而进入经脉，留舍于血脉之中，这时邪正相争，或寒或温，真邪尚未相合，所以脉气波动，忽起忽伏，时来时去，无有定处。所以说诊得邪气方来，必须按而止之，阻止它的发展，用针泻之，但不要正当邪气冲突，遽用泻法。因为真气，就是经脉之气，邪气冲突，真气大虚，这时而用泻法，反使经气大虚，所以说气虚的时候不可用泻，就是指此而言。因此，诊候邪气而不能审慎，当大邪之气已经过去，而用泻法，则反使真气虚脱，真气虚脱，则不能恢复，而邪气益甚，那病更加重了。所以说，邪气已经随经而去，不可再用泻法，就是指此而言。阻止邪气，使用泻法，是间不容发的事，须待邪气初到的时候，随即下针去泻，在邪至之前，或在邪去之后用泻法，都是不适时的，非但不能去邪，反使血气受伤，病就不容易退了。所以说，懂得用针的，象拨动弩机一样，机智灵活，不善于用针的，就象敲击木椎，顽钝不灵了。所以说，识得机宜的，一霎那时毫不迟疑，不知机宜的，纵然时机已到，亦不会下针，就是指此而言。

黄帝道：怎样进行补泻呢？

岐伯说：应以攻邪为主。应该及时刺出盛血，以恢复正气，因为病邪刚刚侵入，流动未有定处，推之则前进，引之则留止，迎其气而泻之，以出其毒血，血出之后，病就立即会好。

黄帝道：讲得好！假如到了病邪和真气并合以后，脉气不现波动，那么怎样诊察呢？

岐伯说：仔细审察三部九候的盛衰虚实而调治。检查的方法，在它左右上下各部分，观察有无不相称或特别减弱的地方，就可以知道病在那一脏腑，待其气至而刺之。假如不懂得三部九候，则阴阳不能辨别，上下也不能分清，更不知道从下部脉以诊察下，从上部脉以诊察上，从中部脉以诊察中，结合胃气多少有无来决定疾病在那一部。所以说，针刺而不知三部九候以了解病脉之处，则虽然有大邪为害，这个医生也没有办法来加以事先防止的。如果诛罚无过，不当泻而泻之，这就叫做"大惑"，反而扰乱脏腑经脉，使真气不能恢复，把实症当作虚症，邪气当作真气，用针毫无道理，反助邪气为害，剥夺病人正气，使顺症变成逆症，使病人荣卫散乱，真气散失，邪气独存于内，断送病人的性命，给人家带来莫大的祸殃。这种不知三部九候的医生，是不能够久长的，因为不知配合四时五行因加相性的道理，会放过了邪气，伤害了正气，以致断绝病人性命。病邪新侵入人体，没有定着一处，推它就向前，引它就阻止，迎其气而泻之，其病是立刻可以好的。

通评虚实论篇第二十八

【原文】 黄帝问曰：何谓虚实？

岐伯对曰：邪气盛则实，精气夺则虚。

帝曰：虚实何如？

岐伯曰：气虚者，肺虚也；气逆者，足寒也。非其时则生，当其时则死。余脏皆如此。

帝曰：何谓重实？

岐伯曰：所谓重实者，言大热病，气热，脉满，是谓重实。

帝曰：经络俱实何如？何以治之？

岐伯曰：经络皆实，是寸脉急而尺缓也，皆当治之。故曰：滑则从，涩则逆也。夫虚实者，皆从其物类始，故五脏骨肉滑利，可以长久也。

帝曰：络气不足，经气有余，何如？

岐伯曰：络气不足，经气有余者，脉口热而尺寒也，秋冬为逆，春夏为从，治主病者。

帝曰：经虚络满何如？

岐伯曰：经虚络满者，尺热满，脉口寒涩也，此春夏死，秋冬生也。

帝曰：治此者奈何？

岐伯曰：络满经虚，灸阴刺阳；经满络虚，刺阴灸阳。

帝曰：何谓重虚？

岐伯曰：脉气上虚尺虚，是谓重虚。

帝曰：何以治之？

岐伯曰：所谓气虚者，言无常也。尺虚者，行步框然。脉虚者，不象阴也。如此者，滑则生，涩则死也。

帝曰：寒气暴上，脉满而实，何如？

岐伯曰：实而滑则生，实而逆则死。

帝曰：脉实满，手足寒，头热，何如？

岐伯曰：春秋则生，冬夏则死。脉浮而涩，涩而身有热者死。

帝曰：其形尽满何如？

岐伯曰：其形尽满者，脉急大坚，尺涩而不应也，如是者，故从则生，逆则死。

帝曰：何谓从则生，逆则死？

岐伯曰：所谓从者，手足温也；所谓逆者，手足寒也。

帝曰：乳子而病热，脉悬小者何如？

岐伯曰：手足温则生，寒则死。

帝曰：乳子中风热，喘鸣肩息者，脉何如？

岐伯曰：喘鸣肩息者，脉实大也。缓则生，急则死。

帝曰：肠澼便血，何如？

岐伯曰：身热则死，寒则生。

帝曰：肠澼下白沫，何如？

岐伯曰：脉沉则生，脉浮则死。

帝曰：肠澼下脓血，何如？

岐伯曰：脉悬绝则死，滑大则生。

帝曰：肠澼之属，身不热，脉不悬绝，何如？

岐伯曰：滑大者曰生，悬涩者曰死，以脏期之。

帝曰：癫疾何如？

岐伯曰：脉搏大滑，久自已；脉小坚急，死不治。

帝曰：癫疾之脉，虚实何如？

岐伯曰：虚则可治，实则死。

帝曰：消瘅虚实何如？

岐伯曰：脉实大，病久可治；脉悬小坚，病久不可治。

帝曰：形度，骨度，脉度，筋度，何以知其度也？

帝曰：春亟治经络，夏亟治经俞，秋亟治六腑，冬则闭塞，闭塞者，用药而少针石也。所谓少针石者，非痈疽之谓也，痈疽不得顷时回。痈不知所，按之不应手，乍来乍已，刺手太阴傍三痏，与缨脉各二。掖痈大热，刺足少阳五，刺而热不止，刺手心主三，刺手太阴经络者、大骨之会各三。暴痈筋緛，随分而痛，魄汗不尽，胞气不足，治在经俞。

腹暴满，按之不下，取手太阳经络者，胃之募也，少阴俞去脊椎三寸傍五，用员利针。霍乱，刺俞傍五，足阳明及上傍三。刺痫惊脉五，针手太阴各五，刺经，太阳五，刺手少阴经络傍者一，足阳明一，上踝五寸刺，三针。

凡治消瘅、仆击、偏枯、痿厥、气满发逆，肥贵人则高粱之疾也。隔塞，闭绝，上下不通，则暴忧之疾也。暴厥而聋，偏塞闭不通，内气暴薄也。不从内，外中风之病，故瘦留著也。蹠跛，寒风湿之病也。

黄帝曰：黄疸、暴痛、癫疾、厥狂，久逆之所生也。五脏不平，六腑闭塞之所生也。头痛耳鸣，九窍不利，肠胃之所生也。

【解读】　黄帝问道：什么叫虚实？

岐伯回答说：所谓虚实，是指邪气和正气相比较而言的。如邪气方盛，是为实证；若精气不足，就为虚证了。

黄帝道：虚实变化的情况怎样？

岐伯说：以肺脏为例：肺主气，气虚的，是属于肺脏先虚；气逆的，上实下虚，两足必寒。肺虚若不在相克的时令，其人可生；若遇克贼之时，其人就要死亡。其他各脏的虚实情况亦可类推。

黄帝道：什么叫重实？

岐伯说：所谓重实，如大热病人，邪气甚热，而脉象又盛满，内外俱实，便叫重实。

黄帝道：经络俱实是怎样情况？用什么方法治疗？

岐伯说：所谓经络俱实，是指寸口脉急而尺肤弛缓，经和络都应该治疗。所以说：凡是滑利的就有生机为顺，涩滞的缺少生机为逆。因为一般所谓虚实，人与物类相似，如万物有生气则滑利，万物欲死则枯涩。若一个人的五脏骨肉滑利，是精气充足，生气旺盛，便可以长寿。

黄帝道：络气不足，经气有余的情况怎样？

岐伯说：所谓络气不足，经气有余，是指寸口脉滑而尺肤却寒。秋冬之时见这样现象的为逆，在春夏之时就为顺了，治疗必须结合时令。黄帝道：经虚络满的情况怎样？岐伯说：所谓经虚络满，是指尺肤热而盛满，而寸口脉象迟而涩滞。这种现象，在春夏则死，在秋冬则生。

黄帝道：这两种病情应怎样治疗呢？

岐伯说：络满经虚，灸阴刺阳；经满络虚，刺阴灸阳。

黄帝道：什么叫重虚？

岐伯说：脉虚，气虚，尺虚，称为重虚。

黄帝道：怎样辨别呢？

岐伯说：所谓气虚，是由于精气虚夺，而语言低微，不能接续；所谓尺虚，是尺肤脆弱，而行动怯弱无力；所谓脉虚，是阴血虚少，不似有阴的脉象。所有上面这些现象的病人，可以总的说一句，脉象滑利的，虽病可生，要是脉象涩滞，就要死亡了。

黄帝道：有一种病证，寒气骤然上逆，脉象盛满而实，它的预后怎样呢？

岐伯说：脉实而有滑利之象的生；脉实而涩滞，这是逆象，主死。

黄帝道：有一种病证，脉象实满，手足寒冷，头部热的预后又怎样呢？

岐伯说：这种病人，在春秋之时可生，若在冬夏便要死了。又一种脉象浮而涩，脉涩而身有发热的，亦死。

黄帝道：身形肿满的将会怎样呢？

岐伯说：所谓身形肿满的脉象急而大坚，而尺肤却涩滞，与脉不相适应。象这样的病情，从则生，逆则死。

黄帝道：什么叫从则生，逆则死？

岐伯说：所谓从，就是手足温暖；所谓逆，就是手足寒冷。

黄帝道：乳子而患热病，脉象悬小，它的预后怎样？

岐伯说：手足温暖的可生，若手足厥冷，就要死亡。

黄帝道：乳子而感受风热，出现喘息有声，张口抬肩症状，它的脉象怎样？

岐伯说：感受风热而喘息有声，张口抬肩的，脉象应该实大。如实大中具有缓和之气的，尚有胃气，可生；要是实大而弦急，是胃气已绝，就要死亡。

黄帝道：赤痢的变化怎样？

岐伯说：痢兼发热的，则死；身寒不发热的，则生。

黄帝道：痢疾而下白沫的变化怎样？

岐伯说：脉沉则生，脉浮则死。

黄帝道：痢疾而下脓血的怎样？

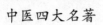
岐伯说：脉悬绝者死；滑大者生。

黄帝道：痈疾病，身不发热，脉搏也不悬绝，预后如何？

岐伯说：脉搏滑大者生；脉搏悬涩者死。五脏病各以相克的时日而预测死期。

黄帝道：癫疾的预后怎样？

岐伯说：脉来搏而大滑，其病慢慢的会自己痊愈；要是脉象小而坚急，是不治的死证。

黄帝道：癫疾脉象虚实变化怎样？

岐伯说：脉虚的可治，脉实的主死。

黄帝道：消渴病脉象的虚实怎样？

岐伯说：脉见实大，病虽长久，可以治愈；假如脉象悬小而坚，病拖长了，那就不可治疗。

黄帝道：形度，骨度，脉度，筋度，怎样才测量得出来呢？

黄帝道：春季治病多取各经的络穴；夏季治病多取各经的俞穴；秋季治病多取六腑的合穴；冬季主闭藏，人体的阳气也闭藏在内，治病应多用药品，少用针刺砭石。但所谓少用针石，不包括痈疽等病在内，若痈疽等病，是一刻也不可徘徊迟疑的。

痈毒初起，不知它发在何处，摸又摸不出，时有疼痛，此时可针刺手太阳经穴三次，和颈部左右各二次。生腋痈的病人，高热，应该针足少阳经穴五次；针过以后，热仍然不退，可针手厥阴心包经穴三次，针手太阴经的络穴和大骨之会各三次。急性的痈肿，筋肉挛缩，随着痈肿的发展而疼痛加剧，痛得厉害，汗出不止，这是由于膀胱经气不足，应该刺其经的俞穴。

腹部突然胀满，按之不减，应取手太阳经的络穴，即胃的募穴和脊椎两傍三寸的少阴肾俞穴各刺五次，用员利针。霍乱，应针肾俞旁志室穴五次，和足阳明胃俞及胃仓穴各三次。治疗惊风，要针五条经上的穴位，取手太阴的经穴各五次，太阳的经穴各五次，手少阴通里穴傍的手太阳经支正穴一次，足阳明经之解溪穴一次，足踝上五寸的少阴经筑宾穴三次。

凡诊治消瘅、仆击、偏枯、痿厥、气粗急发喘逆等病，如肥胖权贵人患这种病，则是由于偏嗜肉食厚味所造成的。凡是郁结不舒，气粗上下不通，都是暴怒或忧郁所引起的。突然厥逆，不知人事，耳聋，大小便不通，都是因为情志骤然激荡，阳气上迫所致。有的病不从内发，而由于外中风邪，因风邪留恋不去，伏而为热，消烁肌肉，着于肌肉筋骨之间。有的两脚偏跛，是由于风寒湿侵袭而成的疾病。

黄帝道：黄疸、骤然的剧痛、癫疾、厥狂等证，是由于经脉之气，久逆于上而不下行所产生的。五脏不和，是六腑闭塞不通所造成的。头痛耳鸣，九窍不利，是肠胃的病变所引起的。

太阴阳明论篇第二十九

【原文】　黄帝问曰：太阴阳明为表里，脾胃脉也，生病而异者何也？岐伯对曰：阴阳异位，更虚更实，更逆更从，或从内，或从外，所从不同，故病异名也。

帝曰：愿闻其异状也。岐伯曰：阳者，天气也，主外；阴者，地气也，主内。故阳道实，阴道虚。故犯贼风虚邪者，阳受之；食饮不节，起居不时者，阴受之。阳受之则入六腑，阴受之则入五脏。入六腑，则身热，不时卧，上为喘呼；入五脏，则䐜满闭塞，下为飧泄，久为肠澼。故喉主天气，咽主地气。故阳受风气，阴受湿气。故阴气从足上行至头，而下行循臂至指端；阳气从手上行至头，而下行至足。故曰：阳病者，上行极而下，阴病者，下行极而上。故伤于风者，上先受之；伤于湿者，下先受之。

帝曰：脾病而四支不用何也？岐伯曰：四支皆禀气于胃，而不得至经，必因于脾，乃得禀也。今脾病不能为胃行其津液，四支不得禀水谷气，气日以衰，脉道不利，筋骨肌肉皆无气以生，故不用焉。

帝曰：脾不主时何也？岐伯曰：脾者土也，治中央，常以四时长四脏，各十八日寄治，不得独主于时也。脾脏者常著胃土之精也，土者生万物而法天地。故上下至头足，不得主时也。

帝曰：脾与胃以膜相连耳，而能为之行其津液，何也？岐伯曰：足太阴者，三阴也，其脉贯胃、属脾、络嗌，故太阴为之行气于三阴。阳明者，表也。五脏六腑之海也，亦为之行气于三阳。脏腑各因其经而受气于阳明，故为胃行其津液。四支不得禀水谷气，日以益衰，阴道不利，筋骨肌肉无气以生，故不用焉。

【解读】　黄帝问道：太阴、阳明两经，互为表里，是脾胃所属的经脉，而所生的疾病不同，是什么道理？岐伯回答说：太阴属阴经，阳明属阳经，两经循行的部位不同，四时的虚实顺逆不同，病或从内生，或从外入，发病原因也有差异，所以病名也就不同。

黄帝道：我想知道它们不同的情况。岐伯说：人身的阳气，犹如天气，主卫护于外；阴气，犹如地气，主营养于内。所以阳气性刚多实，阴气性柔易虚。凡是贼风虚邪伤人，外表阳气先受侵害；饮食起居失调，内在阴气先受损伤。阳分受邪，往往传入六腑；阴气受病，每多累及五脏。邪入六腑，可见发热不得安卧，气上逆而喘促；邪入五脏，则见脘腹胀满，闭塞不通，在下为大便泄泻，病久而产生痢疾。所以喉司呼吸而通天气，咽吞饮食而连地气。因此阳经易受风邪，阴经易感湿邪。手足三阴经脉之气，从足上行至头，再向下沿臂膊到达指端；手足三阳经脉之气，从手上行至头，再向下行到足。所以说，阳经的病邪，先上行至极点，再向下行；阴经的病邪，先下行至极点，再向上行。故风邪为病，上部首先感受；湿邪成疾，下部首先侵害。

黄帝道：脾痛会引起四肢功能丧失，这是什么道理？岐伯说：四肢都要承受胃中水谷精气以濡养，但胃中精气不能直接到达四肢经脉，必须依赖脾气的转输，才能营养四肢。如今脾有病不能为胃输送水谷精气，四肢失去营养，则经气日渐衰减，经脉不能畅通，筋骨肌肉都得不到濡养，因此四肢便丧失正常的功能了。

黄帝道：脾脏不能主旺一个时季，是什么道理？岐伯说：脾在五行中属土，主管中央之位，分旺于四时以长养四脏，在四季之末各寄旺十八日，故脾不单独主旺于一个时季。由于脾脏经常为胃土转输水谷精气，譬如天地养育万物一样，无时或缺的。所以它能从上到下，从头到足，输送水谷之精于全身各部分，而不专主旺于一个时季。

黄帝道：脾与胃仅以一膜相连，而脾能为胃转输津液，这是什么道理？岐伯说：足太阴脾经，属三阴，它的经脉贯通到胃，连属于脾，环绕咽喉，故脾能把胃中水谷之精气输送到手足三阴经；足阳明胃经，为脾经之表，是供给五脏六腑营养之处，故胃也能将太阴之气输送到手足三阳经。五脏六腑各通过脾经以接受胃中的精气，所以说脾能为胃运行津液。如四肢得不到水谷精气的滋养，经气便日趋衰减，脉道不通，筋骨肌肉都失却营养，因而也就丧失正常的功用了。

阳明脉解篇第三十

【原文】　黄帝问曰：足阳明之脉病，恶人与火，闻木音，则惕然而惊，钟鼓不为动，闻木音而惊，何也？愿闻其故。岐伯对曰：阳明者，胃脉也，胃者，土也，故闻木音而惊者，土恶木也。帝曰：善。其恶火何也？岐伯曰：阳明主肉，其脉血气盛，邪客之则热，热甚则恶火。

帝曰：其恶人何也？岐伯曰：阳明厥则喘而惋，惋则恶人。帝曰：或喘而死者，或喘而生者，何也？岐伯曰：厥逆连脏则死，连经则生。

帝曰：善。病甚则弃衣而走，登高而歌，或至不食数日，逾垣上屋，所上之处，皆非其素所能也，病反能者何也？岐伯曰：四支者，诸阳之本也。阳盛则四支实，实则能登高也。

帝曰：其弃衣而走者何也？岐伯曰：热盛于身，故弃衣欲走也。

帝曰：其妄言骂詈，不避亲疏而歌者，何也？岐伯曰：阳盛则使人妄言骂詈，不避亲疏，而不欲食，不欲食，故妄走也。

【解读】 黄帝问道：足阳明的经脉发生病变，恶见人与火，听到木器响动的声音就受惊，但听到敲打钟鼓的声音却不为惊动。为什么听到木音就惊惕？我希望听听其中道理。岐伯回答说：足阳明是胃的经脉，属土。所以听到木音而惊惕，是因为土恶木克的缘故。

黄帝道：好！那么恶火是为什么呢？岐伯说：足阳明经主肌肉，其经脉多血多气，外邪侵袭则发热，热甚则所以恶火。黄帝道：其恶人是何道理？岐伯说：足阳明经气上逆，则呼吸喘促，心中郁闷，所以不喜欢见人。黄帝道：有的阳明厥逆喘促而死，有的虽喘促而不死，这是为什么呢？岐伯说：经气厥逆若累及于内脏，则病深重而死；若仅连及外在的经脉，则病轻浅可生。

黄帝道：好！有的阳明病重之时，病人把衣服脱掉乱跑乱跳，登上高处狂叫唱歌，或者数日不进饮食，并能够越墙上屋，而所登上之处，都是其平素所不能的，有了病反能够上去，这是什么原因？岐伯说：四肢是阳气的根本。阳气盛则四肢充实，所以能够登高。

黄帝道：其不穿衣服而乱跑，是为什么？岐伯说："身热过于亢盛，所以不要穿衣服而到处乱跑。

黄帝道：其胡言乱语骂人，不避亲疏而随便唱歌，是什么道理？岐伯说：阳热亢盛而扰动心神，故使其神志失常，胡言乱语，斥骂别人，不避亲疏，并且不知道吃饭；不知道吃饭，所以便到处乱跑。

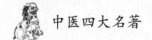

·卷九·

热论篇第三十一

【原文】 黄帝问曰：今夫热病者，皆伤寒之类也。或愈或死。其死皆以六、七日之间。其愈皆以十日以上者何也？不知其解，愿闻其故。

岐伯对曰：巨阳者，诸阳之属也。其脉连于风府，故为诸阳主气也。人之伤于寒也，则为病热，热虽甚不死；其两感于寒而病者，必不免于死。

帝曰：愿闻其状。岐伯曰：伤寒一日，巨阳受之，故头项痛，腰脊强。二日阳明受之，阳明主肉，其脉挟鼻，络于目，故身热，目疼而鼻干，不得卧也。三日少阳受之，少阳主胆，其脉循胁络于耳，故胸胁痛而耳聋。三阳经络皆受其病，而未入于脏者，故可汗而已。四日太阴受之，太阴脉布胃中，络于嗌，故腹满而嗌干。五日少阴受之，少阴脉贯肾，络于肺，系舌本，故口燥舌干而渴。六日厥阴受之，厥阴脉循阴器而络于肝，故烦满而囊缩。三阴三阳、五脏六腑皆受病，荣卫不行，五脏不通，则死矣。

其不两感于寒者，七日巨阳病衰，头痛少愈；八日阳明病衰，身热少愈；九日少阳病衰，耳聋微闻；十日太阴病衰，腹减如故，则思饮食；十一日少阴病衰，渴止不满，舌干已而嚏；十二日厥阴病衰，囊纵，少腹微下，大气皆去，病日已矣。帝曰：治之奈何？岐伯曰：治之各通其脏脉，病日衰已矣。其未满三日者，可汗而已；其满三日者，可泄而已。

帝曰：热病已愈，时有所遗者，何也？岐伯曰：诸遗者，热甚而强食之，故有所遗也。若此者，皆病已衰，而热有所藏，因其谷气相薄，两热相合，故有所遗也。帝曰：善。治遗奈何？岐伯曰：视其虚实，调其逆从，可使必已矣。帝曰：病热当何禁之？岐伯曰：病热少愈，食肉则复，多食则遗，此其禁也。

帝曰：其病两感于寒者，其脉应与其病形何如？岐伯曰：两感于寒者，病一日，则巨阳与少阴俱病，则头痛，口干而烦满；二日则阳明与太阴俱病，则腹满，身热，不欲食，谵言；三日则少阳与厥阴俱病，则耳聋，囊缩而厥。水浆不入，不知人，六日死。帝曰：五脏已伤，六腑不通，荣卫不行，如是之后，三日乃死，何也？岐伯曰：阳明者，十二经脉之长也。其血气盛，故不知人。三日其气乃尽，故死矣。

凡病伤寒而成温者，先夏至日者为病温，后夏至日者为病暑。暑当与汗皆出，勿止。

【解读】 黄帝问道：现在所说的外感发热的疾病，都属于伤寒一类，其中有的痊愈，有的死亡，死亡的往往在六七日之间，痊愈的都在十日以上，这是什么道理呢？我不知如何解释，想听听其中的道理。

岐伯回答说：太阳经为六经之长，统摄阳分，故诸阳皆隶属于太阳。太阳的经脉连于风府，与督脉、阳维相会，循行于巅背之表，所以太阳为诸阳主气，主一身之表。人感受寒邪以后，就要发热，发热虽重，一般不会死亡；如果阴阳二经表里同时感受寒邪而发病，就难免于死亡了。

黄帝说：我想知道伤寒的症状。岐伯说：伤寒病一日，为太阳经感受寒邪，足太阳经脉从头下项，侠脊抵腰中，所以头项痛，腰脊强直不舒。二日阳明经受病，阳明主肌肉，足阳明经眿挟鼻络于目，下行入腹，所以身热目痛而鼻干，不能安卧。三日少阳经受病，少阳主骨，足少阳经脉，循胁肋而上络于耳，所以胸胁痛而耳聋。若三阳经络皆受病，尚未入里入阴的，都可以发汗而愈。四日太阴经受病，足太阴经脉散布于胃中，上络于咽，所以腹中胀满而咽干。五日少阴经受病，足少阴经脉贯肾，络肺，上系舌本，所以口燥舌干而渴。六日厥阴经受病，足厥阴经脉环阴器而络于肝，所以烦闷而阴囊收缩。如果三阴三阳经脉和五脏六腑均受病，以致营卫不能运行，五脏之气不通，人就要死亡了。

如果病不是阴阳表里两感于寒邪的，则第七日太阳病衰，头痛稍愈；八日阳明病衰，身热稍退；九日少阳病衰，耳聋将逐渐能听到声音；十日太阴病衰，腹满已消，恢复正常，而欲饮食；十一日少阴病衰，口不渴，不胀满，舌不干，能打喷嚏；十二日厥阴病衰，阴囊松弛，渐从少腹下垂。至此，大邪之气已去，病也逐渐痊愈。黄帝说：怎么治疗呢？岐伯说：治疗时，应根据病在何脏何经，分别予以施治，病将日渐衰退而愈。对这类病的治疗原则，一般病未满三日，而邪犹在表的，可发汗而愈；病已满三日，邪已入里的，可以泻下而愈。

黄帝说：热病已经痊愈，常有余邪不尽，是什么原因呢？岐伯说：凡是余邪不尽的，都是因为在发热较重的时候强进饮食，所以有余热遗留。象这样的病，都是病势虽然已经衰退，但尚有余热蕴藏于内，如勉强病人进食，则必因饮食不化而生热，与残存的余热相薄，则两热相合，又重新发热，所以有余热不尽的情况出现。黄帝说：好。怎样治疗余热不尽呢？岐伯说：应诊察病的虚实，或补或泻，予以适当的治疗，可使其病痊愈。黄帝说：发热的病人在护理上有什么禁忌呢？岐伯说：当病人热势稍衰的时候，吃了肉食，病即复发；如果饮食过多，则出现余热不尽，这都是热病所当应当禁忌的。

黄帝说：表里同伤于寒邪的两感证，其脉和症状是怎样的呢？岐伯说：阴阳两经表里同时感受寒邪的两感证，第一日为太阳与少阴两经同时受病，其症状既有太阳的头痛，又有少阴的口干和烦闷；二日为阳明与太阴两经同时受病，其症状既有阳明的身热谵言妄语，又有太阴的腹满不欲食；三日为少阳与厥阴两经同时受病，其症状既有少阳之耳聋，又有厥阴的阴囊收缩和四肢发冷。如果病势发展至水浆不入，神昏不知人的程度，到第六天便死亡了。

黄帝说：病已发展至五脏已伤，六腑不通，荣卫不行，象这样的病，要三天以后死亡，是什么道理呢？岐伯说：阳明为十二经之长，此经脉的气血最盛，所以病人容易神识昏迷。三天以后，阳明的气血已经竭尽，所以就要死亡。

大凡伤于寒邪而成为温热病的，病发于夏至日以前的就称之为温病，病发于夏至日以后的就称之为暑病。暑病汗出，可使暑热从汗散泄，所以暑病汗出，不要制止。

刺热篇第三十二

【原文】　肝热病者，小便先黄，腹痛多卧，身热。热争则狂言及惊，胁满痛，手足躁，不得安卧；庚辛甚，甲乙大汗，气逆则庚辛死。刺足厥阴、少阳。其逆则头痛头晕，脉引冲头也。

心热病者，先不乐，数日乃热。热争则卒心痛，烦闷善呕，头痛面赤，无汗；壬癸甚，丙丁大汗，气逆则壬癸死。刺手少阴、太阳。

脾热病者，先头重，颊痛，烦心，颜青，欲呕，身热。热争则腰痛，不可用俯仰，腹满泄，两颔痛；甲乙甚，戊己大汗，气逆则甲乙死。刺足太阴、阳明。

肺热病者，先淅然厥，起毫毛，恶风寒，舌上黄，身热。热争则喘咳，痛走胸膺背，不得太息，头痛不堪，汗出而寒；丙丁甚，庚辛大汗，气逆则丙丁死。刺手太阴、阳明，出血如大豆，立已。

肾热病者，先腰痛𬂩疫，苦渴数饮，身热。热争则项痛而强，𬂩寒且疫，足下热，不欲言，其逆则项痛头晕澹澹然；戊己甚，壬癸大汗，气逆则戊己死。刺足少阴、太阳。诸汗者，至其所胜日汗出也。

肝热病者，左颊先赤；心热病者，颜先赤；脾热病者，鼻先赤；肺热病者，右颊先赤；肾热病者，颐先赤。病虽未发，见赤色者刺之，名曰治未病。热病从部所起者，至期而已；其刺之反者，三周而已；重逆则死。诸当汗者，至其所胜日，汗大出也。

诸治热病，以饮之寒水，乃刺之；必寒衣之，居止寒处，身寒而止也。

热病先胸胁痛，手足躁，刺足少阳，补足太阴，病甚者为五十九刺。热病始手臂痛者，刺手阳明太阴而汗出止。热病始于头首者，刺项太阳而汗出止。热病始于足胫者，刺足阳明而汗出止。热病先身重骨痛，耳聋好瞑，刺足少阴，病甚为之五十九刺。热病先眩冒而热，胸胁满，刺足少阴、少阳。

太阳之脉，色荣颧骨，热病也，荣未夭，日今且得汗，待时而已。与厥阴脉争见者，死期不过三日，其热病内连肾，少阳之脉色也。少阳之脉，色荣颊前，热病也，荣未交，日今且得汗，待时而已，与少阴脉争见者，死期不过三日。

热病气穴：三椎下间主胸中热，四椎下间主膈中热，五椎下间主肝热，六椎下间主脾热，七椎下间主肾热，荣在骶也。项上三椎，陷者中也。颊下逆颧为大瘕，下牙车为腹满，颧后为胁痛，颊上者膈上也。

【解读】 肝脏发生热病，先出现小便黄，腹痛，多卧，身发热。当热邪入脏，与正气相争时，则狂言惊骇，胁部满痛，手足躁扰不得安卧；逢到庚辛日，则因木受金克而病重，若逢甲乙日木旺时，便大汗出而热退，若将在庚辛日死亡。治疗时，应刺足厥阴肝和足少阳胆经。若肝气上逆，则见头痛眩晕，这是因热邪循肝脉上冲于头所致。

心脏发生热病，先觉得心中不愉快，数天以后始发热，当热邪入脏与正气相争时，则突然心痛，烦闷，时呕，头痛，面赤，无汗；逢到壬癸日，则因火受水克而病重，若逢丙丁日火旺时，便大汗出而热退，若邪气胜脏，病更严重将在壬癸日死亡。治疗时，应刺手少阴心和手太阳小肠经。

脾脏发生热病，先感觉头重，面颊痛，心烦，额部发青，欲呕，身热。当热邪入脏，与正气相争时，则腰痛不可以俯仰，腹部胀满而泄泻，两颔部疼痛，逢到甲乙日木旺时，则因土受木克而病重，若逢戊己日土旺时，便大汗出而热退，若邪气胜脏，病更严重，就会在甲乙日死亡。治疗时，刺足太阴脾和足阳明胃经。

肺脏发生热病，先感到体表渐渐然寒冷，毫毛竖立，畏恶风寒，舌上发黄，全身发热。当热邪入脏，与正气相争时，则气喘咳嗽，疼痛走窜于胸膺背部，不能太息，头痛的很厉害，汗出而恶寒，逢丙丁日火旺时，则因金受火克而病重，若逢庚辛日金旺时，便大汗出而热退，若邪气胜脏，病更严重，就会在丙丁日死亡。治疗时，刺手太阴肺和手阳明大肠经，刺出其血如大豆样大，则热邪去而经脉和，病可立愈。

肾脏发生热病，先觉腰痛和小腿发酸，口渴的很厉害，频频饮水，全身发热。当邪热入脏，与正气相争时，则项痛而强直，小腿寒冷瘦痛，足心发热，不欲言语。如果肾气上逆，则项痛头眩晕而摇动不定，逢到戊己日土旺时，则因水受土克而病重，若逢壬癸日水旺时，便大汗出而热退，若邪气胜脏，病更严重，就会在戊己日死亡。治疗时，刺足少阴肾和足太阳膀胱经。以上所说的诸脏之大汗出，都是到了各脏气旺之日，正胜邪却，即大汗出而热退病愈。

肝脏发生热病，左颊部先见赤色；心脏发生热病，额部先见赤色；脾脏发生热病，鼻部先见赤色；肺脏发生热病，右颊部先见赤色；肾脏发生热病，颐部先见赤色。病虽然还没有发作，但面部已有赤色出现，就应予以刺治，这叫做"治未病"。热病只在五脏色部所在出现赤色，并未见到其他症状的，为病尚轻浅，若予以及时治疗，则至其当旺之日，病即可愈；若治疗不当，应泻反补，应补反泻，就会延长病程，需通过三次当旺之日，始能病愈；若一再误治，势必使病情恶化而造成死亡。诸脏热病应当汗出的，都是至其当旺之日，大汗出而病愈。

凡治疗热病，应在喝些清凉的饮料，以解里热之后，再进行针刺，并且要病人衣服穿的单薄些，居住于凉爽的地方，以解除表热，如此使表里热退身凉而病愈。

热病先出现胸胁痛，手足躁扰不安的，是邪在足少阳经，应刺足少阳经以泻阳分之邪，补足太阴经以培补脾土，病重的就用"五十九刺"的方法。热病先手臂痛的，是病在上而发于阳，刺手阳明、太阴二经之穴，汗出则热止。热病开始发于头部的，是太阳为病，刺足太阳经项部的穴位，汗出则热止。热病开始发于足胫部的，是病发于阳而始于下，刺足阳明经穴，汗出则热止。热病先出现身体重，骨节痛，耳聋，昏倦嗜睡的，是发于少阴的热病，刺足少阴经之穴，病重的用"五十九刺"的方法。热病先出现头眩晕昏冒而后发热，胸胁满的，是病发于少阳，并将传入少阴，使阴阳枢机失常，刺足少阴和足少阳二经，使邪从枢转而外出。

太阳经脉之病，赤色出现于颧骨部的，这是热病，若色泽尚未暗晦，病尚轻浅，至其当旺之时，可以得汗而病愈。若同时又见少阴经的脉证，此为木盛水衰的死证，死期不过三日，这是因为热病已连于肾。少阳经脉之病，赤色出现于面颊的前方，这是少阳经脉热病，若色泽尚未暗晦，是病邪尚浅，至其当旺之时，可以得汗出而病愈。若同时又见少阴脉色现于颊部，是母胜其子的死证，其死期不过三日。

治疗热病的气穴：第三脊椎下方主治胸中的热病，第四脊椎下方主治膈中的热病，第五脊椎下方主治肝热病，第六脊椎下方主治脾热病，第七脊椎下方主治肾热病。治疗热病，既取穴于上，以泻阳邪，当再取穴于下，以补阴气，在下取穴在尾骶骨处。项部第三椎以下凹陷处的中央部位是大椎穴，由此向下便是脊椎的开始。诊察面部之色，可以推知腹部疾病，如颊部赤色由下向上到颧骨部，为有"大瘕泄"病；见赤色自颊下行至颊车部，为腹部胀满；赤色见于颧骨后侧，为胁痛；赤色见于颊上，为病在膈上。

评热病论篇第三十三

【原文】　黄帝问曰：有病温者，汗出辄复热，而脉躁疾，不为汗衰，狂言不能食，病名为何？岐伯对曰：病名阴阳交，交者死也。帝曰：愿闻其说。岐伯曰：人所以汗出者，皆生于谷，谷生于精。今邪气交争于骨肉而得汗者，是邪却而精胜也。精胜，则当能食而不复热。复热者，邪气也。汗者，精气也。今汗出而辄复热者，是邪胜也。不能食者，精无俾也。病而留者，其寿可立而倾也。且夫《热论》曰：汗出而脉尚躁盛者死。今脉不与汗相应，此不能其病也，其死明矣。狂言者，是失志，失志者死。今见三死，不见一生，虽愈必死也。

帝曰：有病身热，汗出烦满，烦满不为汗解，此为何病？岐伯曰：汗出而身热者，风也；汗出而烦满不解者，厥也，病名曰风厥。帝曰：愿卒闻之。岐伯曰：巨阳主气，故先受邪，少阴与其为表里也，得热则上从之，从之则厥也。帝曰：治之奈何？岐伯曰：表里刺之，饮之服汤。

帝曰：劳风为病何如？岐伯曰：劳风法在肺下。其为病也，使人强上冥视，唾出若涕，恶风而振寒，此为劳风之病。帝曰：治之奈何？岐伯曰：以救俯仰。巨阳引精者三日，中年者五日，不精者七日。咳出青黄涕，其状如脓，大如弹丸，从口中若鼻中出，不出则伤肺，伤肺则死也。

帝曰：有病肾风者，面胕痝然壅，害于言，可刺否？岐伯曰：虚不当刺。不当刺而刺，后五日其气必至。帝曰：其至何如？岐伯曰：至必少气时热，时热从胸背上至头，汗出，手热，口干苦渴，小便黄，目下肿，腹中鸣，身重难以行，月事不来，烦而不能食，不能正偃，正偃则咳，病名曰风水，论在《刺法》中。

帝曰：愿闻其说。岐伯曰：邪之所凑，其气必虚。阴虚者阳必凑之，故少气时热而汗出也。小便黄者，少腹中有热也。不能正偃者，胃中不和也。正偃则咳甚，上迫肺也。诸有水气者，微肿先见于目下也。帝曰：何以言？岐伯曰：水者阴也，目下亦阴也，腹者至阴之所居，故水在腹者，必使目下肿也。真气上逆，故口苦舌干，卧不得正偃，正偃则咳出清水也。诸水病者，故不得卧，卧则惊，惊则咳甚也。腹中鸣者，病本于胃也。薄脾则烦不能食，食不下者，胃脘隔也。身重难以行者，胃脉在足也。月事不来者，胞脉闭也。胞脉者属心而络于胞中。今气上迫肺，心气不得下通，故月事不来也。帝曰：善。

【解读】　黄帝问道：有的温热病患者，汗出以后，随即又发热，脉象急疾躁动，其病势不仅没有因汗出而衰减，反而出现言语狂乱，不进饮食等症状，这叫什么病？岐伯回答说：这种病叫阴阳交，阴阳交是死症。黄帝说：我想听听其中的道理。岐伯说：人所以能够出汗，是依赖于水谷所化生的精气，水谷之精气旺盛，便能胜过邪气而汗出，现在邪气与正气交争于骨肉之间，能够得到汗出的是邪气退而精气胜，精气胜的应当能进饮食而不再发热。复发热是邪气尚留，汗出是精气胜邪，现在汗出后又复发热，是邪气胜过精气。不进饮食，则精气得不到继续补益，邪热又逗留不去，这样发展下去，病人的生命就会立即发生危险。《热论》中也曾说：汗出而脉仍躁盛，是死证。现在其脉象不与汗出相应，是精气已经不能胜过邪气，死亡的征象已是很明显的了。况且狂言乱语是神志失常，神志失常是死证。现在已出现了三种死证，却没有一点生机，病虽可能因汗出而暂时减轻，但终究是要死亡的。

黄帝说：有的病全身发热，汗出，烦闷，其烦闷并不因汗出而缓解，这是什么病呢？岐伯说：汗出而全身发热，是因感受了风邪；烦闷不解，是由于下气上逆所致，病名叫风厥。黄帝说：希望你能详尽地讲给我听。岐伯说：太阳为诸阳主气，主人一身之表，所以太阳首先感受风邪的侵袭。少阴与太阳相为表里，表病则里必应之，少阴受太阳发热的影响，其气亦从之而上逆，上逆便成为厥。黄帝说：怎么治疗呢？岐伯说：治疗时应并刺太阳、少阴表里两经，即刺太阳以泻风热之邪，刺少阴以降上逆之气，并内服汤药。

黄帝说：劳风的病情是怎样的呢？岐伯说：劳风的受邪部位常在肺下，其发病的症状，使人头项强直，头目昏眩而视物不清，唾出粘痰似涕，恶风而寒栗，这就是劳风病的发病情况。黄帝说：怎样治疗呢？岐伯说：首先应使其胸中通畅，俯仰自如。肾精充盛的青年人，太阳之气能引肾精外布，则水能济火，经适当治疗，可三日而愈；中年人精气稍衰，须五日可愈；老年人精气已衰，水不济火，须七日始愈。这种病人，咳出青黄色粘痰，其状似脓，凝结成块，大小如弹丸，应使痰从口中或鼻中排出，如果不能咳出，就要伤其肺，肺伤则死。

黄帝说：有患肾风的人，面部浮肿，目下壅起，妨害言语，这种病可以用针刺治疗吗？岐伯说：虚证不能用刺。如果不应当刺而误刺，必伤其真气，使其脏气虚，五天以后，则病气复至而病势加重。黄帝说：病气至时情况怎样呢？岐伯说：病气至时，病人必感到少气，时发热，时常觉得热从胸背上至头，汗出手热，口中干渴，小便色黄，目下浮肿，腹中鸣响，身体沉重，行动困难。如患者是妇女则月经闭止，心烦而不能饮食，不能仰卧，仰卧就咳嗽的很厉害，此病叫风水，在《刺法》中有所论述。

黄帝说：我想听听其中的道理。岐伯说：邪气之所以能够侵犯人体，是由于其正气先虚。肾脏属阴，风邪属阳。肾阴不足，风阳便乘虚侵入，所以呼吸少气，时时发热而汗出。小便色黄，是因为腹中有热。不能仰卧，是因为水气上乘于胃，而胃中不和。仰卧则咳嗽加剧，是因为水气上迫于肺。凡是有水气病的，目下部先出现微肿。黄帝说：为什么？岐伯说：水是属阴的，目下也是属阴的部位，腹部也是至阴所在之处，所以腹中有水的，必使目下部位微肿。水邪之气上泛凌心，迫使脏真心火之气上逆，所以口苦咽干，不能仰卧，仰卧则水气上逆而咳出清水。凡是有水气病的人，都因水气上乘于胃而不能卧，卧则水气上凌于心而惊，逆于肺则咳嗽加剧。腹中鸣响，是胃肠中有水气窜动，其病本在于胃。若水迫于脾，则心烦不能食。饮食不进，是水气阻隔于胃脘。身体沉重而行动困难，是因为胃的经脉下行于足部，水气随经下流所致。妇女月经不来，是因为水气阻滞，胞脉闭塞不通的缘故。胞脉属于心而下络于胞中，现水气上迫于肺，使心气不得下通，所以胞脉闭而月经不来。黄帝说：好。

逆调论篇第三十四

【原文】　黄帝问曰：人身非常温也，非常热也，为之热而烦满者，何也？岐伯对曰：阴气少而阳气胜，故热而烦满也。

帝曰：人身非衣寒也，中非有寒气也，寒从中生者何？岐伯曰：是人多痹气也，阳气少，阴气多，故身寒如从水中出。

帝曰：人有四支热，逢风寒如炙如火者，何也？岐伯曰：是人者，阴气虚，阳气盛。四支者，阳也。两阳相得，而阴气虚少，少水不能灭盛火，而阳独治。独治者，不能生长也，独胜而止耳。逢风而如炙如火者，是人当肉烁也。

帝曰：人有身寒，汤火不能热，厚衣不能温，然不冻慄，是为何病？岐伯曰：是人者，素肾气胜，以水为事，太阳气衰，肾脂枯不长，一水不能胜两火。肾者水也，而生于骨，肾不生，则髓不能满，故寒甚至骨也。所以不能冻慄者，肝一阳也，心二阳也，肾孤脏也，一水不能胜二火，故不能冻慄，病名曰骨痹，是人当挛节也。

帝曰：人之肉苛者，虽近衣絮，犹尚苛也，是谓何疾？岐伯曰：荣气虚，卫气实也。荣气虚则不仁，卫气虚则不用，荣卫俱虚，则不仁且不用，肉如故也，人身与志不相有，曰死。

帝曰：人有逆气，不得卧而息有音者；有不得卧而息无音者；有起居如故而息有音者；有得卧，行而喘者；有不得卧，不能行而喘者；有不得卧，卧而喘者。皆何脏使然？愿闻其故。岐伯曰：不得卧而息有音者，是阳明之逆也。足三阳者下行，今逆而上行，故息有音也。阳明者，胃脉也，胃者，六腑之海，其气亦下行。阳明逆，不得从其道，故不得卧也。《下经》曰："胃不和则卧不安"。此之谓也。夫起居如故而息有音者，此肺之络脉逆也；络脉不得随经上下，故留经而不行。络脉之病人也微，故起居如故而息有音也。夫不得卧，卧则喘者，是水气之客也。夫水者，循津液而流也。肾者，水脏，主津液，主卧与喘也。帝曰：善。

【解读】 黄帝问道：有的病人，四肢发热，遇到风寒，热得更加厉害，如同炙于火上一般，这是什么原因呢？岐伯回答说：这是由于阴气少而阳气胜，所以发热而烦闷。

黄帝说：有的人穿的衣服并不单薄，也没有为寒邪所中，却总觉得寒气从内而生，这是什么原因呢？岐伯说：是由于这种人多痹气，阳气少而阴气多，所以经常感觉身体发冷，象从冷水中出来一样。

黄帝说。有的人四肢发热，一遇到风寒，便觉得身如热火熏炙一样，这是什么原因呢？岐伯说：这种人多因素体阴虚而阳气盛。四肢属阳，风邪也属阳，属阳的四肢感受属阳的风邪，是两阳相并，则阳气更加亢盛，阳气益盛则阴气日益虚少，致衰少的阴气不能熄灭旺盛的阳火，形成了阳气独旺的局面。现阳气独旺，便不能生长，因阳气独胜而生机停止。所以这种四肢热逢风而热得如炙如火的，其人必然肌肉逐渐消瘦。

黄帝说：有的人身体寒凉，虽近汤火不能使之热，多穿衣服也不能使之温，但却不恶寒战栗，这是什么病呢？岐伯说：这种人平素即肾水之气盛，又经常接近水湿，致水寒之气偏盛，而太阳之阳气偏衰，太阳之阳气衰，则肾脂枯竭不长。肾是水脏，主生长骨髓，肾脂不生则骨髓不能充满，故寒冷至骨。其所以不能战栗，是因为肝是一阳，心是二阳，一个独阴的肾水，胜不过心肝二阳之火，所以虽寒冷，但不战栗，这种病叫"骨痹"，病人必骨节拘挛。

黄帝说：有的人皮肉麻木沉重，虽穿上棉衣，仍然如故，这是什么病呢？岐伯说：这是由于营气虚而卫气虚所致。营气虚弱则皮肉麻木不仁，卫气虚弱，则肢体不能举动，营气与卫气俱虚，则既麻木不仁，又不能举动，所以皮肉更加麻木沉重。若人的形体与内脏的神志不能相互为用，就要死亡。

黄帝说：人病气逆，有的不能安卧而呼吸有声；有的不能安卧而呼吸无声；有的起居如常而呼吸有声；有的能够安卧，行动则气喘；有的不能安卧，也不能行动而气喘；有的不能安卧，卧则气喘。是哪些脏腑发病，使之这样呢？我想知道是什么缘故。岐伯说：不能安卧而呼吸有声的，是阳明经脉之气上逆。足三阳的经脉，从头到足，都是下行的，现在足阳明经脉之气上逆而行，所以呼吸不利而有声。阳明是胃脉，胃是六腑之海，胃气亦以下行为顺，若阳明经脉之气逆，胃气便不得循常道而下行，所以不能平卧。《下经》曾说；"胃不和则卧不安。"就是这个意思。若起居如常而呼吸有声的，这是由于肺之络脉不顺，络脉不能随着经脉之气上下，故其气留滞于经脉而不行于络脉。但络脉生病是比较轻微的，所以虽呼吸不利有声，但起居如常。若不能安卧，卧则气喘的，是由于水气侵犯所致。水气是循着津液流行的道路而流动的。肾是水脏，主持津液，如肾病不能主水，水气上逆而犯肺，则人即不能平卧而气喘。黄帝说：好。

·卷十·

疟论篇第三十五

【原文】 黄帝问曰：夫痎疟皆生于风，其蓄作有时者何也？岐伯对曰：疟之始发也，先起于毫毛，伸欠乃作，寒栗鼓颔，腰脊俱痛；寒去则内外皆热，头痛如破，渴欲冷饮。

帝曰：何气使然？愿闻其道。岐伯曰：阴阳上下交争，虚实更作，阴阳相移也。阳并于阴，则阴实而阳虚，阳明虚则寒栗鼓颔也；巨阳虚，则腰背头项痛；三阳俱虚，则阴气胜，阴气胜则骨寒而痛；寒生于内，故中外皆寒。阳盛而外热，阴虚则内热，外内皆热则喘而渴，故欲冷饮也。

此皆得之夏伤于暑，热气盛，藏于皮肤之内，肠胃之外，此荣气之所舍也。此令人汗空疏，腠理开，因得秋气，汗出遇风，及得之以浴，水气舍于皮肤之内，与卫气并居。卫气者，昼日行于阳，夜行于阴，此气得阳而外出，得阴而内薄，内外相薄，是以日作。

帝曰：其间日而作者，何也？岐伯曰：其气之舍深，内薄于阴，阳气独发，阴邪内著，阴与阳争不得出，是以间日而作也。

帝曰：善。其作日晏与其日早者，何气使然？岐伯曰：邪气客于风府，循膂而下，卫气一日一夜大会于风府，其明日日下一节，故其作也晏，此先客于脊背也。每至于风府，则腠理开，腠理开则邪气入，邪气入则病作，以此日作稍益晏也。其出于风府，日下一节，二十五日下至骶骨；二十六日入于脊内，注于伏膂之脉；其气上行，九日出于缺盆之中。其气日高，故作日益早也。其间日发者，由邪气内薄于五脏，横连募原也。其道远，其气深，其行迟，不能与卫气俱行，不得皆出，故间日乃作也。

帝曰：夫子言卫气每至于风府，腠理乃发，发则邪气入，人则病作。今卫气日下一节，其气之发也，不当风府，其日作者奈何？岐伯曰：此邪气客于头项，循膂而下者也，故虚实不同，邪中异所，则不得当其风府也。故邪中于头项者，气至头项而病；中于背者，气至背而病；中于腰脊者，气至腰脊而病；中于手足者，气至手足而病。卫气之所在，与邪气相合，则病作。故风无常府，卫气之所发，必开其腠理，邪气之所合，则其府也。

帝曰：善。夫风之与疟也，相似同类，而风独常在，疟得有时而休者，何也？岐伯曰：风气留其处，故常在；疟气随经络沉以内薄，故卫气应乃作。

帝曰：疟先寒后热者，何也？岐伯曰：夏伤于大暑，其汗大出，腠理开发，因遇夏气凄沧之水寒，藏于腠理皮肤之中，伤秋于风，则病成矣。

夫寒者，阴气也；风者，阳气也。先伤于寒而后伤于风，故先寒而后热也，病以时作，名曰寒疟。

帝曰：先热而后寒者，何也！岐伯曰：此先伤于风，而后伤于寒，故先热而后寒也，亦以时作，名曰温疟。

其但热而不寒者，阴气先绝，阳气独发，则少气烦冤，手足热而欲呕，名日瘅疟。

帝曰：夫经言有余者泻之，不足者补之。今热为有余，寒为不足。夫疟者之寒，汤火不能温也，及其热，冰水不能寒也，此皆有余不足之类。当此之时，良工不能止，必须其自衰乃刺之，其故何也？愿闻其说。

岐伯曰：经言无刺熇熇之热，无刺浑浑之脉，无刺漉漉之汗，故为其病逆，未可治也。夫疟之始发也，阳气并于阴，当是之时，阳虚而阴盛，外无气，故先寒傈也；阴气逆极，则复出之阳，阳与阴复并于外，则阴虚而阳实，故先热而渴。夫疟气者，并于阳则阳胜，并于阴则阴胜；阴胜则寒，阳胜则热。疟者，风寒之气不常也，病极则复。至病之发也，如火之热，如风雨不可当也。故经言曰：方其盛时必毁，因其衰也，事必大昌。此之谓也。夫疟之未发也，阴天并阳，阳未并阴，因而调之，真气得安，邪气乃亡。故工不能治其已发，为其气逆也。

帝曰：善。攻之奈何？早晏何如？岐伯曰：疟之且发也，阴阳之且移也，必从四末始也。阳已伤，阴从之，故先其时坚束其处，令邪气不得入，阴气不得出，审侯见之，在孙络盛坚而血者，皆取之，此真往而未得并者也。

帝曰：疟不发，其应何如？岐伯曰：疟气者，必更盛更虚。当气之所在也，病在阳，则热而脉躁；在阴，则寒而脉静；极则阴阳俱衰，卫气相离，故病得休；卫气集，则复病也。

帝曰：时有间二日或至数日发，或渴或不渴，其故何也？岐伯曰：其间日者，邪气与卫气客于六府，而有时相失，不能相得，故休数日乃作也。疟者，阴阳更胜也，或甚或不甚，故或渴或不渴。

帝曰：论言夏伤于暑，秋必病疟。今疟不必应者何也？岐伯曰：此应四时者也。其病异形者，反四时也。其以秋病者寒甚，以冬病者寒不甚，以春病者恶风，以夏病者多汗。

帝曰：夫病温疟与寒疟，而皆安舍，舍于何脏？岐伯曰：温疟者，得之冬中于风寒，气藏于骨髓之中，至春则阳气大发，邪气不能自出，因遇大暑，脑髓烁，肌肉消，腠理发泄，或有所用力，邪气与汗皆出。此病藏于肾，其气先从内出之于外也。如是者，阴虚而阳盛，阳盛则热矣，衰则气复反入，入则阳虚，阳虚则寒矣，故先热而后寒，名曰温疟。

帝曰：瘅疟何如？岐伯曰：瘅疟者，肺素有热，气盛于身，厥逆上冲，中气实而不外泄，因有所用力，腠理开，风寒舍于皮肤之内，分肉之间而发，发则阳气盛，阳气盛而不衰，则病矣。其气不及于阴，故但热而不寒，气内藏于心，而外舍于分肉之间，令人消烁脱肉，故命曰瘅疟。帝曰：善。

【解读】 黄帝问道：一般说来，疟疾都由于感受了风邪而引起，它的休作有一定时间，这是什么道理？岐伯回答说：疟疾开始发作的时候，先起于毫毛竖立，继而四体不舒，欲得引伸，呵欠连连，乃至寒冷发抖，下颌鼓动，腰脊疼痛；及至寒冷过去，便是全身内外发热，头痛有如破裂，口渴喜欢冷饮。

黄帝道：这是什么原因引起的？请说明它的道理。岐伯说：这是由于阴阳上下相争，虚实交替而作，阴阳虚实相互移易转化的关系。阳气并入于阴分，使阴气实而阳气虚，阳明经气虚，就寒冷发抖乃至两颌鼓动；太阳经气虚，便腰背头项疼痛；三阳经气都虚，则阴气更胜，阴气胜则骨节寒冷而疼痛，寒从内生，所以内外都觉寒冷。如阴气并入阳分，则阳气实而阴气虚。阳主外，阳盛就发生外热；阴主内，阴虚就发生内热，因此外内都发热，热甚的时候就气喘口渴，所以喜欢冷饮。

这都是由于夏天伤于暑气，热气过盛，并留藏于皮肤之内，肠胃之外，亦即荣气居留的所在。由于暑热内伏，使人汗孔疏松，腠理开泄，一遇秋凉，汗出而感受风邪，或者由于洗澡时感受水气，风邪水气停留于皮肤之内，与卫气相合并居于卫气流行的所在；而卫气白天行于阳分，夜里行于阴分，邪气也随之循行于阳分时则外出，循行于阴分时则内搏，阴阳内外相搏，所以每日发作。

黄帝道：疟疾有隔日发作的，为什么？岐伯说：因为邪气舍留之处较深，向内迫近于阴分，致使阳气独行于外，而阴分之邪留着于里，阴与阳相争而不能即出，所以隔一天才发作一次。黄帝道：讲得好！

疟疾发作的时间，有逐日推迟，或逐日提前的，是什么缘故？岐伯说：邪气从风府穴侵入之后，循脊骨逐日逐节下移，卫气是一昼夜会于风府，而邪气却每日向下移行一节，所以其发作时间也就一天迟一天，这是由于邪气先侵袭于脊骨的关系。每当卫气会于风府时，则腠理开发，腠理开发则邪气侵入，邪气侵入与卫气交争，病就发作，因邪气日下一节，所以发病时间就日益推迟了。这种邪气侵袭风府，逐日下移一节而发病的，约经二十五日，邪气下行至骶骨；二十六日，又入于脊内，而流注于伏冲脉；再沿冲脉上行，至九日上至于缺盆之中。因为邪气日见上升，所以发病的时间也就一天早一天。至于隔一天发病一次的，是因为邪气内迫于五脏，横连于膜原，它所行走的道路较远，邪气深藏，循行迟缓，不能和卫气并行，邪气与卫气不得同时皆出，所以隔一天才能发作一次。

黄帝道：您说卫气每至于风府时，腠理开发，邪气乘机袭入，邪气入则病发作。现在又说卫气与邪气相遇的部位每日下行一节，那么发病时，邪气就并不恰在于风府，而能每日发作一次，是何道理？岐伯说：以上是指邪气侵入于头项，循着脊骨而下者说的，但人体各部分的虚实不同，而邪气侵犯的部位也不一样，所以邪气所侵，不一定都在风府穴处。例如：邪中于头项的，卫气行至头项而病发；邪中于背部的，卫气行至背部而病发；邪中于腰脊的，卫气行至腰脊而病发；邪中于手足的，卫气行至手足而病发；凡卫气所行之处，和邪气相合，那病就发作。所以说风邪侵袭人体没有一定的部位，只要卫气与之相应，腠理开发，邪气得以凑合，这就是邪气袭入的地方，也就是发病的所在。

黄帝道：讲得好！风病和疟疾相似而同属一类，为什么风病的症状持续常在，而疟疾却发作有休止呢？岐伯说：风邪为病是稽留于所中之处，所以症状持续常在；疟邪则是随着经络循行，深入体内，必需与卫气相遇，病才发作。

黄帝道：疟疾发作有先寒而后热的，为什么？岐伯说：夏天感受了严重的暑气，因而汗大出，腠理开泄，再遇着寒凉水湿之气，便留藏在腠理皮肤之中，到秋天又伤了风邪，就成为疟疾了。所以水寒，是一种阴气，风邪是一种阳气。先伤于水寒之气，后伤于风邪，所以先寒而后热，病的发作有一定的时间，这名叫寒疟。

黄帝道：有一种先热而后寒的，为什么？岐伯说：这是先伤于风邪，后伤于水寒之气，所以先热而后寒，发作也有一定的时间，这名叫温疟。

还有一种只发热而不恶寒的，这是由于病人的阴气先亏损于内，因此阳气独旺于外，病发作时，出现少气烦闷，手足发热，要想呕吐，这名叫瘅疟。

黄帝道：医经上说有余的应当泻，不足的应当补。今发热是有余，发冷是不足。而疟疾的寒冷，虽然用热水或向火，亦不能使之温暖，及至发热，即使用冰水，也不能使之凉爽。这些寒热都是有余不足之类。但当其发冷、发热的时候，良医也无法制止，必须待其病势自行衰退之后，才可以施用刺法治疗，这是什么缘故？请你告诉我。

岐伯说：医经上说过，有高热时不能刺，脉搏纷乱时不能刺，汗出不止时不能刺，因为这正当邪盛气逆的时候，所以未可立即治疗。疟疾刚开始发作，阳气并于阴分，此时阳虚而阴盛，外表阳气虚，所以先寒冷发抖；至阴气逆乱已极，势必复出于阳分，于是阳气与阴气相并于外，此时阴分虚而阳分实，所以先热而口渴。因为疟疾并于阳分，则阳气胜，并于阴分，则阴气胜；阴气胜则发寒，阳气胜则发热。由于疟疾感受的风寒之气变化无常，所以其发作至阴阳之气俱逆极时，则寒热休止，停一段时间，又重复发作。当其病发作的时候，象火一样的猛烈，如狂风暴雨一样迅不可当。

所以医经上说：当邪气盛极的时候，不可攻邪，攻之则正气也必然受伤，应该乘邪气衰退的时候而攻之，必然获得成功，便是这个意思。因此治疗疟疾，应在未发的时候，阴气尚未并于阳分，阳气尚未并于阴分，便进行适当的治疗，则正气不致于受伤，而邪气可以消灭。所以医生不能在疟疾发作的时候进行治疗，就是因为此时正当正气和邪气交争逆乱的缘故。

黄帝道：讲得好！疟疾究竟怎样治疗？时间的早晚应如何掌握？岐伯说：疟疾将发，正是阴阳将要相移之时，它必从四肢开始。若阳气已被邪伤，则阴分也必将受到邪气的影响，所以只有在未发病之先，以索牢缚其四肢末端，使邪气不得入，阴气不得出，两者不能相移；牢缚以后，审察络脉的情况，见其孙络充实而郁血的部分，都要刺出其血，这是当真气尚未与邪气相并之前的一种"迎而夺之"的治法。

黄帝道：疟疾在不发作的时候，它的情况应该怎样？岐伯说：疟气留舍于人体，必然使阴阳虚实，更替而作。当邪气所在的地方是阳分，则发热而脉搏躁急；病在阴分，则发冷而脉搏较静；病到极期，则阴阳二气都已衰惫，卫气和邪气互相分离，病就暂时休止；若卫气和邪气再相遇合，则病又发作了。

黄帝遥：有些疟疾隔二日，或甚至隔数日发作一次，发作时有的口渴，有的不渴，是什么缘故？岐伯说：其所以隔几天再发作，是因为邪气与卫气相会于风府的时间不一致，有时不能相遇，不得皆出，所以停几天才发作。疟疾发病，是由于阴阳更替相胜，但其中程度上也有轻重的不同，所以有的口渴，有的不渴。

黄帝道：医经上说夏伤于暑，秋必病疟，而有些疟疾，并不是这样，是什么道理？岐伯说：夏伤于暑，秋必病疟，这是指和四时发病规律相应的而言。亦有些疟疾形症不同，与四时发病规律相反的。如发于秋天的，寒冷较重；发于冬天的，寒冷较轻；发于春天的，多恶风；发于夏天的，汗出得很多。

黄帝道：有病温疟和寒疟，邪气如何侵入？逗留在哪一脏？岐伯说：温疟是由于冬天感受风寒，邪气留藏在骨髓之中，虽到春天阳气生发活泼的时候，邪气仍不能自行外出，乃至夏天，因夏热炽盛，使人精神倦怠，脑髓消烁，肌肉消瘦，腠理发泄，皮肤空疏，或由于劳力过甚，邪气才乘虚与汗一齐外出。这种病邪原是伏藏于肾，故其发作时，是邪气从内而出于外。这样的病，阴气先虚，而阳气偏盛，阳盛就发热，热极之时，则邪气又回入于阴，邪入于阴则阳气又虚，阳气虚便出现寒冷，所以这种病是先热而后寒，名叫温疟。

黄帝道：瘅疟的情况怎样？岐伯说：瘅疟是由于肺脏素来有热，肺气壅盛，气逆而上冲，以致胸中气实，不能发泄，适因劳力之后，腠理开泄，风寒之邪便乘机侵袭于皮肤之内、肌肉之间而发病，发病则阳气偏盛，阳气盛而不见衰减，于是病就但热不寒了。为什么不寒？因邪气不入于阴分，所以但热而不恶寒，这种病邪内伏于心脏，而外出则留连于肌肉之间，能使人肌肉瘦削，所以名叫瘅疟。黄帝道：讲得好！

刺疟篇第三十六

【原文】　足太阳之疟，令人腰痛头重，寒从背起，先寒后热，熇熇暍暍然，热止汗出，难已，刺郄中出血。

足少阳之疟，令人身体解㑊，寒不甚，热不甚，恶见人，见人心惕惕然，热多，汗出甚，刺足少阳。

足阳明之疟，令人先寒，洒淅洒淅，寒甚久乃热，热去汗出，喜见日月光火气，乃快然，刺足阳明跗上。

足太阴之疟，令人不乐，好太息，不嗜食，多寒热汗出，病至则善呕，呕已乃衰，即取之。

足少阴之疟，令人呕吐甚，多寒热，热多寒少，欲闭户牖而处，其病难已。

足厥阴之疟，令人腰痛，少腹满，小便不利，如癃状，非癃也。数便，意恐惧，气不足，腹中悒悒，刺足厥阴。

肺疟者，令人心寒，寒甚热，热间善惊，如有所见者，刺手太阴、阳明。

心疟者，令人烦心甚，欲得清水，反寒多，不甚热，刺手少阴。

肝疟者，令人色苍苍然太息，其状若死者，刺足厥阴见血。

脾疟者，令人寒，腹中痛，热则肠中鸣，鸣已汗出，刺足太阴。

肾疟者，令人洒洒然，腰脊痛宛转，大便难，目眴眴然，手足寒，刺足太阳、少阴。

胃疟者，令人且病也，善饥而不能食，食而支满腹大，刺足阳明、太阴横脉出血。

疟发身疗热，刺跗上动脉，开其空，出其血，立寒；疟方欲寒，刺手阳明太阴，足阳明太阴。疟脉满大急，刺背俞，用中针傍五胠俞各一，适肥瘦，出其血也。疟咏小实急，灸胫少阴，刺指井。疟脉满大急，刺背俞，用五胠俞、背俞各一，适行至于血也。

疟脉缓大虚，便宜用药，不宜用针。凡治疟，先发如食顷，乃可以治，过之则失时也。诸疟而脉不见，刺十指间出血，血去必已；先视身之赤如小豆者，尽取之。十二疟者，其发各不同时，察其病形，以知其何脉之病也。先其发时如食顷而刺之，一刺则衰，二刺则知，三刺则已；不已，刺舌下两脉出血；不已，刺郄中盛经出血，又刺项已下侠脊者，必已。舌下两脉者，廉泉也。

刺疟者，必先问其病之所先发者，先刺之。先头痛及重者，先刺头上及两额、两眉间出血。先项背痛者，先刺之。先腰脊痛者，先刺郄中出血。先手臂痛者，先刺手少阴、阳明十指间。先足胫痠痛者，先刺足阳明十指间出血。风疟，疟发则汗出恶风，刺三阳经背俞之血者。胻痠痛甚，按之不可，名曰胕髓病，以镵针针绝骨出血，立已。身体小痛，刺至阴。诸阴之井，无出血，间日一刺。疟不渴，间日而作，刺足太阳；渴而间日作，刺足少阳；温疟汗不出，为五十九刺。

【解读】 足太阳经的疟疾，使人腰痛、头痛，寒冷从脊背部而起，先寒后热，热势炽盛，热止汗出。这种疟疾很难治愈，治疗方法是针刺委中穴出血。

足少阳经的疟疾，使人身体倦怠，发冷发热均不太厉害，怕见人，见人便感到恐惧，发热的时间比较长，汗出得也多。治疗方法是针刺足少阳经

足阳明经的疟疾，使人先感到寒冷，寒冷得很厉害，冷好久以后才发热，热一退，汗便出，这种病人喜欢见日月之光、火焰，见到这些才觉得舒服。治疗方法是针刺足阳明经足背上的冲阳穴。

足太阴经的疟疾，使人闷闷不乐，经常叹气，不想吃东西，寒热多发，汗出也多，病发作时就呕吐，呕吐后病势便好些。治疗方法是针刺足太阴经的公孙穴。

足少阴经的疟疾，使人呕吐得十分厉害，寒热多发，热多而寒少，总喜欢紧闭着门窗呆在屋子里。这种病不易痊愈。

足厥阴经的疟疾，使人腰痛，少腹胀满，小便不利，似乎癃病而实非癃病，只是小便次数多而不爽，病人心中似很恐惧，气不足，腹中很不畅快。治疗方法是针刺足厥阴经的太冲穴。

肺疟这种病，使人心里感到发冷，冷到极点又发热，发热的时候容易发惊，象见到了什么可恐惧的事物一般。治疗方法是针刺手太阴、手阳明两经的列缺、合谷两穴。

心疟这种病，使人心里烦热得很厉害，总想喝冷水，但反而感觉寒多，不太热。治疗方法是针刺手少阴经的神门穴。

肝疟这种病，使人面色苍青，经常叹息，其形状如同死人一般。治疗方法是针刺足厥阴经的太冲穴出血。

脾疟这种病，使人冷得痛苦，肚腹疼痛，待到转热，脾气行而又使人感到肠中鸣响，肠中鸣响过后汗出。治疗方法是针刺足太阴经的商丘穴。

肾疟这种病，使人洒渐寒冷，腰脊疼痛，转侧艰难，大便困难，目视弦动不明，手足发冷。治疗方法是针刺足太阳、足少阴两经。

胃疟这种病，发病时使人常感饥饿，但又不能吃东西，吃了东西腹部便会胀满而膨大。治疗方法是针刺足阳明、足太阴两经横行的络脉出血。

治疗疟疾，在刚要发热的时候，刺足背上的动脉，开其孔穴，刺出其血，可立即热退身凉；如疟疾刚要发冷的时候，可刺手阳明、太阴和足阳明、太阴的俞穴。如疟疾病人的脉搏满大而急，刺背部的俞穴，用中等针按五胠俞各取一穴，并根据病人形体的胖瘦，确定针刺出血的多少。如疟疾病人的脉搏小实而急的，灸足胫部的少阴经穴，并刺足趾端的井穴。如疟疾病人的脉搏满大而急，刺背部俞穴，取五胠俞、背俞各一穴，并根据病人体质，刺之出血。

如疟疾病人的脉搏缓大而虚的，就应该用药治疗，不宜用针刺。大凡治疗疟疾，应在病没有发作之前约一顿饭的时候，予以治疗，过了这个时间，就会失去时机。凡疟疾病人脉沉伏不见的，急刺十指间出血，血出病必愈；若先见皮肤上发出象赤小豆色的红点，应都用针刺去。上述十二种疟疾，其发作各有不同的时间，应观察病人的症状，从而了解病属于那一经脉。如在没有发作以前约一顿饭的时候就给以针刺，刺一次病势衰减，刺二次病就显著好转，刺三次病即痊愈；如不愈，可刺舌下两脉出血；如再不愈，可取委中血盛的经络，刺出其血，并刺项部以下挟脊两旁的经穴，这样，病一定会痊愈。上面所说的舌下两脉，就是指的廉泉穴。

凡刺疟疾，必须首先问明病人发作时最先感觉的部分，先予针刺。若先发是头痛、头重的，便先刺头上及两额两眉间出血。先发是颈项背痛的，便先刺颈项和背部。先发是腰脊痛的，便先刺委中出血。先发是手臂痛的，便先刺手经阴阳十指间的孔穴。先发是足胫酸痛的，便先刺足经阴阳十指间的孔穴。风疟之病发作时，汗出怕风，应刺太阳经背部的腧穴出血。小腿酸痛得厉害，以致于接触不得的，其病名叫做胕髓病，用镵针刺绝骨穴出血，其痛立时可止住。身体觉得微痛的，刺阴经的井穴，不可出血，应隔一天刺一次。疟疾口不渴而隔日发作的，刺足太阳经；若口渴而隔日发作的，刺足少阳经。温疟而汗不出的，用五十九刺的方法施治。

气厥论篇第三十七

【原文】　黄帝问曰：五脏六腑，寒热相移者何？岐伯曰：肾移寒于肝，痈肿，少气。脾移寒于肝，痈肿，筋挛。肝移寒于心，狂，隔中。心移寒于肺，肺消，肺消者饮一溲二，死不治。肺移寒于肾，为涌水；涌水者，按腹不坚，水气客于大肠，疾行则鸣濯濯，如囊裹浆，水之病也。

脾移热于肝，则为惊衄。肝移热于心，则死。心移热于肺，传为鬲消。肺移热于肾，传为柔痉。肾移热于脾，传为虚，肠澼死，不可治。胞移热于膀胱，则癃溺血。膀胱移热于小肠，鬲肠不便，上为口糜。小肠移热于大肠，为虙瘕，为沉。大肠移热于胃，善食而瘦，又谓之食亦。胃移热于胆，亦曰食亦。胆移热于脑，则辛頞鼻渊；鼻渊者，浊涕下不止也，传为衄蔑瞑目。故得之气厥也。

【解读】 黄帝问道：五脏六腑的寒热相互转移的情况是怎样的呢？岐伯说：肾将寒移至肝，会生痈肿和少气的病。脾移寒于肝，会生痈肿和痉挛的病。肝移寒于心，会生狂症和心气不通的病。心移寒于肺，会形成肺消，肺消病的症状，是饮水1份，小便要尿2份，这种病是死症，尚无法可治。肺移寒于肾，成涌水，涌水病的症状，是病人的腹下部，按之不坚硬，但因水气侵犯大肠，走得快时，可以听到肠中濯濯的水声，便皮囊里裹着浆水一样，这种病，是水气形成的。

脾移热于肝，会发生惊恐和鼻血的病。肝移热于心，会导致死亡。心移热于肺，日久传变，会成为鬲消的病。肺移热于肾，日久传变，会成为柔痉的病。肾移热于脾，日久便传变为虚损，会形成肠澼的病，无法治疗。胞移热于膀胱，就会尿血。膀胱移热于小肠，由于隔塞生热，大便不通，热气上行，从而导致口疮糜烂。小肠移热于大肠，则会热结不散，成为伏瘕，或为痔疮。大肠移热于胃，会多吃饭却反消瘦，叫做食亦，即虽能吃而身体懈惰。胃移热于胆，也叫做食亦。胆移热于脑，鼻梁内则会觉得辛辣成为鼻渊，所谓鼻渊，即恶浊的鼻涕下流不止，日久传变，就会鼻中出血，目暗不明。这就是胆逆热气上行的缘故了。

咳论篇第三十八

【原文】 黄帝问曰：肺之令人咳，何也？岐伯对曰：五脏六腑皆令人咳，非独肺也。帝曰：愿闻其状。岐伯曰：皮毛者，肺之合也；皮毛先受邪气，邪气以从其合也。其寒饮食入胃，从肺脉上至于肺则肺寒，肺寒则外内合邪，因而客之，则为肺咳。五脏各以其时受病，非其时，各传以与之。人与天地相参，故五脏各以治时，感于寒则受病，微则为咳，甚则为泄为痛。乘秋则肺先受邪，乘春则肝先受之，乘夏则心先受之，乘至阴则脾先受之，乘冬则肾先受之。

帝曰：何以异之？岐伯曰；肺咳之状，咳而喘，息有音，甚则唾血。心咳之状，咳则心痛，喉中介介如梗状，甚则咽肿喉痹。肝咳之状，咳则两胁下痛，甚则不可以转，转则两胠下满。脾咳之状，咳则右胁下痛、阴阳引肩背，甚则不可以动，动则咳剧。肾咳之状，咳则腰背相引而痛，甚则咳诞。帝曰：六府之咳奈何？安所受病？歧伯曰：五脏之久咳，乃移于六府。脾咳不已，则胃受之，胃咳之状，咳而呕，呕甚则长虫出。肝咳不已，则胆受之，胆咳之状，咳呕胆汁。肺咳不已，则大肠受之，大肠咳状，咳而遗失。心咳不已，则小肠受之，小肠咳状，咳而失气，气与咳俱失。肾咳不已，则膀胱受之，膀胱咳状，咳而遗溺。久咳不已，则三焦受之，三焦咳状，咳而腹满，不欲食饮。此皆聚于胃，关于肺，使人多涕唾，而面浮肿气逆也。

帝曰：治之奈何！歧伯曰：治脏者，治其俞；治腑者，治其合；浮肿者，治其经。帝曰：善。

【解读】 黄帝问：肺脏能使人咳嗽，这是为什么？岐伯说：五脏六腑都能使人咳嗽，不只是肺脏。黄帝说：很想听你讲讲其具体情况。岐伯说：皮毛属表，和肺是相配合的，皮毛感受了寒气，寒气就会侵入肺脏。比如喝了冷水，吃了冷的食物，寒气入胃，从肺脉注入肺，肺也会因此受寒，如此，外内的寒邪互相结合，停留在肺脏，就会造成肺咳。至于五脏的咳嗽，是五脏各在所主的时令受病，并不是肺在它所主之时受病，是五脏的病传给肺的。人是和天地相参合的。五脏各在它所主的时令中受寒邪侵袭，得了病，轻微的，只是咳嗽；严重的，则会寒气入里，造成泄泻、腹痛。一般而言，秋天的时候，是肺先受邪，春天的时候是肝先受邪，夏天的时候是心先受邪，季夏的时候是脾先受邪，而冬天的时候是肾先受邪。

黄帝问：那么这些咳嗽又如何分别呢？岐伯说：肺咳的症状，咳嗽时，喘息有声音，严重时，还会咯血。心咳的症状，咳嗽时，感到心痛，喉头像有东西梗塞，严重时咽喉就会肿痛闭塞。肝咳的症状，咳嗽时，两胁会疼痛，如果很严重，行走都会很困难。此时，如若行走，则会造成两脚浮肿。脾咳的症状，咳嗽时，右胁痛，阴阴然痛牵连肩背，严重了，便不能动弹，一动弹，就咳得更厉害。肾咳的症状，咳嗽的时候，腰背互相牵扯痛，严重了，就要咳出黏沫来。

黄帝问道：六腑咳嗽的症状是怎样的？又是怎样受病的呢？岐伯说：五脏咳嗽，日久不愈，就会转移到六腑。例如脾咳久不见好，胃就要受病；胃咳的症状，咳而呕吐，严重时，也可能呕出蛔虫。肝咳，久不见好，则胆就要受病；胆咳的症状，咳嗽起来，可吐出苦汁。肺咳久不见好，大肠就要受病；大肠咳的症状，咳嗽时，大便便会失禁。心咳久不见好，则小肠就要受病；小肠咳的症状是咳嗽放屁，常常是咳嗽和放屁并作。肾咳久不见好，则膀胱就要受病；膀胱咳的症状，在咳嗽时，小便会失禁。上述各种咳嗽，如果经久不愈，三焦则要受病；三焦咳的症状，是咳嗽时，肚

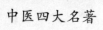

肠发满，不想吃东西。这些咳嗽，无论是哪一脏腑的病变所致，其寒邪都聚积于胃，联属于肺，使人多吐稠痰，面目浮肿，气逆。

黄帝问：既然这样，那么又该如何治疗呢？岐伯说：治疗五脏的咳嗽，要取俞穴；治疗六腑的咳嗽，要取合穴；凡是由于咳嗽而致浮肿的，要取经穴。黄帝道：说得很有道理！

·卷十一·

举痛论篇第三十九

【原文】　黄帝问曰：余闻善言天者，必有验于人；善言古者，必有合于今；善言人者，必有厌于己。如此，则道不惑而要数极，所谓明也。今余问于夫子，令言而可知，视而可见，扪而可得，令验于己而发蒙解惑，可得而闻乎？岐伯再拜稽首对曰：何道之问也？帝曰：愿闻人之五脏卒痛，何气使然？岐伯对曰：经脉流行不止，环周不休，寒气入经而稽迟，泣而不行，客于脉外则血少，客于脉中则气不通，故卒然而痛。

帝曰：其痛或卒然而止者，或痛甚不休者，或痛甚不可按者，或按之而痛止者，或按之无益者，或喘动应手者，或心与背相引而痛者，或胁肋与少腹相引而痛者，或腹痛引阴股者，或痛宿昔而成积者，或卒然痛死不知人，有少间复生者，或痛而呕者，或腹痛而后泄者，或痛而闭不通者。凡此诸痛，各不同形，别之奈何？

岐伯曰：寒气客于脉外则脉寒，脉寒则缩踡，缩踡则脉绌急，绌急则外引小络，故卒然而痛，得炅则痛立止。因重中于寒，则痛久矣。

寒气客于经脉之中，与炅气相薄则脉满，满则痛而不可按也。寒气稽留，炅气从上，则脉充大而血气乱，故痛甚不可按也。

寒气客于肠胃之间，膜原之下，血不得散，小络急引，故痛，按之则血气散，故按之痛止。

寒气客于侠脊之脉，则深按之不能及，故按之无益也。

寒气客于冲脉，冲脉起于关元，随腹直上，寒气客则脉不通，脉不通则气因之，故揣动应手矣。

寒气客于背俞之脉，则脉泣，脉泣则血虚，血虚则痛，其俞注于心，故相引而痛。按之则热气至，热气至则痛止矣。

寒气客于厥阴之脉，厥阴之脉者，络阴器，系于肝，寒气客于脉中，则血泣脉急，故胁肋与少腹相引痛矣。

厥气客于阴股，寒气上及少腹，血泣在下相引，故腹痛引阴股。

寒气客于小肠膜原之间，络血之中，血泣不得注于大经，血气稽留不得行，故宿昔而成积矣。

寒气客于五脏，厥逆上泄，阴气竭，阳气未入，故卒然痛死不知人，气复反，则生矣。

寒气客于肠胃，厥逆上出，故痛而呕也。

寒气客于小肠，小肠不得成聚，故后泄腹痛矣。

热气留于小肠，肠中痛，瘅热焦渴，则坚干不得出，故痛而闭不通矣。

帝曰：所谓言而可知者。视而可见奈何？岐伯曰：五脏六腑，固尽有部，视其五色，黄赤为热，白为寒，青黑为痛，此所谓视而可见者也。

帝曰：扪而可得奈何？岐伯曰：视其主病之脉，坚而血及陷下者，皆可扪而得也。

帝曰：善。余知百病生于气也。怒则气上，喜则气缓，悲则气消，恐则气下，寒则气收，炅则气泄，惊则气乱，劳则气耗，思则气结，九气不同，何病之生？岐伯曰：怒则气逆，甚则呕血及飧泄，故气上矣。喜则气和志达，荣卫通利，故气缓矣。悲则心系急，肺布叶举，而上焦不通，荣卫不散，热气在中，故气消矣。恐则精却，却则上焦闭，闭则气还，还则下焦胀，故气不行矣。寒则腠理闭，气不行，故气收矣。炅则腠理开，荣卫通，汗大泄，故气泄。惊则心无所倚，神无所归，虑无所定，故气乱矣。劳则喘息汗出，外内皆越，故气耗矣。思则心有所存，神有所归。正气留而不行，故气结矣。

【解读】　黄帝问道：我听说善于谈论天道的，必能把天道验证于人；善于谈论古今的，必能把古事与现在联系起来；善于谈论别人的，必能与自己相结合。这样，对于医学道理，才可无所疑惑，而得其真理，也才算是透彻地明白了，现在我要问你的是那言而可知、视而可见，扪而可得的诊法，使我有所体验，启发蒙昧，解除疑惑，能够听听你的见解吗？

岐伯再拜叩头问：你要问哪些道理？黄帝说：我希望听听五脏突然作痛，是什么邪气致使的？岐伯回答说：人身经脉中的气血，周流全身，循环不息，寒气侵入经脉，经血就会留滞，凝涩而不畅通。假如寒邪侵袭在经脉之外，血液必然会减少；若侵入脉中，则脉气不通，就会突然作痛。

黄帝道：有的痛忽然自止；有的剧痛却不能止；有的痛得很厉害，甚至不能揉按；有的当揉按痛后就可止住；有的虽加揉按，亦无效果；有的痛处跳动应手；有的在痛时心与背相牵引作痛；有的胁肋和少腹牵引作痛；有的腹痛牵引大腿内侧；有疼痛日久不愈而成小肠气积的；有突然剧痛，就像死了一样，不省人事，少停片刻，才能苏醒；有又痛又呕吐的；有腹痛而又泄泻的；有痛而胸闷不舒畅的。所有这些疼痛，表现各不相同，如何加以区别呢？

岐伯说：寒气侵犯到脉外，则脉便会受寒，脉受寒则会收缩，收缩脉象缝连一样屈曲着，因而牵引在外的细小脉络，就会忽然间发生疼痛，但只要受热，疼痛就会立止；假如再受寒气侵袭，则痛就不易消解了。

寒气侵犯到经脉之中，与经脉里的热气相互交迫，经脉就会满盛，满盛则实，所以就会痛得厉害而不能休止。寒气一旦停留，热气便会跟随而来，冷热相搏，则经脉充溢满大，气血混乱于中，就会痛得厉害不能触按。

寒邪停留于脉中，人体本身的热气则随之而上，与寒邪相搏，使经脉充满，气血运行紊乱，故疼痛剧烈而不可触按。

寒邪侵袭于肠胃之间，膜原之下，以致血气凝涩而不散，细小的络脉拘急牵引，所以疼痛；如果以手按揉，则血气散行，故按之疼痛停止。

寒邪侵袭于侠脊之脉，由于邪侵的部位较深，按揉难以达到病所，故按揉也无济于事。

寒邪侵袭于冲脉之中，冲脉是从小腹关元穴开始。循腹上行，如因寒气侵入则冲脉不通，脉不通则气因之鼓脉欲通，故腹痛而跳动应手。

寒邪袭于背俞足太阳之脉，则血脉流行滞涩，脉涩则血虚，血虚则疼痛，因足太阳脉背俞与心相连，故心与背相引而痛，按揉能使热气来复，热气来复则寒邪消散，故疼痛即可停止。

寒邪侵袭于足厥阴之脉，足厥阴之脉循股阴入毛中，环阴器抵少腹，布胁肋而属于肝，寒邪侵入于脉中，则血凝涩而脉紧急，故胁肋与少腹牵引作痛。

寒厥之气客于阴股，寒气上行少腹，气血凝涩，上下牵引，故腹痛引阴股。

寒邪侵袭于小肠膜原之间、络血之中，使络血凝涩不能流注于大的经脉，血气留止不能畅行，故日久便可结成积聚。

寒邪侵袭于五脏，迫使五脏之气逆而上行，以致脏气上越外泄，阴气竭于内，阳气不得入，阴阳暂时相离，故突然疼痛昏死，不知人事；如果阳气复返，阴阳相接，则可以苏醒。

寒邪侵袭于肠胃，迫使肠胃之气逆而上行，故出现疼痛而呕吐。

寒邪复袭于小肠，小肠为受盛之腑，因寒而阳气不化，水谷不得停留，故泄泻而腹痛。

寒气侵入到小肠，小肠失其受盛作用，水谷不得停留，所以就后泄而腹痛了。热气蓄留于小肠，肠中要发生疼痛，并且发热干渴，大便坚硬不得出，所以就会疼痛而大便闭结不通。

黄帝问：以上病情，是通过问可以了解到的。那么通过目视可以了解病情吗？岐伯说：五脏六腑，在面部各有所属的部位，观察面部的五色，黄色和赤色为热，白色为寒，青色和黑色为痛，这就是视而可见的道理。

黄帝问：通过扪摸就可了解病情吗？岐伯说：这要看主病的脉象。坚实的，是邪盛；陷下的，是不足，这些是可用手扪切而得知的。

黄帝说：讲得很有道理！我听说许多疾病都是由于气的影响而发生的。如暴怒则气上逆，大喜则气缓散，悲哀则气消散，恐惧则气下陷，遇寒则气收聚，受热则气外泄，过惊则气混乱，过劳则气耗损，思虑则气郁结，这九样气的变化，各不相同，各又导致什么病呢？岐伯说：大怒则气上逆，

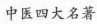
严重的，可以引起呕血和飧泄，所以说是"气逆"。高兴气就和顺，营卫之气通利，所以说是"气缓"。悲哀过甚则心系急，肺叶胀起，上焦不通，营卫之气不散，热气郁结在部内，所以说是"气消"。恐惧就会使精气衰退，精气衰退就要使上焦闭塞，上焦不通，还于下焦，气郁下焦，就会胀满，所以说是"气下"。寒冷之气，能使腠理闭塞，营卫之气不得流行，所以说是"气收"。热则腠理开发，营卫之气过于疏泄，汗大出，所以说是"气泄"。过忧则心悸如无依靠，神气无所归宿，心中疑虑不安，所以说是"气乱"。过劳则喘息汗出，里外都发越消耗，所以说是"气耗"。思虑过多心就要受伤，精神呆滞，气就会凝滞而不能运行，所以说是"气结"。

腹中论篇第四十

【原文】　黄帝问曰：有病心腹满，旦食则不能暮食，此为何病？岐伯对曰：名为鼓胀。帝曰：治之奈何？岐伯曰：治之以鸡矢醴，一剂知，二剂已。帝曰：其时有复发者，何也？岐伯曰：此饮食不节，故时有病也。虽然其病且已，时故当病，气聚于腹也。

帝曰；有病胸胁支满者，妨于食，病至则先闻腥臊，臭，出清液，先唾血，四支清，目眩，时时前后血，病名为何？何以得之？岐伯曰：病名血枯，此得之年少时，有所大脱血；若醉入房中，气竭肝伤，故月事衰少不来也。帝曰：治之奈何？复以何术？岐伯曰：以四乌鲗骨一藘茹，二物并合之，丸以雀卵，大如小豆；以五丸为后饭，饮以鲍鱼汁，利肠中及伤肝也。

帝曰：病有少腹盛，上下左右皆有根，此为何病？可治不？岐伯曰：病名曰伏梁。帝曰：伏梁何因而得之？岐伯曰：裹大脓血，居肠胃之外，不可治，治之每切按之致死。帝曰：何以然？岐伯曰：此下则因阴，必下脓血，上则迫胃脘，生鬲，侠胃脘内痈。此久病也，难治。居齐上为逆，居齐下为从，勿动亟夺。论在刺法中。

帝曰：人有身体髀股胻皆肿，环脐而痛，是为何病？岐伯曰：病名伏梁，此风根也。其气溢于大肠，而著于肓，肓之原在脐下，故环脐而痛也。不可动之，动之为水溺涩之病。

帝曰：夫子数言热中、消中，不可服高梁、芳草、石药，石药发瘨，芳草发狂。夫热中、消中者，皆富贵人也，今禁高梁，是不合其心，禁芳草、石药，是病不愈，愿闻其说。岐伯曰：夫芳草之气美，石药之气悍，二者其气急疾坚劲，故非缓心和人，不可以服此二者。帝曰：不可以服此二者，何以然？岐伯曰：夫热气慓悍，药气亦然，二者相遇，恐内伤脾。脾者土也，而恶木，服此药者，至甲乙日更论。

帝曰：善。有病膺肿颈痛，胸满腹胀，此为何病？何以得之？岐伯曰：名厥逆。帝曰：治之奈何？岐伯曰：灸之则瘖，石之则狂，须其气并，乃可治也。帝曰：何以然？岐伯曰：阳气重上，有余于上，灸之则阳气入阴，入则瘖；石之则阳气虚，虚则狂。须其气并而治之，可使全也。

帝曰：善。何以知怀子之且生也？岐伯曰：身有病而无邪脉也。

帝曰：病热而有所痛者，何也？岐伯曰：病热者，阳脉也。以三阳之动也，人迎一盛少阳，二盛太阳，三盛阳明。入阴也，夫阳入于阴，故病在头与腹，乃䐜胀而头痛也。帝曰：善。

【解读】 黄帝问道：有一种心腹胀满的病，早晨吃了饭晚上就不能再吃，这是什么病呢？岐伯回答说：这叫鼓胀病。黄帝说：如何治疗呢？岐伯说：可用鸡矢醴来治疗，一剂就能见效，两剂病就好了。黄帝说：这种病有时还会复发是什么原因呢？岐伯说：这是因为饮食不注意，所以病有时复发。这种情况多是正当疾病将要痊愈时，而又复伤于饮食，使邪气复聚于腹中，因此鼓胀就会再发。

黄帝说：有一种胸胁胀满的病，妨碍饮食，发病时先闻到腥臊的气味，鼻流清涕，先唾血，四肢清冷，头目眩晕，时常大小便出血，这种病叫什么名字？是什么原因引起的？岐伯说：这种病的名字叫血枯，得病的原因是在少年的时候患过大的失血病，使内脏有所损伤，或者是醉后肆行房事，使肾气竭，肝血伤，所以月经闭止而不来。黄帝说：怎样治疗呢？要用什么方法使其恢复？岐伯说：用四份乌贼骨，一份蘆茹，二药混合，以雀卵为丸，制成如小豆大的丸药，每次服五丸，饭前服药，饮以鲍鱼汁。这个方法可以通利肠道，补益损伤的肝脏。

黄帝说：病有少腹坚硬盛满，上下左右都有根蒂，这是什么病呢？可以治疗吗？岐伯说：病名叫伏梁。黄帝说：伏梁病是什么原因引起的？岐伯说：小腹部裹藏着大量脓血，居于肠胃之外，不可能治愈的。在诊治时，不宜重按，每因重按而致死。黄帝说：为什么会这样呢？岐伯说：此下为小腹及二阴，按摩则使脓血下出；此上是胃脘部，按摩则上迫胃脘，能使横膈与胃脘之间发生内痛此为根深蒂固的久病，故难治疗。一般地说，这种病生在脐上的为逆症，生在脐下的为顺症，切不可急切按磨，以使其下夺。关于本病的治法，在《刺法》中有所论述。

黄帝说：有人身体髀、股、骺等部位都发肿，且环绕脐部疼痛，这是什么病呢？岐伯说：病的名字叫伏梁，这是由于宿受风寒所致。风寒之气充溢于大肠而留着于肓，肓的根源在脐下气海，所以绕脐而痛。这种病不可用攻下的方法治疗，如果误用攻下，就会发生小便涩滞不利的病。

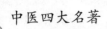
黄帝说：先生屡次说患热中、消中病的，不能吃肥甘厚味，也不能吃芳香药草和金石药，因为金石药物能使人发癫，芳草药物能使人发狂。患热中、消中病的，多是富贵之人，现在如禁止他们吃肥甘厚味，则不适合他们的心理，不使用芳草石药，又治不好他们的病，这种情况如何处理呢？我愿意听听你的意见。岐伯说：芳草之气多香窜，石药之气多猛悍，这两类药物的性能都是疾坚劲的，若非性情和缓的人，不可以服用这两类药物。黄帝说：不可以服用这两类药物，是什么道理呢？岐伯说：因为这种人平素嗜食肥甘而生内热，热气本身是慓悍的，药物的性能也是这样，两者遇在一起，恐怕会损伤人的脾气，脾属土而恶木，所以服用这类药物，在甲日和乙日肝木主令时，病情就会更加严重。

黄帝说：好。有人患膺肿颈痛，胸满腹胀，这是什么病呢？是什么原因引起的？岐伯说：病名叫厥逆。黄帝说：怎样治疗呢？岐伯说：这种病如果用灸法便会失音，用针刺就会发狂，必须等到阴阳之气上下相合，才能进行治疗。黄帝说：为什么呢？岐伯说：上本为阳，阳气又逆于上，重阳在上，则有余于上，若再用灸法，是以火济火，阳极乘阴，阴不能上承，故发生失音；若用砭石针刺，阳气随刺外泄则虚，神失其守，故发生神志失常的狂证；必须在阳气从上下降，阴气从下上升，阴阳二气交并以后再进行治疗，才可以获得痊愈。

黄帝说：好。妇女怀孕且要生产是如何知道的呢？岐伯说：其身体似有某些病的征候，但不见有病脉，就可以诊为妊娠。

黄帝说：有病发热而兼有疼痛的是什么原因呢？岐伯说：阳脉是主热证的，外感发热是三阳受邪，故三阳脉动甚。若人迎大一倍于寸口是病在少阳；大两倍于寸口，是病在太阳；大三倍于寸口，是病在阳明。三阳既毕，则传入于三阴。病在三阳，则发热头痛，今传入于三阴，故又出现腹部胀满，所以病人有腹胀和头痛的症状。黄帝说：好。

刺腰痛篇第四十一

【原文】　足太阳脉令人腰痛，引项脊尻背如重状，刺其郄中太阳正经出血，春无见血。

少阳令人腰痛，如以针刺其皮中，循循然不可以俯仰，不可以顾，刺少阳成骨之端出血，成骨在膝外廉之骨独起者，夏无见血。

阳明令人腰痛，不可以顾，顾如有见者，善悲，刺阳明于骨行前三痏，上下和之出血，秋无见血。

足少阴令人腰痛，痛引脊内廉，刺少阴于内踝上二痏，春无见血，出血太多，不可复也。

厥阴之脉，令人腰痛，腰中如张弓弩弦，刺厥阴之脉，在腨踵鱼腹之外，循之累累然，乃刺之，其病令人善言，默默然不慧，刺之三痏。

解脉令人腰痛，痛引肩，目𥆧𥆧然，时遗溲，刺解脉，在膝筋肉分间郄外廉之横脉出血，血变而止。解脉令人腰痛如引带，常如折腰状，善恐，刺解脉，在郄中结络如黍米，刺之血射以黑，见赤血而已。

同阴之脉令人腰痛，痛如小锤居其中，怫然肿，刺同阴之脉，在外踝上绝骨之端，为三痏。

阳维之脉令人腰痛，痛上怫然肿，刺阳维之脉，脉与太阳合腨下间，去地一尺所。

衡络之脉令人腰痛，不可以俛仰，仰则恐仆，得之举重伤腰，衡络绝，恶血归之，刺之：生郄阳筋之间，上郄数寸衡居，为二痏出血。

会阴之脉令人腰痛，痛上漯漯然，汗干令人欲饮，饮已欲走，刺直阳之脉上三痏，在矫上郄下五寸横居，视其盛者出血。

飞阳之脉令人腰痛，痛上怫怫然，甚则悲以恐，刺飞阳之脉，在内踝上五寸，少阴之前，与阴维之会。

昌阳之脉令人腰痛，痛为膺，目𥆧𥆧然，甚则反折，舌卷不能言；刺内筋为二痏，在内踝上大筋前，太阴后上踝二寸所。

散脉，令人腰痛而热，热甚生烦，腰下如有横木居其中，甚则遗溲，刺散脉，在膝前骨肉分间，络外廉束脉，为三痏。

肉里之脉令人腰痛，不可以咳，咳则筋缩急，刺肉里之脉为二痏，在太阳之外，少阳绝骨之后。

腰痛侠脊而痛至头几几然，目𥆧𥆧欲僵仆，刺足太阳郄中出血。腰痛上寒，刺足太阳、阳明；上热，刺足厥阴；不可以俯仰，刺足少阳；中热而喘，刺足少阴，刺郄中出血。

腰痛，上寒不可顾，刺足阳明；上热，刺足厥阴；不可以俯仰，刺足少阳；中热而喘，刺足少阴，刺郄中出血。

腰痛上寒不可顾，刺足阳明；上热，刺足太阴；中热而喘，刺足少阴。大便难，刺足少阴。少腹满，刺足厥阴。如折不可以俯仰，不可举，刺足太阳。引脊内廉，刺足少阴。

腰痛引少腹控䏚，不可以仰。刺腰尻交者，两髁肿上。以月生死为痏数，发针立已，左取右，右取左。

【解读】　足太阳经脉发病使人腰痛，痛时牵引项脊尻背，好象担负着沉重的东西一样，治疗时应刺其合穴委中，即在委中穴处刺出其恶血。若在春季不要刺出其血。

足少阳经脉发病使人腰痛，痛如用针刺于皮肤中，逐渐加重不能前后俯仰，并且不能左右回顾。治疗时应刺足少阳经在成骨的起点出血，成骨即膝外侧高骨突起处，若在夏季则不要刺出其血。

阳明经脉发病而使人腰痛，颈项不能转动回顾，如果回顾则神乱目花犹如妄见怪异，并且容易悲伤，治疗时应刺足阳明经在胫骨前的足三里穴三次，并配合上、下巨虚穴刺出其血，秋季则不要刺出其血。

足少阴脉发病使人腰痛，痛时牵引到脊骨的内侧，治疗时应刺足少阴经在内踝上的复溜穴两次，若在春季则不要刺出其血。如果出血太多，就会导致肾气损伤而不易恢复。

厥阴经脉发病使人腰痛，腰部强急如新张的弓弩弦一样，治疗时应刺足厥阴的经脉，其部位在腿肚和足跟之间鱼腹之外的蠡沟穴处，摸之有结络累累然不平者，就用针刺之，如果病人多言语或沉默抑郁不爽，可以针刺三次。

解脉发病使人腰痛，痛时会牵引到肩部，眼睛视物不清，时常遗尿，治疗时应取解脉在膝后大筋分肉间（委中穴）外侧的委阳穴处，有血络横见，紫黑盛满，要刺出其血直到血色由紫变红才停止。

解脉发病使人腰痛，好象有带子牵引一样，常好象腰部被折断一样，并且时常有恐惧的感觉，治疗时应刺解脉，在郄中有络脉结滞如黍米者，刺之则有黑色血液射出，等到血色变红时即停止。

同阴之脉发病使人腰痛，痛时胀闷沉重，好象有小锤在里面敲击，病处突然肿胀，治疗时应刺同阴之脉，在外踝上绝骨之端的阳辅穴处，针三次。

衡络之脉发病使人腰痛，不可以前俯和后仰，后仰则恐怕跌倒，这种病大多因为用力举重伤及腰部，使横络阻绝不通，瘀血滞在里。治疗时应刺委阳大筋间上行数寸处的殷门穴，视其血络横居盛满者针刺二次，令其出血。

会阴之脉发病使人腰痛，痛则汗出，汗止则欲饮水，并表现着行动不安的状态，治疗时应刺直阳之脉上三次，其部位在阳跷申脉穴上、足太阳郄中穴下五寸的承筋穴处，视其左右有络脉横居、血络盛满的，刺出其血。

本条经文，注家说法亦颇不一，姑从王冰之说以释之。脱阴维腰痛之文，待考。

昌阳之脉发病使人腰痛，疼痛牵引胸膺部，眼睛视物昏花，严重时腰背向后反折，舌卷短不能言语，治疗时应取筋内侧的复溜穴刺二次，其穴在内踝上大筋的前面，足太阴经的后面，内踝上二寸处。

散脉发病使人腰痛而发热，热甚则生心烦，腰下好象有一块横木梗阻其中，甚至会发生遗尿，治疗时应刺散脉下俞之巨虚上廉和巨虚下廉，其穴在膝前外侧骨肉分间，看到有青筋缠束的脉络，即用针刺三次。

肉里之脉发病使人腰痛，痛得不能咳嗽，咳嗽则筋脉拘急挛缩，治疗时应刺肉里之脉二次，其穴在足太阳的外前方，足少阳绝骨之端的后面。

　　腰痛挟脊背而痛，上连头部拘强不舒，眼睛昏花，好象要跌倒，治疗时应刺足太阳经的委中穴出血。

　　腰痛时有寒冷感觉的，应刺足太阳经和足阳明经，以散阳分之阴邪；有热感觉的，应刺足厥阴经，以去阴中之风热；腰痛不能俯仰的，应刺足少阳经，以转枢机关；若内热而喘促的，应刺足少阴经，以壮水制火，并刺委中的血络出血。

　　腰痛时，感觉上部寒冷，头项强急不能回顾的，应刺足阳明经；感觉上部火热的，应刺足太阴经；感觉内里发热兼有气喘的，应刺足少阴经。大便困难的，应刺足少阴经。少腹胀满的，应刺足厥阴经。腰痛有如折断一样不可前后俯仰，不能举动的，应刺足太阳经。腰痛牵引脊骨内侧的，应刺足少阴经。

　　腰痛时牵引少腹，引动季胁之下，不能后仰，治疗时应刺腰尻交处的下髎穴，其部位在两踝骨下挟脊两旁的坚肉处，针刺时以月亮的盈缺计算针刺的次数，针后会立即见效，并采用左痛刺右侧、右痛刺左侧的方法。

·卷十二·

风论篇第四十二

【原文】 黄帝问曰：风之伤人也，或为寒热，或为热中，或为寒中，或为疠风，或为偏枯，或为风也；其病各异，其名不同，或内至五脏六腑，不知其解，愿闻其说。

岐伯对曰：风气藏于皮肤之间，内不得通，外不得泄；风者善行而数变，腠理开则洒然寒，闭则热而闷，其寒也则衰食饮，其热也则消肌肉，故使人怢慄而不能食，名曰寒热。

风气与阳明入胃，循脉而上至目内眦，其人肥则风气不得外泄，则为热中而目黄；人瘦，则外泄而寒，则为寒中而泣出。

风气与太阳俱入，行诸脉俞，散于分肉之间，与卫气相干，其道不利，故使肌肉愤䐜而有疡；卫气有所凝而不行，故其肉有不仁也。疠者，有荣气热胕，其气不清，故使其鼻柱坏而色败，皮肤疡溃。风寒客于脉而不去，名曰疠风，或名曰寒热。

以春甲乙伤于风者为肝风，以夏丙丁伤于风者为心风，以季夏戊己伤于邪者为脾风，以秋庚辛中于邪者为肺风，以冬壬癸中于邪者为肾风。

风中五脏六腑之俞，亦为脏腑之风，各入其门户所中，则为偏风。风气循风府而上，则为脑风。风入系头，则为目风眼寒。饮酒中风，则为漏风。入房汗出中风，则为内风。新沐中风，则为首风。久风入中，则为肠风飧泄。外在腠理，则为泄风。故风者百病之长也，至其变化，乃为他病也，无常方，然致有风气也。

帝曰：五脏风之形状不同者何？愿闻其诊及其病能。

岐伯曰：肺风之状，多汗恶风，色皏然白，时咳短气，昼日则差，暮则甚，诊在眉上，其色白。

心风之状，多汗，恶风，焦绝，善怒吓，赤色，病甚则言不可快，诊在口，其色赤。

肝风之状，多汗恶风，善悲，色微苍，嗌干善怒，时憎女子，诊在目下，其色青。

脾风之状，多汗恶风，身体怠惰，四支不欲动，色薄微黄，不嗜食，诊在鼻上，其色黄。

肾风之状，多汗恶风，面庞然浮肿，脊痛不能正立，其色炲，隐曲不利，诊在肌上，其色黑。

胃风之状，颈多汗恶风，食饮不下，膈塞不通，腹善满，失衣则䐜胀，食寒则泄，诊形瘦而腹大。

首风之状，头面多汗恶风，当先风一日则病甚，头痛不可以出内，至其风日，则病少愈。

漏风之状，或多汗，常不可单衣，食则汗出，甚则身汗，喘息恶风，衣常濡，口干善渴，不能劳事。

泄风之状，多汗，汗出泄衣上，口中干上渍，其风不能劳事，身体尽痛则寒。帝曰：善。

【解读】 黄帝问道：风邪侵犯人体，或引起寒热病，或成为热中病，或成为寒中病，或引起疠风病，或引起偏枯病，或成为其他风病。由于病变表现不同，所以病名也不一样，甚至侵入到五脏六腑，我不知如何解释，愿听你谈谈其中的道理。

岐伯说：风邪侵犯人体常常留滞于皮肤之中，使腠理开合失常，经脉不能通调于内，卫气不能发泄于外；然而风邪来去迅速，变化多端，若使腠理开张则阳气外泄而洒淅恶寒，若使腠理闭塞则阳气内郁而身热烦闷，恶寒则引起饮食减少，发热则会使肌肉消瘦，所以使人振寒而不能饮食，这种病称为寒热病。

风邪由阳明经入胃，循经脉上行到目内眦，假如病人身体肥胖，腠理致密，则风邪不能向外发泄，稽留体内郁而化热，形成热中病，症见目珠发黄；假如病人身体瘦弱，腠理疏松，则阳气外泄而感到畏寒，形成寒中病，症见眼泪自出。

风邪由太阳经侵入，遍行太阳经脉及其腧穴，散布在分肉之间，与卫气相搏结，使卫气运行的道路不通利，所以肌肉肿胀高起而产生疮疡；若卫气凝涩而不能运行，则肌肤麻木不知痛痒。疠风病是营气因热而腐坏，血气污浊不清所致，所以使鼻柱蚀坏而皮色衰败，皮肤生疮溃烂。病因是风寒侵入经脉稽留不去，病名叫疠风。

在春季或甲日、乙日感受风邪的，形成肝风；在夏季或丙日、丁日感受风邪的，形成心风；在长夏或戊日、己日感受风邪的，形成脾风；在秋季或庚日、辛日感受风邪的，形成肺风；在冬季或壬日、癸日感受风邪的，形成肾风。

风邪侵入五脏六腑的俞穴，沿经内传，也可成为五脏六腑的风病。俞穴是机体与外界相通的门户，若风邪从其血气衰弱场所入侵，或左或右；偏着于一处，则成为偏风病。

风邪由风府穴上行入脑，就成为脑风病；风邪侵入头部累及目系，就成为目风病，两眼畏惧风寒；饮酒之后感受风邪，成为漏风病；行房汗出时感受风邪，成为内风病；刚洗过头时感受风邪，成为首风病；风邪久留不去，内犯肠胃，则形成肠风或飧泄病；风邪停留于腠理，则成为泄风病。

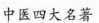

所以，风邪是引起多种疾病的首要因素。致于它侵入人体后产生变化，能引起其他各种疾病，就没有一定常规了，但其病因都是风邪入侵。

黄帝问道：五脏风证的临床表现有何不同？希望你讲讲诊断要点和病态表现。

岐伯回答道：肺风的症状，是多汗恶风，面色淡白，不时咳嗽气短，白天减轻，傍晚加重，诊查时要注意眉上部位，往往眉间可出现白色。

心风的症状，是多汗恶风，唇舌焦燥，容易发怒，面色发红，病重则言语謇涩，诊察时要注意舌部，往往舌质可呈现红色。

肝风的症状，是多汗恶风，常悲伤，面色微青，咽喉干燥，易发怒，有时厌恶女性，诊察时要注意目下，往往眼圈可发青色。

脾风的症状，是多汗恶风，身体疲倦，四肢懒于活动，面色微微发黄，食欲不振，诊察时要注意鼻尖部，往往鼻尖可出现黄色。

肾风的症状，是多汗恶风，颜面疣然而肿，腰脊痛不能直立，面色黑如煤烟灰，小便不利，诊察时要注意颐部，往往颐部可出现黑色。

胃风的症状，是颈部多汗，恶风，吞咽饮食困难，隔塞不通，腹部易作胀满，如少穿衣，腹即膜胀，如吃了寒凉的食物，就发生泄泻，诊察时可见形体瘦削而腹部胀大。

首风的症状，是头痛，面部多汗，恶风，每当起风的前一日病情就加重，以至头痛得不敢离开室内，待到起风的当日，则痛热稍轻。

漏风的症状，是汗多，不能少穿衣服，进食即汗出，甚至是自汗出，喘息恶风，衣服常被汗浸湿，口干易渴，不耐劳动。

泄风的症状，是多汗，汗出湿衣，口中干燥，上半身汗出如水渍一样，不耐劳动，周身疼痛发冷。黄帝道：讲得好！

痹论篇第四十三

【原文】 黄帝问曰：痹之安生？岐伯对曰：风寒湿三气杂至，合而为痹也。其风气胜者为行痹，寒气胜者为痛痹，湿气胜者为著痹也。

帝曰：其有五者何也？岐伯曰：以冬遇此者为骨痹，以春遇此者为筋痹，以夏遇此者为脉痹，以至阴遇此者为肌痹，以秋遇此者为皮痹。

帝曰：内舍五脏六腑，何气使然？岐伯曰：五脏皆有合，病久而不去者，内舍于其合也。故骨痹不已，复感于邪，内舍肾；筋痹不已，复感于邪，内舍于肝；脉痹不已，复感于邪，内舍于心；肌痹不已，复感于邪，内舍于脾；皮痹不已，复感于邪，内舍于肺。所谓痹者，各以其时重感于风寒湿之气也。

凡痹之客五脏者，肺痹者，烦满喘而呕；心痹者，脉不通，烦则心下鼓，暴上气而喘，嗌干善噫，厥气上则恐；肝痹者，夜卧则惊，多饮数小便，上为引如怀；肾痹者，善胀，尻以代踵，脊以代头；脾痹者，四支解惰，发咳呕汁，上为大塞；肠痹者，数饮而出不得，中气喘争，时发飧泄；胞痹者，少腹膀胱按之内痛，若沃以汤，涩于小便，上为清涕。

阴气者，静则神藏，躁则消亡。饮食自倍，肠胃乃伤。淫气喘息，痹聚在肺；淫气忧思，痹聚在心；淫气遗溺，痹聚在肾；淫气乏竭，痹聚在肝；淫气肌绝，痹聚在脾。

诸痹不已，亦益内也。其风气胜者，其人易已也。

帝曰：痹，其时有死者，或疼久者，或易已者，其故何也？岐伯曰：其入脏者死，其留连筋骨间者疼久，其留皮肤间者易已。

帝曰：其客于六腑者何也？岐伯曰：此亦其食饮居处，为其病本也。六腑亦各有俞，风寒湿气中其俞，而食饮应之，循俞而入，各舍其府也。

帝曰：以针治之奈何？岐伯曰：五脏有俞，六腑有合，循脉之分，各有所发，各随其过，则病瘳也。

帝曰：荣卫之气，亦令人痹乎？岐伯曰：荣者，水谷之精气也，和调于五脏，洒陈于六腑，乃能入于脉也。故循脉上下，贯五脏，络六腑也。卫者，水谷之悍气也，其气慓疾滑利，不能入于脉也，故循皮肤之中，分肉之间，熏于肓膜，散于胸腹。逆其气则病，从其气则愈。不与风寒湿气合，故不为痹。

帝曰：善。痹，或痛，或不痛，或不仁，或寒，或热，或燥，或湿，其故何也？岐伯曰：痛者，寒气多也，有寒，故痛也。其不痛不仁者，病久入深，荣卫之行涩，经络时疏，故不通，皮肤不营，故为不仁。其寒者，阳气少，阴气多，与病相益，故寒也。其热者，阳气多，阴气少，病气胜，阳遭阴，故为痹热。其多汗而濡者，此其逢湿甚也，阳气少，阴气盛，两气相感，故汗出而濡也。

帝曰：夫痹之为病，不痛何也？岐伯曰：痹在于骨则重，在于脉则血凝而不流，在于筋则屈不伸，在于肉则不仁，在于皮则寒，故具此五者则不痛也。凡痹之类，逢寒则虫，逢热则纵。帝曰：善。

【解读】　黄帝问道：痹病是怎样产生的呢？岐伯回答说：是由风、寒、湿三种邪气杂合伤人而形成痹病的。其中风邪偏胜的叫行痹，寒邪偏胜的叫痛痹，湿邪偏胜的叫做痹。

黄帝问道：痹病又可分为五种，为什么？岐伯说：在冬天得病的称为骨痹；在春天得病的称为筋痹；在夏天得病的称为脉痹；在长夏得病的称为肌痹；在秋天得病的称为皮痹。

黄帝问道：痹病的病邪有内舍于五脏六腑的，是什么气使它这样呢？

岐伯回答说：五脏与筋、脉、肉、皮、骨是内外相应的，病邪久留于体表而不去，就会侵入它所相应的内脏。所以骨痹不愈，又感受了邪气，就内藏于肾；筋痹不愈，又感受了邪气，就内藏于肝；脉痹不愈，又感受了邪气，就内藏于心；肌痹不愈，又感受了邪气，就内藏于脾；皮痹不愈，又感受了邪气，就内藏于肺。因此说，各种痹病，皆是在所主季节里感受风、寒、湿三气所造成的。

痹病侵入到五脏，症状各有不同。肺痹的症状是烦闷而满，喘息而呕；心痹的症状是血脉不通，烦则心上下鼓动，暴气上冲而喘，嗌喉干燥，经常嗳气，逆气上乘于心，便产生恐惧；肝痹的症状是夜眠多惊，好饮水，小便频仍，上引小腹，腹部膨满如怀孕的状况；肾痹的症状是腹部容易胀满，骨萎弱不能行走，行动时以尻着地，身蜷不能伸直，脊高于头；脾痹的症状是四肢倦怠无力，咳嗽，呕吐清涎，甚至胸膈上闭塞；肠痹的症状是常常喝水而又小便困难，中气喘而急迫，有时要发生飧泄；胞痹的症状是手按少腹内有痛感，好像灌了热肠一样，小便涩滞，上部鼻流清涕。

五脏的阴气，安静则精神内藏，躁动则易于耗散，若饮食过多，肠胃便会受到损伤。淫邪之气引起呼吸喘促的，是痹聚在肺；淫邪之气引起忧思的，是痹聚在心；淫邪之气引起遗尿的，是痹聚在肾；淫邪之气引起疲乏口渴的，是痹聚在肝；淫邪之气引起肌肉消瘦的，是痹聚在脾。

总之，各种痹病日久不愈，病变就会进一步向内深入。其中风邪偏盛的容易痊愈。

黄帝问道：患了痹病后，有的死亡，有的疼痛经久不愈，有的容易痊愈，这是什么缘故？岐伯说：痹邪内犯到五脏则死，痹邪稽留在筋骨间的则疼久难愈，痹邪停留在皮肤间的容易痊愈。

黄帝问道：痹邪侵犯六腑是何原因？岐伯说：这也是以饮食不节、起居失度为导致腑痹的根本原因。六腑也各有俞穴，风寒湿邪在外侵及它的俞穴，而内有饮食所伤的病理基础与之相应，于是病邪就循着俞穴入里，留滞在相应的腑。

黄帝问道：怎样用针刺治疗呢？岐伯说：五脏各有输穴可取，六腑各有合穴可取，循着经脉所行的部位，各有发病的征兆可察，根据病邪所在的部位，取相应的输穴或合穴进行针刺，病就可以痊愈了。

黄帝问道：荣气和卫气也会使人发生痹病吗？

岐伯说：荣是水谷所化的精气，平和地协调于五脏，输布于六腑，然后进入脉中，循着经脉上下，贯通五脏，联络六腑。卫是水谷所化成的悍气，它急速滑利，不能进入脉中，而循行于皮肤之中，腠理之间，上熏蒸于肓膜，下散布于胸腹。如果荣卫二气失却正常的平和协调，就会生病，但只要顺其气，病就会好。总之，荣卫之气，不和风寒湿三气相合，是不会发生痹病的。

黄帝说道：讲得好。痹病有痛的，有不痛的，有肌肤麻木不知痛痒的，有发寒的，有发热的，有皮肤干燥的，有皮肤湿润的，这是什么原因呢？

岐伯说：痛是寒气偏多，有寒气所以疼痛。其不痛而麻木不仁的，是由于日子久了，病邪深入，荣卫之气的运行不流畅，以致经络有时空虚，所以不痛，皮肤失却营养，所以麻木不仁。发寒的，是由于阳气少，阴气多，阴气与病气互相结合而加剧，所以寒多。发热的，是由于阳气多，阴气少，阳气与病气相结合而加剧，阳气遭遇阴气，而阴气不能胜阳气，所以为痹热。有多汗而湿润的，是感受湿气太甚，体内阳气不足，阴气有余，阴气和阳气相感，所以汗出而湿润。

黄帝问道：痹病有不痛的，是什么原因呢？

岐伯说：痹在骨的身重，痹在脉的则血涩滞不畅，痹在筋的则屈而不伸，痹在肌肉的则麻木不仁，痹在皮肤的则发寒。如若有这五种症状的痹病，便不会有疼痛的感觉。大凡痹病之类，遇到寒气则挛急，遇到热气则弛缓。

黄帝道：讲得好！

痿论篇第四十四

【原文】　黄帝问曰：五脏使人痿何也？岐伯对曰：肺主身之皮毛，心主身之血脉，肝主身之筋膜，脾主身之肌肉，肾主身之骨髓。故肺热叶焦，则皮毛虚弱急薄，著则生痿躄也。心气热，则下脉厥而上，上则下脉虚，虚则生脉痿，枢折挈胫纵而不任地也。肝气热，则胆泄口苦，筋膜干，筋膜干则筋急而挛，发为筋痿。脾气热，则胃干而渴，肌肉不仁，发为肉痿。肾气热，则腰脊不举，骨枯而髓减，发为骨痿。

帝曰：何以得之？岐伯曰：肺者，脏之长也，为心之盖也。有所失亡，所求不得，则发肺鸣，鸣则肺热叶焦，故曰：五脏因肺热叶焦，发为痿躄，此之谓也。悲哀太甚，则胞络绝，胞络绝，则阳气内动，发则心下崩，数溲血也。故《本病》曰：大经空虚，发为肌痹，传为脉痿。思想无穷，所愿不得，意淫于外，入房太甚，宗筋弛纵，发为筋痿，及为白淫。故《下经》曰：筋痿者，生于肝，使内也。有渐于湿，以水为事，若有所留，居处相湿，肌肉濡渍，痹而不仁，发为肉痿。故《下经》曰：肉痿者，得之湿地也。有所远行劳倦，逢大热而渴，渴则阳气内伐，内伐则热舍于肾。肾者水脏也，今水不胜火，则骨枯而髓虚，故足不任身，发为骨痿。故《下经》曰：骨痿者，生于大热也。

帝曰：何以别之？岐伯曰：肺热，者色白而毛败；心热者，色赤而络脉溢；肝热者，色苍而爪枯；脾热者，色黄而肉蠕动；肾热者，色黑而齿槁。

帝曰：如夫子言可矣，论言治痿者独取阳明，何也？岐伯曰：阳明者，五脏六腑之海，主润宗筋，宗筋主束骨而利机关也。冲脉者，经脉之海也，主渗灌溪谷，与阳明合于宗筋，阳明揔宗筋之会，会于气街，而阳明为之长，皆属于带脉，而络于督脉。故阳明虚，则宗筋纵，带脉不引，故足痿不用也。

帝曰：治之奈何？岐伯曰：各补其荥，而通其俞，调其虚实，和其逆顺；筋、脉、骨、肉，各以其时受月，则病已矣。帝曰：善。

【解读】 黄帝问道：五脏都能使人发生痿病，这是什么道理呢？岐伯回答说：肺主全身皮毛，心主全身血脉，肝主全身筋膜，脾主全身肌肉，肾主全身骨髓。所以肺脏有热，灼伤津液，则枯焦，皮毛也呈虚弱、干枯不润的状态，热邪不去，则变生痿躄；心脏有热，可使气血上逆，气血上逆就会引起在下的血脉空虚，血脉空虚就会变生脉痿，使关节如折而不能提举，足胫弛缓而不能着地行路；肝脏有热，可使胆汁外溢而口苦，筋膜失养而干枯，以至筋脉挛缩拘急，变生筋痿；脾有邪热，则灼耗胃津而口渴，肌肉失养而麻木不仁，变生不知痛痒的肉痿；肾有邪热，热灼精枯，致使髓减骨枯，腰脊不能举动，变生骨痿。

黄帝问道：痿证是怎样引起的？岐伯说：肺是诸脏之长，又是心脏的华盖。遇有失意的事情，或个人要求得不到满足，则使肺气郁而不畅，于是出现喘息有声，进而则气郁化热，使肺叶枯焦，精气因此而不能敷布于周身，五脏都是因肺热叶焦得不到营养而发生痿躄的，说的就是这个道理。如果悲哀过度，就会因气机郁结而使心包络隔绝不通，心包络隔绝不通则导致阳气在内妄动，逼迫心血下崩，于是屡次小便出血。所以《本病》中说："大经脉空虚，发生肌痹，进一步传变为脉痿。"如果无穷尽地胡思乱想而欲望又不能达到，或意念受外界影响而惑乱，房事不加节制，这些都可致使宗筋弛缓，形成筋痿或白浊、白带之类疾患。所以《下经》中说：筋痿之病发生于肝，是由于房事太过内伤精气所致。有的人日渐感受湿邪，如从事于水湿环境中的工作，水湿滞留体内，或居处潮湿，肌肉受湿邪浸渍，导致了湿邪痹阻而肌肉麻木不仁，最终则发展为肉痿。所以《下经》中说："肉痿是久居湿地引起的。"如果长途跋涉，劳累太甚，又逢炎热天气而口渴，于是阳气化热内扰，内扰的邪热侵入肾脏，肾为水脏，如水不胜火，灼耗阴精，就会骨枯髓空，致使两足不能支持身体，形成骨痿。所以《下经》中说："骨痿是由于大热所致。"

黄帝问道：用什么办法可以鉴别这五种痿证呢？岐伯说：肺有热的痿，

面色白而毛发衰败；心有热的痿，面色红而浅表血络充盈显现；肝有热的痿，面色青而爪甲枯槁；脾有热的痿，面色黄而肌肉蠕动；肾有热的痿，面色黑而牙齿枯槁。

黄帝道：先生以上所说是合宜的。医书中说：治痿应独取阳明，这是什么道理呢？岐伯说：阳明是五脏六腑营养的源泉，能濡养宗筋，宗筋主管约束骨节，使关节运动灵活。冲脉为十二经气血汇聚之处，输送气血以渗透灌溉分肉肌腠，与足阳明经会合于宗筋，阴经阳经都总会于宗筋，再会合于足阳明经的气街穴，故阳明经是它们的统领，诸经又都连属于带脉，系络于督脉。所以阳明经气血不足则宗筋失养而弛缓，带脉也不能收引诸脉，就使两足痿弱不用了。

黄帝问道：怎样治疗呢？岐伯说：调补各经的荥穴，疏通各经的输穴，以调机体之虚实和气血之逆顺；无论筋脉骨肉的病变，只要在其所合之脏当旺的月份进行治疗，病就会痊愈。黄帝道：很对！

厥论篇第四十五

【原文】　黄帝问曰：厥之寒热者，何也？岐伯对曰：阳气衰于下，则为寒厥；阴气衰于下，则为热厥。

帝曰：热厥之为热也，必起于足下者，何也？岐伯曰：阳气起于足五指之表，阴脉者，集于足下，而聚于足心，故阳气胜则足下热也。

帝曰：寒厥之为寒也，必从五指而上于膝者，何也？岐伯曰：阴气起于五指之里，集于膝下而聚于膝上，故阴气胜，则从五指至膝上寒，其寒也，不从外，皆从内也。

帝曰：寒厥何失而然也？岐伯曰：前阴者，宗筋之所聚，太阴阳明之所合也。春夏则阳气多而阴气少，秋冬则阴气盛而阳气衰。此人者质壮，以秋冬夺于所用，下气上争不能复，精气溢下，邪气因从之而上也。气因于中，阳气衰，不能渗营其经络，阳气日损，阴气独在，故手足为之寒也。

帝曰：热厥何如而然也？岐伯曰：酒入于胃，则络脉满而经脉虚。脾主为胃行其津液者也，阴气虚则阳气入，阳气入则胃不和，胃不和则精气竭，精气竭则不营其四支也。此人必数醉若饱以入房，气聚于脾中不得散，酒气与谷气相薄，热盛于中，故热遍于身，内热而溺赤也。夫酒气盛而慓悍，肾气有衰，阳气独胜，故手足为之热也。

帝曰：厥或令人腹满，或令人暴不知人，或至半日、远至一日乃知人者，何也？岐伯曰：阴气盛于上则下虚，下虚则腹胀满；阳气盛于上则下气重上，而邪气逆，逆则阳气乱，阳气乱则不知人也。

帝曰：善。愿闻六经脉之厥状病能也。岐伯曰：巨阳之厥，则肿首头重，足不能行，发为眴仆。阳明之厥，则癫疾欲走呼，腹满不得卧，面赤而热，妄见而妄言。少阳之厥，则暴聋颊肿而热，胁痛，骨行不可以运。太阴之厥，则腹满䐜胀，后不利，于欲食，食则呕，不得卧。少阴之厥，则口干溺赤，腹满心痛。厥阴之厥，则少腹肿痛，腹胀，泾溲不利，好卧屈膝，阴缩肿，骨行内热。盛则泻之，虚则补之，不盛不虚，以经取之。

太阴厥逆，骨行急挛，心痛引腹，治主病者。少阴厥逆，虚满呕变，下泄清，治主病者。厥阴厥逆，挛腰痛，虚满前闭，谵言，治主病者。三阴俱逆，不得前后，使人手足寒，三日死。太阳厥逆，僵仆，呕血善衄，治主病者。少阳厥逆，机关不利，机关不利者，腰不可以行，项不可以顾，发肠痈，不可治，惊者死。阳明厥逆，喘咳身热，善惊衄呕血。

手太阴厥逆，虚满而咳，善呕沫，治主病者。手心主少阴厥逆，心痛引喉，身热死，不可治。手太阳厥逆，耳聋泣出，项不可以顾，腰不可以俯仰，治主病者；手阳明、少阳厥逆，发喉痹，嗌肿，痉，治主病者。

【解读】 黄帝问道：厥证有寒有热，是怎样形成的呢？岐伯答道：阳气衰竭于下，发为寒厥；阴气衰竭于下，发为热厥。

黄帝问道：热厥证的发热，一般从足底开始，这是什么道理？岐伯答道：阳经之气循行于足五趾的外侧端，汇集于足底而聚汇到足心，所以若阴经之气衰竭于下而阳经之气偏胜，就会导致足底发热。黄帝问道：寒厥证的厥冷，一般从足五趾渐至膝部，这是什么道理？岐伯答道：阴经之气起于足五趾的内侧端，汇集于膝下后，上聚于膝部。所以若阳经之气衰竭于下而阴经之气偏胜，就会导致从足五趾至膝部的厥冷，这种厥冷，不是由于外寒的侵入，而是由于内里的阳虚所致。

黄帝问道：寒厥是损耗了何种精气而形成的？岐伯说：前阴是许多经脉聚汇之处，也是足太阴和足阳明经脉会合之处。一般来说，人体在春夏季节是阳气偏多而阴气偏少，秋冬季节是阴气偏盛而阳气偏衰。有些人自恃体质强壮，在秋冬阳气偏衰的季节纵欲、过劳，使肾中精气耗损，精气亏虚于下而与上焦之气相争亦不能迅速恢复，精气不断溢泄于下，元阳亦随之而虚，阳虚生内寒，阴寒之邪随从上争之气而上逆，便为寒厥。邪气停聚于中焦，使阳气虚衰，不能化生水谷精微以渗灌营养经络，以致阳气日益亏损，阴寒之气独胜于内，所以手足厥冷。

岐伯说：酒入于胃，能使经络中血液充满，而经脉反见空虚。脾的功能，是帮助胃来输送津液的，若饮酒过度，脾无所输而阴气虚；阴气虚则阳气实，阳气实则胃气不和，胃气不和则水谷之精气衰减，而精气一旦衰减，就难以营养四肢了。这种病人，一定是由于经常酒醉，饱食后行房，肾气太虚，命门无以资脾，所以气聚而不宣散，酒气与谷气两相搏结，酝酿成热，热是从内里起来的，所以全身发热，小便色赤。酒色盛而性烈，肾气日渐衰退，而阳气独胜于内，所以便手足发热。

黄帝问道：厥病有的使人腹满，有的使人突然不知人事，或者半天甚至一天才能清醒过来，这是什么道理呢？

岐伯说：阴气偏盛于上，则下部必然会虚，下部虚，则腹部就容易胀满；阳气偏盛于上，阴气也会并行于上，而邪气是逆行的，邪气上逆，则阳气紊乱，阳气紊乱，则会突然不省人事。

黄帝说道：讲得好。我想听你讲讲六经厥病的症状。

岐伯说：太阳经的厥病，上为头肿发重，下为足不能行动，发为眼花昏倒；阳明经的厥病，则发为癫疾，狂走呼叫，腹部胀满，不能安卧，面红发热，神志不清，妄见妄言；少阴经的厥病，突然耳聋，颊部肿而发热，胁疼痛，两腿不能运动；太阴经的厥病，肚腹胀满，大便不爽，不想进食，食则呕吐，不能安卧；少阴经的厥病，口干，小便赤色，腹满，心痛；厥阴经的厥病，小腹肿痛，大腹胀满，二便不利，喜欢屈膝而睡，前阴萎缩而肿，足胫内侧发热。对于这些厥病，实症用泻法，虚症用补法，本经自生病，不是受他经虚实症影响的，就采用针刺所经的本经俞穴的方法予以治疗。

足太阴经的经气厥逆，小腿拘急痉挛，心痛牵引腹部，当取主病的本经喻穴治疗。足少阴经的经气厥逆，腹部虚满，呕逆，大便泄泻清稀，当取主病的本经腧穴治疗。足厥阴经的经气厥逆，腰部拘挛疼痛，腹部虚满，小便不通，胡言乱语，当取主病的本经腧穴治疗。若足三阴经都发生厥逆，身体僵直跌倒，呕血，容易鼻出血，当取主病的本经腧穴治疗。足少阳经的经气厥逆，关节活动不灵，关节不利则腰部不能活动，颈项不能回顾，如果伴发肠痈，就为不可治的危证，如若发惊，就会死亡。足阳明经的经气厥逆，喘促咳嗽，身发热，容易惊骇，鼻出血，呕血。

手太阴厥逆，胸腹虚满，咳嗽，常常呕出痰水，应当治其主病之经；手心主包络和手少阴厥逆，心痛连及咽喉，如身体发热，为不可治的死症；手太阳经厥逆，耳聋，眼流泪，头项不能向后回顾，腰不能前后俯仰。应当治其主病之经；手阳明和手少阳厥逆，发为喉痹，咽肿，颈项强直。应当治其主病之经。

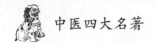

·卷十三·

病能论篇第四十六

【原文】 黄帝问曰：人病胃脘痈者，诊当何如？岐伯对曰：诊此者，当候胃脉，其脉当沉细，沉细者气逆，逆者人迎甚盛，甚盛则热；人迎者，胃脉也，逆而盛，则热聚于胃口而不行，故胃脘为痈也。

帝曰：善。人有卧而有所不安者何也？岐伯曰：脏有所伤，及精有所之寄则安，故人不能悬其病也。

帝曰：人之不得偃卧者，何也？岐伯曰：肺者，脏之盖也，肺气盛则脉大，脉大则不得偃卧。论在《奇恒阴阳》中。

帝曰：有病厥者，诊右脉沉而紧，左脉浮而迟，不然病主安在？岐伯曰：冬诊之，右脉固当沉紧，此应四时；左脉浮而迟，此逆四时。在左当主病在肾，颇关在肺，当腰痛也。帝曰：何以言之？岐伯曰：少阴脉贯肾络肺，今得肺脉，肾为之病，故肾为腰痛之病也。

帝曰：善。有病颈痈者，或石治之，或针灸治之，而皆已，其真安在？岐伯曰：此同名异等者也。夫痈气之息者，宜以针开除去之；夫气盛血聚者，宜石而写之。此所谓同病异治也。

帝曰：有病怒狂者，此病安生？岐伯曰：生于阳也。帝曰：阳何以使人狂？岐伯曰：阳气者，因暴折而难决，故善怒也，病名曰阳厥。帝曰：何以知之？岐伯曰：阳明者常动，巨阳、少阳不动，不动而动大疾，此其候也。帝曰：治之奈何？岐伯曰：夺其食即已。夫食入于阴，长气于阳，故夺其食即已。使之服以生铁洛为饮，夫生铁洛者，下气疾也。

帝曰：善。有病身热解堕，汗出如浴，恶风少气，此为何病？岐伯曰：病名曰酒风。帝曰：治之奈何？岐伯曰：以泽泻、术各十分，麋衔五分，合以三指撮为后饭。

所谓深之细者，其中手如针也，摩之切之，聚者坚也；博者大也。《上经》者，言气之通天地；《下经》者言病之变化也；《金匮》者，决死生也；《揆度》者，切度之也；《奇恒》者，言奇病也。所谓奇者，使奇病不得以四时死也；恒者，得以四时死也，所谓揆者，方切求之也，言切求其脉理也；度者，得其病处，以四时度之也。

【解读】 黄帝问：有人患了胃脘痛的病，应怎样诊断？岐伯答说：诊断这种病，应当先检查它的胃脉，其胃脉必然沉细，沉细就说明胃气上逆，上逆则人迎部跳动过甚，跳动过甚就表明有热。人迎是胃的动脉，由于胃脉沉涩，出现气逆现象，而人迎跳动又盛，这就说明是热聚结在胃口而不得散发，所以胃脘发生痛肿。

黄帝说：讲得好！又有入睡眠得不到不安定，这是什么缘故？岐伯说：这是因为五脏有所损伤，或情绪过于偏激，如果不能消除这两种原因，睡眠是得不到安宁的。

黄帝说：又有人不能仰卧，这是什么缘故？岐伯说：肺脏位居最高，覆盖着各个器官，如肺内邪气充盛，那么络脉就胀大，肺的络脉胀大，人就不能仰卧了，古代《奇恒阴阳》篇里已有这样的论述。

黄帝说：有患厥病的，诊得右脉沉而紧，左脉浮而迟，不知主病在何处？岐伯说：因为是冬天诊察其脉象，右脉本来应当沉紧，这是和四时相应的正常脉象；左脉浮迟，则是逆四时的反常脉象。今病脉现于左手，又是冬季，所以当主病在肾，浮迟为肺脉，所以与肺脏关联。腰为肾之府，故当有腰痛的症状。黄帝说：为什么这样说呢？岐伯说：少阴的经脉贯肾络于肺，现于冬季肾脉部位诊得了浮迟的肺脉，是肾气不足的表现，虽与肺有关，但主要是肾病，故肾病当主为腰痛。

黄帝说：好。有患颈痛病的，或用砭石治疗，或用针灸治疗，都能治好，其治愈的道理何在？岐伯说：这是因为病名虽同而程度有所不同的缘故。颈痛属于气滞不行的，宜用针刺开导以除去其病，若是气盛壅滞而血液结聚的，宜用砭石以泻其瘀血，这就是所谓同病异治。

黄帝说：有患怒狂病的，这种病是怎样发生的呢？岐伯说：阳气因为受到突然强烈的刺激，郁而不畅，气厥而上逆，因而使人善怒发狂，由于此病为阳气厥逆所生，故名"阳厥"。黄帝说：怎样知道是阳气受病呢？岐伯说：在正常的情况下，足阳明经脉是常动不休的，太阳、少阳经脉是不甚搏动的，现在不甚搏动的太阳、少阳经脉也搏动得大而急疾，这就是病生于阳气的征象。黄帝说：如何治疗呢？岐伯说：病人禁止饮食就可以好了。因为饮食经过脾的运化，能够助长阳气，所以禁止病人的饮食，使过盛的阳气得以衰少，病就可以痊愈。同时，再给以生铁洛煎水服之，因为生铁洛有降气开结的作用。

黄帝说：好。有患全身发热，腰体懈怠无力，汗出多得象洗澡一样，怕风，呼吸短而不畅，这是什么病呢？岐伯说：病名叫酒风。黄帝说：如何治疗呢？岐伯说：用泽泻和白术各十分，麋衔五分，合研为末，每次服三指撮，在饭前服下。

所谓沉伏而细小的脉，应手像针一样，推之，按之，脉气聚而不散，是坚脉；阴阳搏结，是大脉。《上经》是讲自然界与人体活动关系的；《下经》是讲疾病变化的；《金匮》是讲诊断疾病，决定死生的；《揆度》是讲切按脉象以判断疾病的；《奇恒》是讲分析异常之病的。"奇"就是不受四时季节的影响而致死亡；"恒"就是随着四时气候变化而致死亡；"揆"就

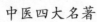

是切按其脉而求它的致病原因；"度"就是以诊断所得，结合四时逆顺，分析治法、死生。

奇病论篇第四十七

【原文】　黄帝问曰：人有重身，九月而喑，此为何也？岐伯对曰：胞之络脉绝也。帝曰：何以言之？岐伯曰：胞络者，系于肾，少阴之脉，贯肾系舌本，故不能言。帝曰：治之奈何？岐伯曰：无治也，当十月复。《刺法》曰：无损不足，益有余，以成其疹，然后调之。所谓无损不足者，身羸瘦，无用镵石也；无益其有余者，腹中有形而泄之，泄之则精出而病独擅中，故曰疹成也。

帝曰：病胁下满，气逆，二三岁不已，是为何病？岐伯曰：病名曰息积，此不妨于食，不可灸刺，积为导引服药，药不能独治也。

帝曰：人有身体髀股䯒皆肿，环齐而痛，是为何病？岐伯曰：病名曰伏梁，此风根也，其气溢于大肠，而著于肓，肓之原在齐下，故环齐而痛也。不可动之，动之为水溺涩之病也。

帝曰：人有尺脉数甚，筋急而见，此为何病？岐伯曰：此所谓疹筋，是人腹必急，白色黑色见，则病甚。

帝曰：人有病头痛以数岁不已，此安得之，名为何病？岐伯曰：当有所犯大寒，内至骨髓，髓者以脑为主，脑逆，故令头痛，齿亦痛，病名曰厥逆。帝曰：善。

帝曰：有病口甘者，病名为何？何以得之？岐伯曰：此五气之溢也，名曰脾瘅。夫五味入口，藏于胃，脾为之行其精气，津液在脾，故令人口甘也。此肥美之所发也。此人必数食甘美而多肥也。肥者令人内热，甘者令人中满，故其气上溢，转为消渴。治之以兰，除陈气也。

帝曰：有病口苦，取阳陵泉，口苦者，病名为何？何以得之？岐伯曰：病名曰胆瘅。夫肝者，中之将也，取决于胆，咽为之使。此人者，数谋虑不决，故胆虚，气上溢，而口为之苦。治之以胆募、俞，治在《阴阳十二官相使》中。

帝曰：有癃者，一日数十溲，此不足也。身热如炭，颈膺如格，人迎躁盛，喘息，气逆，此有余也。太阴脉微细如发者，此不足也，其病安在？名为何病？岐伯曰：病在太阴，其盛在胃，颇在肺，病名曰厥，死不治，此所谓得五有余、二不足也。帝曰：何谓五有余、二不足？岐伯曰：所谓五有余者，五病之气有余也，二不足者，亦病气之不足也。今外得五有余，内得二不足，此其身不表不里，亦正死明矣。

帝曰：人生而有病癫疾者，病名曰何？安所得之？岐伯曰：病名为胎病。此得之在母腹中时，其母有所大惊，气上而不下，精气并居，故令子发为癫疾也。

帝曰：有病瘦然如有水状，切其脉大紧，身无痛者，形不瘦，不能食，食少，名为何病？岐伯曰：病生在肾，名为肾风，肾风而不能食，善惊，惊已，心气痿者死。帝曰：善。

【解读】黄帝问道：有的妇女在怀孕时九个月而不能说话的，这是什么缘故呢？岐伯回答说：这是因为胞中的络脉被胎儿压迫着，阻绝不通所致。黄帝说：为什么这样说呢？岐伯说：胞宫的络脉系于肾脏，而足少阴肾脉贯肾上系于舌本，今胞宫的络脉受阻，肾脉亦不能上通于舌，舌本失养，故不能言语。黄帝说：如何治疗呢？岐伯说：不需要治疗，待至十月分娩之后，胞络通，声音就会自然恢复。《刺法》上说：正气不足的不可用泻法，邪气有余的不可用补法，以免因误治而造成疾病。所谓"无损不足"，就是怀孕九月而身体瘦弱的，不可再用针石治疗以伤其正气。所谓"无益有余"，就是说腹中已经怀孕而又妄用泻法，用泻法则精气耗伤，使病邪独据于中，正虚邪实，所以说疾病形成了。

黄帝说：有病胁下胀满，气逆喘促，二三年不好的，是什么疾病呢？岐伯说：病名叫息积，这种病在胁下而不在胃，所以不妨碍饮食，治疗时切不可用艾灸和针刺，必须逐渐地用导引法疏通气血，并结合药物慢慢调治，若单靠药物也是不能治愈的。

黄帝说：人有身体髀部、大腿、小腿都肿胀，并且环绕肚脐周围疼痛，这是什么疾病呢？岐伯说：病名叫伏梁，这是由于风邪久留于体内所致。邪气流溢于大肠而留着于肓膜，因为肓膜的起源在肚脐下部，所以环绕脐部作痛。这种病不可用按摩方法治疗，否则就会造成小便涩滞不利的疾病。

黄帝说：人有尺部脉搏跳动数疾，筋脉拘急外现的，这是什么病呢？岐伯说：这就是所谓疹筋病，此人腹部必然拘急，如果面部见到或白或黑的颜色，病情则更加严重。

黄帝说：有人患头痛已经多年不愈这是怎么得的？叫做什么病呢？岐伯说：此人当受过严重的寒邪侵犯，寒气向内侵入骨髓，脑为髓海，寒气由骨髓上逆于脑，所以使人头痛，齿为骨之余，故牙齿也痛，病由寒邪上逆所致，所以病名叫做"厥逆"。黄帝说：好。

黄帝问：有的病人嘴里发甜，是什么病？又是怎样得的？岐伯说：这是土气的泛溢，叫做脾瘅。一般说来，食物进入嘴里，贮藏于胃，再由脾脏运化，输送所化精气于各个器官。现在脾脏失其正常功能，津液停留在脾，所以令人嘴里觉有甜味，这是饮食过于肥美所诱发的。患这种病的人，大都是经常吃甘美厚味造成的。肥厚能够使人内里生热，甜味能够使人胸部满闷，所以脾气向上泛溢，并可以转为消渴的病。应该以兰草治疗，兰草的功能，能够排除陈积蓄热之气。

黄帝说：有的病人，嘴里发苦，应取足少阳胆经的阳陵泉治疗，口苦是什么病？怎么得的？岐伯说：这叫做胆瘅。肝是将军之官，其功能取决于胆，咽喉受它的支配。患胆瘅的人，因为经常思虑不断，情绪苦闷，所以胆失却正常的功能，胆汁向上泛溢，因此嘴里发苦。治疗时，刺胆募、胆俞二穴。它的治疗原则，载在《阴阳十二官相使》里

黄帝说：有患癃病的，一天要解数十次小便，这是正气不足的现象。同时又有身热如炭火，咽喉与胸膺之间有格塞不通的感觉，人迎脉躁动急数，呼吸喘促，肺气上逆，这又是邪气有余的现象。寸口脉微细如头发，这也是正气不足的表现。这种病的原因究竟在哪里？叫做什么病呢？岐伯说：此病是太阴脾脏不足，热邪炽盛在胃，症状却偏重在肺，病的名字叫做厥，属于不能治的死证。这就是所谓"五有余、二不足"的证候。黄帝说：什么叫"五有余、二不足"呢？岐伯说：所谓"五有余"，就是身热如炭，喘息，气逆等五种病气有余的证候。所谓"二不足"，就是癃一日数十溲，脉微细如发两种正气不足证候。现在患者外见五有余，内见二不足，这种病既不能依有余而攻其表，又不能从不足而补其里，所以说是必死无疑了。

黄帝说：人出生以后就患有癫痫病的，病的名字叫什么？是怎样得的呢？岐伯说：病的名字叫胎病，这种病是胎儿在母腹中得的，由于其母曾受到很大的惊恐，气逆于上而不下，精也随而上逆，精气并聚不散，影响及胎儿，故其子生下来就患癫痫病。

黄帝说：面目浮肿，象有水状，切按脉搏大而且紧，身体没有痛处，形体也不消瘦，但不能吃饭，或者吃得很少，这种病叫什么呢？岐伯说：这种病发生在肾脏，名叫肾风。肾风病人到了不能吃饭，常常惊恐的阶段，若惊后心气不能恢复，心肾俱败，神气消亡，而为死证。黄帝说：说的对。

大奇论篇第四十八

【原文】　肝满、肾满、肺满皆实，即为肿。肺之雍，喘而两胠满。肝雍，两胠满，卧则惊，不得小便；肾雍，脚下至少腹满，胫有大小，髀䯒大跛，易偏枯。

心脉满大，痫瘛筋挛。肝脉小急，痫瘛筋挛。肝脉骛暴，有所惊骇，脉不至若瘖，不治自已。

肾脉小急，肝脉小急，心脉小急，不鼓皆为瘕。

肾、肝并沉为石水，并浮为风水，并虚为死，并小弦欲惊。

肾脉大急沉，肝脉大急沉，皆为疝。

心脉搏滑急为心疝；肺脉沉搏为肺疝。

三阳急为瘕，三阴急为疝，二阴急为痫厥；二阳急为惊。

脾脉外鼓沉，为肠澼，下血，血温身热者死。心肝澼亦下血，二脏同病者，可治。其脉小沉涩为肠澼，其身热者死，热见七日死。

胃脉沉鼓涩，胃外鼓大，心脉小坚急，皆鬲偏枯，男子发左，女子发右，不喑舌转，可治，三十日起；其从者喑，三岁起；年不满二十者，三岁死。

脉至而搏，血衄身热者死，脉来悬钩浮为常脉。

脉至如喘，名曰暴厥。暴厥者，不知与人言。脉至如数，使人暴惊，三四日自已。

脉至浮合，浮合如数，一息十至以上，是经气予不足也，微见九十日死；脉至如火薪然，是心精之予夺也，草干而死；脉至如散叶，是肝气予虚也，木叶落而死；脉至如省客，省客者，脉塞而鼓，是肾气予不足也，悬去枣华而死；脉至如丸泥，是胃精予不足也，榆荚落而死；脉至如横格，是胆气予不足也，禾熟而死；脉至如弦缕，是胞精予不足也，病善言，下霜而死，不言可治；脉至如交漆，交漆者，左右傍至也，微见三十日死；脉至如涌泉，浮鼓肌中，太阳气予不足也，少气，味韭英而死；脉至如颓土之状，按之不得，是肌气予不足也，五色先见黑，白垒发死；脉至如悬雍，悬雍者，浮揣切之益大，是十二俞之予不足也，水凝而死；脉至如偃刀，偃刀者，浮之小急，按之坚大急，五藏菀熟，寒热独并于肾，如此其人不得坐，立春而死；脉至如丸滑不直手，不直手者，按之不可得也，是大肠气予不足也，枣叶生而死；脉至如华者，令人善恐，不欲坐卧，行立常听，是小肠气予不足也，季秋而死。

【解读】 肝脉、肾脉、肺脉都是实象的，可发生痈肿。肺痈，喘促、两胁胀满；肝痈，两胁胀满，睡眠时会惊骇不安，小便不通；肾痈，从胁下至小腹胀满，两侧胫部大小不一样，髀部和胫部有变化，走路身体不平衡，容易发展成为偏枯的病。

心脉满而大，说明体内热甚，会出现癫痫，手足搐搦，筋脉拘挛的现象。肝脉小而紧，说明肝脏虚寒，也会出现癫痫，手足搐搦，筋脉拘挛的现象。如肝脉迅急，突然受到惊骇，脉搏一时按不到，并且失音，说明受惊气逆的现象，不必治疗，气平就会自然痊愈的。

肾、肝、心三脉细小而急疾，指下浮取鼓击不明显，是气血积聚在腹中，皆当发为瘕病。

肾脉和肝脉均见沉脉，为石水病；均见浮脉，为风水病；均见虚脉，为死证；均见小而兼弦之脉，将要发生惊病。

肾脉沉大急疾，肝脉沉大急疾，均为疝病。

心脉搏动急疾流利，为心疝；肺脉沉而搏击于指下，为肺疝。

太阳之脉急疾，是受寒血凝为瘕；太阴之脉急疾，是受寒气聚为疝；少阴之脉急疾，是邪乘心肾，发为痫厥；阳明之脉急疾，是木邪乘胃，发为惊骇。

脾脉浮动，而又见沉象的为痫疾，时间长了自然会好的。肝脉小而缓的痫疾，容易治疗。肾脉小搏而沉又兼便血的痫疾，如血温于内，而身体发热的，是死症。心脉、肝脉小而沉涩的痫疾，如果二脏同病，木火相生，就可以治疗。假如身体发热，就可以致人死之。发热太甚的，过七天就会死亡。

胃脉沉涩，或者浮动而大，以及心脉小急，全是气血不通的征象，都可发为偏枯的病。如果男子发病在左侧，女子发病在右侧，说话不失音、舌头动转灵活，就可以治疗，且大约经过30天就能恢复。如果男子发病在右侧，女子发病在左侧，说话发不出声音，那么大约需要3年才能恢复。如果年龄不满二十岁，正在发育的时候，大约三年后就会死亡。

脉来搏指，大而有力，流鼻血、身体发热的，就有死亡的危险。脉来如悬空无根，呈现微钩而浮之象的，这是衄血应有的脉象。

脉来喘急，突然昏厥，不能言语的，名叫暴厥。脉来如热盛之数，得之暴受惊吓，经过三四天就会自行恢复。

脉来如浮波之合，象热盛时的数脉一样急疾，一呼一息跳动十次以上，这是经脉之气均已不足的现象，从开始见到这种脉象起，经过九十天就要死亡。脉来如新燃之火，临势很盛，这是心脏的精气已经虚失，至秋末冬初野草干枯的时候就要死亡。脉来如散落的树叶，浮泛无根，这是肝脏精气虚极，至深秋树木落叶时就要死亡。脉来如访问之客，或去或来，或停止不动，或搏动鼓指，这是肾脏的精气不足，在初夏枣花开落的时候，火旺水败，就会死亡。脉来如泥丸，坚强短涩，这是胃腑精气不足，在春末夏初榆荚枯落的时候就要死亡。脉来如有横木在指下，长而坚硬，这是胆的精气不足，到秋后谷类成熟的时候，金旺木败，就要死亡。脉来紧急如弦，细小如缕，是胞脉的精气不足，若患者反多言语，是真阴亏损而虚阳外现，在下霜时，阳气虚败，就会死亡；若患者静而不言，则可以治疗；脉来如交漆，缠绵不清，左右旁至，为阴阳偏败，从开始见到这种脉象起三十日就会死亡。脉来如泉水上涌，浮而有力，鼓动于肌肉中，这是足太阳膀胱的精气不足，症状是呼吸气短，到春天尝到新韭菜的时候就要死亡。脉来如倾颓的腐土，虚大无力，重按则无，这是脾脏精气不足，若面部先见到五色中的黑色，是土败水侮的现象，到春天白蒤发生的时候，木旺土衰，就要死亡。如悬雍之上大下小，浮取揣摩则愈觉其大，按之益大，与筋骨相离，这是十二俞的精气不足，十二俞均属太阳膀胱经，故在冬季结冰的时候，阴盛阳绝，就要死亡。

　　脉来如仰卧的刀口，浮取小而急疾，重按坚大而急疾，这是五脏郁热形成的寒热交并于肾脏，这样的病人仅能睡卧，不能坐起，至立春阳盛阴衰时就要死亡。脉来如弹丸，短小而滑，按之无根，这是大肠的精气不足，在初夏枣树生叶的时候，火旺金衰，就要死亡。脉来如草木之花，轻浮柔弱，其人易发惊恐，坐卧不宁，内心多疑，所以不论行走或站立时，经常偷听别人的谈话，这是小肠的精气不足，到秋末阴盛阳衰的季节就要死亡。

脉解篇第四十九

　　【原文】　　太阳所谓肿腰椎痛者，正月太阳寅，寅，太阳也，正月阳气出在上，而阴气盛，阳未得自次也，故肿腰椎痛也。病偏虚为跛者，正月阳气冻解地气而出也，所谓偏虚者，冬寒颇有不足者，故偏虚为跛也。所谓强上引背者。阳气大上而争，故强上也。所谓耳鸣者，阳气万物盛上而跃，故耳鸣也。所谓甚则狂巅疾者，阳尽在上，而阴气从下，下虚上实，故狂巅疾也。所谓浮为聋者，皆在气也。所谓人中为瘖者，阳盛已衰故为瘖也。内夺而厥，则为瘖俳，此肾虚也，少阴不至者，厥也。

　　少阳所谓心胁痛者，言少阳盛也，盛者，心之所表也，九月阳气尽而阴气盛，故心胁痛也。所谓不可反侧者，阴气藏物也，物藏则不动，故不可反侧也。所谓甚则跃者，九月万物尽衰，草木毕落而堕，则气去阳而之阴，气盛而阳之下长，故谓跃。

　　阳明所谓洒洒振寒者，阳明者午也，五月盛阳之阴也，阳盛而阴气加之，故洒洒振寒也。所谓胫肿而股不收者，是五月盛阳之阴也，阳者，衰于五月，而一阴气上，与阳始争。故胫肿而股不收也。所谓上喘而为水者，阴气下而复上，上则邪客于脏腑间，故为水也。所谓胸痛少气者，水气在脏腑也，水者阴气电，阴气在中，故胸痛少气也。所谓甚则厥，恶人与火，闻木音则惕然而惊者，阳气与阴气相薄，水火相恶，故惕然而惊也。所谓欲独闭户牖而处者，阴阳相薄也，阳尽而阴盛，故欲独闭户牖而居。所谓病至则欲乘高而歌，弃衣而走者，阴阳复争，而外并于阳，故使之弃衣而走。所谓客孙脉则头痛鼻衄腹肿者，阳明并于上，上者则其孙络太阴也，故头痛鼻衄腹肿也。

　　太阴所谓病胀者，太阴子也，十一月万物气皆藏于中，故曰病胀；所谓上走心为噫者，阴盛而上走于阳明，阳明络属心，故曰上走心为噫也。

所谓食则呕者，物盛满而上溢，故呕也。所谓得后与气则快然如衰者，十二月阴气下衰，而阳气且出，故曰得后与气则快然如衰也。

少阴所谓腰痛者，少阴者，肾也，十月万物阳气皆伤，故腰痛也。所谓呕咳上气喘者，阴气在下，阳气在上，诸阳气浮，无所依从。故呕咳上气喘也。所谓色色不能久立久坐，起则目䀮䀮无所见者，万物阴阳不定未有主也。秋气始至，微霜始下，而方杀万物，阴阳内夺，故目疏疏无所见也。所谓少气善怒者，阳气不治，阳气不治，则阳气不得出，肝气当治而未得，故善怒，善怒者，名曰煎厥。所谓恐如人将搏之者，秋气万物未有毕去，阴气少，阳气入，阴阳相薄，故恐也。所谓恶闻食臭者，胃无气，故恶闻食臭也。所谓面黑如地色者，秋气内夺，故变于色也。所谓咳则有血者，阳脉伤也，阳气未盛于上而脉满，满则咳，故血见于鼻也。

厥阴所谓癫疝，妇人少腹肿者，厥阴者，辰也，三月阳中之阴，邪在中，故曰癫疝少腹肿也。所谓腰脊痛不可以俯仰者，三月一振，荣华万物，一俯而不仰也。

所谓㿗癃疝肤胀者，曰阴亦盛而脉胀不通，故曰㿗癃疝也。所谓甚则嗌干热中者，阴阳相薄而热，故嗌干也。

【解读】　太阳经有所谓腰肿和臀部疼痛的，是因为正月属于太阳，而月建在寅，正月是阳气升发的季节，但阴寒之气尚盛，阳气未能依正常规律，逐渐旺盛，当旺不旺，病及于经，故发生腰肿和臀部疼痛。病有阳气不足而发为偏枯跛足的，是因为正月里阳气促使冰冻解散，地气从下上出，由于寒冬的影响，阳气颇感不足，若阳气偏虚于足太阳经一侧，则发生偏枯跛足的症状。所谓颈项强急而牵引背部的，是因为阳气剧烈地上升而争引，影响于足太阳经脉，所以发生颈项强急。所谓出现耳鸣症状的，是因为阳气过盛，好象万物向上盛长而活跃，盛阳循经上逆，故出现耳鸣。所谓阳邪亢盛发生狂病癫痫的，是因为阳气尽在上部，阴气却在下面，下虚而上实，所以发生狂病和癫痫病。所谓逆气上浮而致耳聋的，是因为气分失调，阳气进入内部不能言语的，是因为阳气盛极而衰，故不能言语。若房事不节内夺肾精，精气耗散而厥逆，就会发生瘖痱病，这是因为肾虚，少阴经的精气不至而发生厥逆。

少阳所以发生心胁痛的症状，是因少阳属九月，月建在戌，少阳脉散络心包，为心之表，九月阳气将尽，阴气方盛，邪气循经而病，所以心胁部发生疼痛。所谓不能侧身转动，是因为九月阴气盛，万物皆潜藏而不动，少阳经气应之，所以不能转侧。所谓甚则跳跃，是因为九月万物衰败，草木尽落而坠地，人身的阳气也由表入里，阴气旺盛在上部，阳气向下而生长，活动于两足，所以容易发生跳跃的状态。

阳明经有所谓洒洒振寒的症状，是因为阳明旺于五月，月建在午，五月是阳极而阴生的时候，人体也是一样，阴气加于盛阳之上，故令人洒洒然寒栗。所谓足胫浮肿而腿弛缓不收，是因为五月阳盛极而阴生，阳气始衰，在下初生之一阴，向上与阳气相争，致使阳明经脉不和，故发生足胫浮肿而两腿弛缓不收的症状。所谓因水肿而致喘息的，是由于土不制水，阴气自下而上，居于脏腑之间，水气不化，故为水肿之病，水气上犯肺脏，所以出现喘息的症状。所谓胸部疼痛呼吸少气的，也是由于水气停留于脏腑之间，水液属于阴气，停留于脏腑，上逆于心肺，所以出现胸痛少气的症状。所谓病甚则厥逆，厌恶见人与火光，听到木击的声音则惊惕不已，这是由于阳气与阴气相争，水火不相协调，所以发生惊惕一类的症状。所谓想关闭门窗而独居的，是由于阴气与阳气相争，阳气衰而阴气盛，阴主静，所以病人喜欢关闭门窗而独居。所谓发病则登高处而歌唱，抛弃衣服而奔走的，是由于阴阳之气反复相争，而外并于阳经使阳气盛，阳主热主动，热盛于上，所以病人喜欢登高而歌，热盛于外，所以弃衣而走。所谓客于孙脉则头痛、鼻塞和腹部肿胀的，是由于阳明经的邪气上逆，若逆于本经的细小络脉，就出现头痛鼻塞的症状，若逆于太阴脾经，就出现腹部肿胀的症状。

太阴经脉有所谓病腹胀的，是因为太阴为阴中之至阴，应于十一月，月建在子，此时阴气最盛，万物皆闭藏于中，人气亦然，阴邪循经入腹，所以发生腹胀的症状。所谓上走于心而为嗳气的，是因为阴邪盛，阴邪循脾经上走于阳明胃经，足阳明之正上通于心，心主嗳气，所以说上走于心就会发生嗳气。所谓食入则呕吐的，是因为脾病，食物不能运化，胃中盛满而上溢，所以发生呕吐的症状。所谓得到大便和矢气就觉得爽快而病减的，是因为十二月阴气盛极而下衰，阳气初生，人体也是一样，腹中阴邪得以下行，所以腹胀嗳气的病人得到大便或矢气后，就觉得爽快，就象病减轻了似的。

少阴有所谓腰痛的，是因为足少阴经应在十月，月建在申，十月阴气初生，万物肃杀，阳气被抑制，腰为肾之府，故出现腰痛的症状。所谓呕吐、咳嗽、上气喘息的，是因为阴气盛于下，阳气浮越于上而无所依附，少阴脉从肾上贯肝膈入肺中，故出现呕吐、咳嗽、上气喘息的症状。所谓身体衰弱不能久立，久坐起则眼花撩乱视物不清的，是因为七月秋气始至，微霜始降，阴阳交替尚无定局，万物因受肃杀之气而衰退，人体阴阳之气衰夺，故不能久立，久坐乍起则两目视物不清。所谓少气善怒的，是因为秋天阳气下降，失去调气作用少阳经阳气不得外出，阳气郁滞在内，肝气郁结不得疏泄，不能约束其所管，故容易发怒，怒则气逆而厥，叫做"煎厥"。所谓恐惧不安好象被人捉捕一样，是因为秋天阴气始生，万物尚未尽衰，人体应之，阴气少，阳气入，阴阳交争，循经入肾，故恐惧如人将捕之。所谓厌恶食物气味的，是因为肾火不足，不能温养化源，致使胃气虚弱，消化功能已失故不欲进食而厌恶食物的气味。所谓面色发黑如地色的，是因为秋天肃杀之气耗散内脏精华，精气内夺而肾虚，故面色变黑。所谓咳嗽则出血的，是上焦阳脉损伤，阳气未盛于上，血液充斥于脉管，上部脉满则肺气不利，故咳嗽，络脉伤则血见于鼻。

厥阴经脉为病有所谓癞疝，及妇女少腹肿的，是因为厥阴应于三月，月建在辰，三月阳气方长，阴气尚存，阴邪积聚于中，循厥阴肝经发病，故发生阴囊肿大疼痛及妇女少腹肿的症状。所谓腰脊痛不能俯仰的，是因为三月阳气振发，万物荣华繁茂，然尚有余寒，人体应之，故出现腰脊疼痛而不能俯仰的症状。所谓有癞癃疝、肤皮肿胀的，也是因为阴邪旺盛，以致厥阴经脉胀闭不通，故发生前阴肿痛、小便不利以及肤胀等病。

所谓病甚则咽干热中的，是因为三月阴阳相争而阳气胜，阳胜产生内热，热邪循厥阴肝经上逆入喉，故出现咽喉干燥的症状。

·卷十四·

刺要论篇第五十

【原文】 黄帝问曰：愿闻刺要。岐伯对曰：病有浮沉，刺有浅深，各至其理，无过其道。过之则内伤，不及则生外壅，壅则邪从之。浅深不得，反为大贼，内动五脏，后生大病。故曰：病有在毫毛腠理者，有在皮肤者，有在肌肉者，有在脉者，有在筋者，有在骨者，有在髓者。

是故刺毫毛腠理无伤皮，皮伤则内动肺，肺动则秋病温疟，沂沂然寒粟。

刺皮无伤肉，肉伤则内动脾，脾动则七十二日四季之月，病腹胀烦，不嗜食。

刺肉无伤脉，脉伤则内动心，心动则夏病心痛。

刺脉无伤筋，筋伤则内动肝，肝动则春病热而筋弛。

刺筋无伤骨，骨伤则内动肾，肾动则冬病胀，腰痛。

刺骨无伤髓，髓伤则销铄胻酸，体解㑊然不去矣。

【解读】 黄帝问道：我想了解针刺方面的要领。岐伯回答说：疾病有在表在里的区别，刺法有浅刺深刺的不同，病在表应当浅刺，病在里应当深刺，各应到达一定的部位（疾病所在），而不能违背这一法度。刺得太深，就会损伤内脏；刺得太浅，不仅达不到病处，而且反使在表的气血壅滞，给病邪以可乘之机。因此，针刺深浅不当，反会给人体带来很大的危害，使五脏功能紊乱，继而发生严重的疾病。所以说：疾病的部位有在毫毛腠理的，有在皮肤的，有在肌肉的，有在脉的，有在筋的，有在骨的，有在髓的。

因此，该刺毫毛腠理的，不要伤及皮肤，若皮肤受伤，就会影响肺脏的正常功能，肺脏功能扰乱后，以致到秋天时，易患温疟病，发生恶寒战粟的症状。

该刺皮肤的，不要伤及肌肉，若肌肉受伤，就会影响脾脏的正常功能，以致在每一季节的最后十八天中，发生腹胀烦满，不思饮食的病症。

该刺肌肉的，不要伤及血脉，若血脉受伤，就会影响心脏的正常功能，以致到夏天时，易患心痛的病症。

该刺血脉的，不要伤及筋脉，若筋脉受伤，就会影响肝脏的正常功能，以致到秋天时，易患热性病，发生筋脉弛缓的症状。

该刺筋的，不要伤及骨，若骨受伤，就会影响肾脏的正常功能，以致到冬天时，易患腹胀、腰痛的病症。

该刺骨的，不要伤及骨髓，若骨髓被损伤而髓便日渐消减，不能充养骨骼，就会导致身体枯瘦，足胫发酸，肢体懈怠，无力举动的病症。

刺齐论篇第五十一

【原文】　黄帝问曰：愿闻刺浅深之分。岐伯对曰：刺骨者无伤筋，刺筋者无伤肉，刺肉者无伤脉，刺脉者无伤皮，刺皮者无伤肉，刺肉者无伤筋，刺筋者无伤骨。

帝曰：余未知其所谓，愿闻其解。岐伯曰：刺骨无伤筋者，针至筋而去，不及骨也；刺筋无伤肉者，至肉而去，不及筋也；刺肉无伤脉者，至脉而去，不及肉也；刺脉无伤皮者，至皮而去，不及脉也。

所谓刺皮无伤肉者，病在皮中，针入皮中，无伤肉也；刺肉无伤筋者，过肉中筋也；刺筋无伤骨者，过筋中骨也。此之谓反也。

【解读】　黄帝问道：我想了解针刺浅深的不同要求。岐伯回答说：针刺骨，就不要损伤筋；针刺筋，就不要损伤肌肉；针刺肌肉，就不要损伤脉；针刺脉，就不要损伤皮肤（以上四句指的是，应该深刺，则不能浅刺）；针刺皮肤，则不要伤及肌肉；针刺肌肉，则不要伤及筋；针刺筋，则不要伤及骨（以上三句指的是，应该浅刺，则不能深刺）。

黄帝说：我不明白其中的道理，希望能听听对此的解释。岐伯说：所谓刺骨不要伤害筋，是说需刺骨的，不可在仅刺到筋而未达骨的深度时，就停针或拔出；刺筋不要伤害肌肉，是说需刺至筋的，不可在仅刺到肌肉而未达筋的深度时，就停针或拔出；刺肌肉不要伤害脉，是说需刺至肌肉深部的，不可在仅刺到脉而未达肌肉深部时，就停针或拔去；刺脉不要伤害皮肤，是说需刺至脉的，不可在仅刺到皮肤而未达脉的深度时，就停针拔去。所谓针刺皮肤不要伤及肌肉，是说病在皮肤之中，针就刺至皮肤，不要深刺伤及肌肉；刺肌肉不要伤及筋，是说针只能刺至肌肉，太过就会伤及筋；刺筋不要伤及骨，是说针只能刺至筋，太过就会伤及骨。以上这些，是说若针刺深浅不当，就会带来不良后果。

刺禁论篇第五十二

【原文】　黄帝问曰：愿闻禁数。岐伯对曰：脏有要害，不可不察，肝生于左，肺藏于右，心部于表，肾治于里，脾为之使，胃为之市。膈肓之上，中有父母，七节之傍，中有小心。从之有福，逆之有咎。

146

刺中心，一日死，其动为噫。刺中肝，五日死，其动为语。刺中肾，六日死，其动为嚏。刺中肺，三日死，其动为咳。刺中脾，十日死，其动为吞。刺中胆，一日半死，其动为呕。

刺跗上，中大脉，血出不止，死。刺面，中溜脉，不幸为盲。刺头，中脑户，入脑立死。刺舌下，中脉太过，血出不止为喑。刺足下布络，中脉，血不出为肿。刺郄中大脉，令人仆脱色。刺气街，中脉，血不出为肿鼠仆。刺脊间，中髓为伛，刺乳上，中乳房，为肿根蚀。刺缺盆中内陷，气泄，令人喘咳逆。刺手鱼腹内陷，为肿。

无刺大醉，令人气乱。无刺大怒，令人气逆。无刺大劳人，无刺新饱人，无刺大饥人，无刺大渴人，无刺大惊人。

刺阴股，中大脉，血出不止，死。刺客主人内陷，中脉，为内漏为聋。刺膝髌，出液，为跛。刺臂太阴脉，出血多，立死。刺足少阴脉，重虚出血，为舌难以言。刺膺中陷，中肺，为喘逆仰息。刺肘中内陷，气归之，为不屈伸。刺阴股下三寸内陷，令人遗溺。刺掖下胁间内陷，令人咳。刺少腹，中膀胱，溺出，令人少腹满。刺腨肠内陷，为肿，刺匡上陷骨中脉，为漏为盲。刺关节中液出，不得屈伸。

【解读】　黄帝问道：我想了解人体禁刺的部位。岐伯回答说：五脏各有其要害之处，不可不注意。肝生在左边，肺长在右边，心脏调节着外表，肾脏管理着体内，脾脏具有运化输送水谷精华以营养各个脏器的功能，胃腑犹如集市一般容纳着水谷，膈肓上面有维持生命的心肺两脏，第七椎旁，里面有心包络。这些地方，在针刺治疗时必须小心，遵循着法则就有疗效，反之就要发生灾祸。

若误刺中心脏，大约一日即死，其变态是出现噫气的症状。若误刺中肝脏，大约五日即死，其变态是出现自言自语的症状。若误刺中肾脏，大约六日就要死亡，其变态是出现打喷嚏的症状。若误刺中肺脏，大约三日就要死亡，其变态是出现咳嗽的症状。若误刺中脾脏，大约十日即死，其变态是出现吞咽的症状。若误刺中胆，大约一日半即死，其变态是出现呕吐不止的症状。

刺足面上误伤大血管，便会流血不止而死亡。刺面部误伤溜脉，会使人蒙受眼睛失明的不幸。刺头部误伤脑户穴，马上便会死亡。刺舌下廉泉穴若误刺过深，便会出血不止，以致失音不能说话。误刺伤了足下散布的络脉，血流不出来，则局部发肿。刺委中穴太深误伤大脉，会使人晕倒，面色泛白。刺气街穴误伤血脉，血流不出来，鼠蹊部就会肿胀。刺脊骨间隙误伤脊髓，便会发生伛偻背曲的症状。刺乳中穴伤及乳房，便会肿胀起来，生成蚀疮。刺缺盆穴中央太深，致使肺气外泄，会使人喘息咳逆，呼吸困难。刺手上鱼腹太深，会使人局部肿胀。

不要针刺饮酒大醉的人，否则会使气血紊乱。不要针刺正值勃然大怒的人，否则会使气机上逆。此外，对过度疲劳，刚刚饱食，过分饥饿，极度口渴，方受极大惊吓的人，皆不可以针刺。刺大腿内侧的穴位，误伤了大血管，若出血不止，便会死亡。刺上关穴太深，误伤了经脉，可使耳内化脓或致耳聋。刺膝膑部，若误伤以致流出液体，会使人发生跛足。刺手太阴经脉，若误伤出血过多，则立即死亡。刺足少阴经脉，误伤出血，可使肾气更虚，以致舌体失养转动不利而语言困难。

针刺胸膺部太深，伤及肺脏，就会发生气喘上逆、仰面呼吸的症状。针刺肘弯处太深，气便结聚于局部而不行，以致手臂不能屈伸。针刺大腿内侧下三寸处太深，使人遗尿。针刺腋下胁肋间太深，使人咳嗽。针刺少腹太深，误伤膀胱，使小便漏出流入腹腔，以致少腹胀满。针刺小腿肚太深，会使局部肿胀。针刺眼眶而深陷骨间，伤及脉络，就会造成流泪不止，甚至失明。针刺关节，误伤以致液体外流，则关节不能屈伸。

刺志论篇第五十三

【原文】 黄帝问曰：愿闻虚实之要。岐伯对曰：气实形实，气虚形虚，此其常也，反此者病。谷盛气盛，谷虚气虚，此其常也，反此者病。脉实血实，脉虚血虚，此其常也，反此者病。

帝曰：如何而反？岐伯曰：气虚身热，此谓反也；谷入多而气少，此谓反也；谷不入而气多，此谓反也；脉盛血少，此谓反也；脉少血多，此谓反也。

气盛身寒，得之伤寒。气虚身热，得之伤暑。谷入多而气少者，得之有所脱血，湿居下也。谷入少而气多者，邪在胃及与肺也。脉小血多者，饮中热也。脉大血少者，脉有风气，水浆不入，此之谓也。

夫实者，气入也，虚者，气出也；气实者热也，气虚者寒也。入实者，左手开针空也；入虚者，左手闭针空也。

【解读】 黄帝问道：我想听听有关虚实的道理。岐伯回答说：气充实的，形体就壮实，气不足的，形体就虚弱，这是正常生理状态，若与此相反的，就是病态。纳谷多的气盛，纳谷少的气虚，这是正常现象，若与此相反的，就是病态。脉搏大而有力的，是血液充盛，脉搏小而细弱的，是血液不足，这是正常现象，若与此相反的，就是病态。

黄帝又问：反常现象是怎样的？岐伯说：气盛而身体反觉寒冷，气虚而身体反感发热的，是反常现象；饮食虽多而气不足，饮食不进而气反盛的，都是反常现象；脉搏盛而血反少，脉搏小而血反多的，也是反常现象。

气旺盛而身寒冷，是受了寒邪的伤害。气不足而身发热，是受了暑热的伤害。饮食虽多而气反少的，是由于失血或湿邪聚居于下部之故。饮食虽少而气反盛的，是由于邪气在胃和肺。脉搏小而血多，是由于病留饮而中焦有热。脉搏大而血少，是由于风邪侵八脉中且汤水不进之故。这些就是形成虚实反常的机理。

大凡英证，是由于邪气亢盛侵入人体；虚证，是由于人体正气外泄。气实的多表现为热象；气虚的多表现为寒象。针刺治疗实证，出针后，左手不要按闭针孔，使邪气外泄；治疗虚证，出针后，左手随即闭合针孔，使正气不得外散。

针解篇第五十四

【原文】 黄帝问曰：愿闻九针之解，虚实之道。岐伯对曰：刺虚则实之者，针下热也，气实乃热也；满而泄之者，针下寒也，气虚乃寒也。菀陈则除之者，出恶血也。邪胜则虚之者，出针勿按；徐而疾则实者，徐出针而疾按之；疾而徐则虚者，疾出针而徐按之。言实与虚者，寒温气多少也。若无若有者，疾不可知也。察后与先者，知病先后也。为虚与实者，工勿失其法。若得若失者，离其法也。虚实之要，九针最妙者，为其各有所宜也。补泻之时者，与气开阖相合也。九针之名，各不同形者，针穷其所当补泻也。

刺实须其虚者，留针阴气隆至，乃去针也；刺虚须其实者，阳气隆至，针下热，乃去针也。经气已至，守勿失者，勿变更也。深浅在志者，知病之内外也；近远如一者，深浅其候等也。如临深渊者，不敢堕也；手如握虎者，欲其壮也；神无营于众物者，静志观病人，无左右视也；义无邪下者，欲端以正也。必正其神者，欲瞻病人目制其神，令气易行也。所谓三里者，下膝三寸也。所谓跗之者，举膝分易见也。巨虚者，跃足骨行独陷者。下廉者，陷下者也。

帝曰：余闻九针，上应天地四时阴阳，愿闻其方，令可传于后世，以为常也。岐伯曰：夫一天、二地、三人、四时、五音、六律、七星、八风、九野，身形亦应之，针各有所宜，故曰九针。人皮应天，人肉应地，人脉应人，人筋应时，人声应音，人阴阳合气应律，人齿面目应星，人出入气应风，人九窍三百六十五络应野。故一针皮，二针肉，三针脉，四针筋，五针骨，六针调阴阳，七针益精，八针除风，九针通九窍，除三百六十五节气，此之谓各有所主也。人心意应八风，人气应天，人发齿耳目五声，应五音六律，人阴阳脉血气应地。人肝目应之九。

149

【解读】 黄帝问道：想请你讲讲关于九针的解释，和虚实补泻的道理与方法。岐伯回答说：针治虚症，应当用补法，要使针下有热感，因为只有正气充实，针下才会有热感；针治实症，应当用泻法，要使针下有凉感，因为只有邪气衰弱，针下才会出现凉感；血分有郁积已久的邪气，应当放出恶血。针刺邪盛的病人，出针以后不要按闭针孔，使邪气得以外泄；所谓徐而疾则实，是说慢慢地出针，出针后则迅速按闭针孔，这样，正气便不致外泄；所谓疾而徐则虚，是说迅速地出针，出针后不按闭针孔，这样，可以使邪气得以外散。这里所说的虚与实，是指气至之时针下凉感和热感的多少而言，若凉感或热感似有似无，那么疾病的虚实便很难判定了。审察疾病的先后，是要认识病的标与本。辨别疾病的为虚为实，医生不能违背虚实补泻的针法。倘若得失无定，实症而误用补法，虚症而误用泻法，这便是违背了正确的治法。运用虚实的主要关键，是要灵活运用九针，因为九针能适应各种不同的病症。掌握补泻的时间，用针应与气的开阖相配合。所谓九针，是说针有九种名称，形状各不相同，这九针是根据或补或泻而发挥其作用的。

针刺实证须用泻法，下针后应留针，待针下出现明显的寒凉之感时，即可出针；针刺虚证要达到补气的目的，待针下出现明显的温热之感时，即可出针。经气已经到来，应谨慎守候不要失去，不要变更手法。决定针刺的深浅，就要先察明疾病部位的在内在外，针刺虽有深浅之分，但候气之法都是相同的。行针时，应似面临深渊、不敢跌落那样谨慎小心。持针时，应象握虎之势那样坚定有力。思想不要分散于其他事情，应该专心致志观察病人，不可左顾右盼。针刺手法要正确，端正直下，不可歪斜。下针后，务必注视病人的双目来控制其精神活动，使经气运行通畅。三里穴，在膝下外侧三寸之处。跗上穴，在足背上，举膝易见之处。巨虚穴，在跷足时小腿外侧肌肉凹陷之处。下廉穴，在小腿外侧肌肉凹陷处的下方。

黄帝问道：我听说九针与天地四时阴阳相应合，想请你讲讲其中的道理，使之流传后世，作为治病的法则。岐伯说：一天、二地、三人、四时、五音、六律、七星、八风、九野，人的形体也与之相应合。针的式样是适应各种不同的病症而制成的，所以有九针之名。如人的皮肤如同覆盖万物的天；人的肌肉如同厚载万物的地；脉的盛衰如同人的壮老；筋在各部功用不同，如同四时气候各异；人的声音如同自然界的五音；人的脏腑阴阳类似高低有节的六律；人的牙齿面目如同天上的星辰一样排列有序；人的呼吸如同自然界里的风一样；人的九窍、365络分布全身，如同九野一样。所以第一种针刺皮，第二种针刺肌肉，第三种针刺脉，第四种针刺筋，第五种针刺骨，第六种针调和阴阳，第七种针补益精气，第八种针驱除风邪，第九种针疏通九窍，以应365节之气，这就是说九针各有自己的功用。人的心意，如同八风一样变幻无常；人的正气，像天一样运行不息；人的发齿耳目，像五音六律一样有条不紊；人的血气阴阳经脉，如同生化万物的地气一样；人的脏肝精气通于两目，目又通于九窍，所以肝目又和九之数相应。

长刺节论篇第五十五

【原文】 刺家不诊，听病者言。在头，头疾痛，为藏针之，刺至骨病已，上无伤骨肉及皮，皮者道也。

阳刺，人一傍四处，治寒热。深专者刺大脏，迫脏刺背，背俞也，刺之迫脏，脏会，腹中寒热去而止。与刺之要，发针而浅出血。

治腐肿者，刺腐上，视痈小大深浅刺，刺大者多血，小者深之，必端内针为故止。

病在少腹有积，刺皮䯏以下，至少腹而止；刺侠脊两傍四椎间，刺两髂髎季胁肋间，导腹中气热下已。

病在少腹，腹痛不得大小便，病名曰疝，得之寒。刺少腹两股间，刺腰髁骨间，刺而多之，尽炅病已。

病在筋，筋挛节痛，不可以行，名曰筋痹。刺筋上为故，刺分肉间，不可中骨也。病起筋炅，病已止。

病在肌肤，肌肤尽痛，名曰肌痹，伤于寒湿。刺大分、小分，多发针而深之，以热为故。无伤筋骨，伤筋骨，痈发若变。诸分尽热，病已止。

病在骨，骨重不可举，骨髓酸痛，寒气至，名曰骨痹，深者刺，无伤脉肉为故。其道大分、小分，骨热病已止。

病在诸阳脉，且寒且热，诸分且寒且热，名曰狂。刺之虚脉，视分尽热，病已止。病初发，岁一发，不治月一发，不治月四五发，名曰癫病。刺诸分诸脉，其无寒者，以针调之，病已止。

病风且寒且热，炅汗出，一日数过，先刺诸分理络脉；汗出且寒且热，三日一刺，百日而已。

病大风，骨节重，须眉堕，名曰大风。刺肌肉为故，汗出百日，刺骨髓，汗出百日，凡二百日，须眉生而止针。

【解读】 精通针术的医家，在没有诊脉之时，还需听取病人的自诉。病在头部。且头痛剧烈，可以用针刺治疗（在头部取穴），刺至骨部，病就能痊愈，但针刺深浅须恰当，不要损伤骨肉与皮肤，虽然皮肤为针刺出入必经之路，仍应注意勿使其受损。

阳刺之法，是中间直刺一针，左右斜刺四针，以治疗寒热的疾患。若病邪深入专攻内脏，当刺五脏的募穴；邪气进迫五脏，当刺背部的五脏俞穴，邪气迫脏而针刺背俞，是因为背俞是脏气聚会的地方。待腹中寒热消除之后，针刺就可以停止。针刺的要领，是出针时使其稍微出一点血。

治疗痈肿，应刺痈肿的部位，并根据其大小，决定针刺的深浅。刺大的痈肿，宜多出血，对小的深部痈肿要深刺，一定要端直进针，以达到病所为止。

病在少腹而有积聚，应针刺腹部皮肉丰厚之处以下的部位，向下直到少腹为止；再针第四椎间两旁的穴位和髂骨两侧的居髎穴，以及季胁肋间的穴位，以引导腹中热气下行，则病可以痊愈。

病在少腹，腹痛且大小便不通，病名叫做疝，是受寒所致。应针刺少腹到两大腿内侧间以及腰部和髁骨间的穴位，针刺穴位要多，到少腹部都出现热感，病就痊愈了。

病在筋，筋脉拘挛，关节疼痛，不能行动，病名为筋痹。应针刺在患病的筋上，由于筋脉在分肉之间，与骨相连，所以针从分肉间刺入，应注意不能刺伤骨。待有病的筋脉出现热感，说明病已痊愈，可以停止针刺。

病在肌肤，周身肌肤疼痛，病名为肌痹，这是被寒湿之邪侵犯所致。应针刺大小肌肉会合之处，取穴要多，进针要深，以局部产生热感为度。不要伤及筋骨，若损伤了筋骨，就会引起痈肿或其他病变。待各肌肉会合之处都出现热感，说明病已痊愈，可以停止针刺。

病在骨，肢体沉重不能抬举，骨髓深处感到酸痛，局部寒冷，病名为骨痹。治疗时应深刺，以不伤血脉肌肉为度。针刺的道路在大小分肉之间，待骨部感到发热，说明病已痊愈，可以停止针刺。

病在手足三阳经脉，出现或寒或热的症状，同时各分肉之间也有或寒或热的感觉，这叫狂病。针刺用泻法，使阳脉的邪气外泄，观察各处分肉，若全部出现热感，说明病已痊愈，应该停止针刺。有一种病，初起每年发作一次；若不治疗，则变为每月发作一次；若仍不治疗，则每月发作三、四次，这叫做癫病。治疗时应针刺各大小分肉以及各部经脉，若没有寒冷的症状，可用针刺调治，直到病愈为止。

风邪如果侵袭人体，出现或寒或热的症状，热则汗出，一日发作数次，应首先针刺各分肉腠理及络脉；若依然汗出且或寒或热，可以三天针刺一次，治疗一百天，疾病就痊愈了。

病因大风侵袭，如果出现骨节沉重，胡须眉毛脱落，病名为大风。应针刺肌肉，使之出汗，连续治疗一百天后，再针刺骨髓，仍使之出汗，也治疗一百天，总计治疗二百天，直到胡须眉毛重新生长，方可停止针刺。

·卷十五·

皮部论篇第五十六

【原文】　黄帝问曰：余闻皮有分部，脉有经纪，筋有结络，骨有度量。其所生病各异，别其分部，左右上下，阴阳所在，病之始终，愿闻其道。

岐伯对曰：欲知皮部以经脉为纪者，诸经皆然。阳明之阳，名曰害蜚，上下同法。视其部中有浮络者，皆阳明之络也。其色多青则痛，多黑则痹，黄赤则热，多白则寒，五色皆见，则寒热也。络盛则入客于经，阳主外，阴主内。

少阳之阳，名曰枢持，上下同法。视其部中有浮络者，皆少阳之络也。络盛则入客于经。故在阳者主内，在阴者主出以渗于内，诸经皆然。

太阳之阳，名曰关枢，上下同法。视其部中有浮络者，皆太阳之络也。络盛则入客于经。

少阴之阴，名曰枢儒，上下同法。视其部中有浮络者，皆少阴之络也。络盛则入客于经，其入经也，从阳部注于经；其出者，从阴内注于骨。

心主之阴，名曰害肩，上下同法。视其部中有浮络者，皆心主之络也。络盛则入客于经。

太阴之阴，名曰关蛰，上下同法。视其部中有浮络者，皆太阴之络也，络盛则入客于经。凡十二经络脉者，皮之部也。

是故百病之始生也，必先于皮毛；邪中之则理开，开则入客于络脉；留而不去，传入于经；留而不去，传入于腑，廪于肠胃。邪之始入于皮也，泝然起毫毛，开腠理；其入于络也，则络脉盛色变；其入客于经也，则感虚乃陷下。其留于筋骨之间，寒多则筋挛骨痛；热多则筋弛骨消，肉烁䐃破，毛直而败。

帝曰：夫子言皮之十二部，其生病皆何如？岐伯曰：皮者，脉之部也，邪客于皮，则腠理开，开则邪入客于络脉；络脉满则注于经脉；经脉满则入舍于腑脏也。故皮者有分部，不与，而生大病也。帝曰：善！

【解读】　黄帝问道，听说人的皮肤有十二经分属部位，脉络的分布纵横有序，筋有结聚连络，骨有长短大小，其所发生的疾病各不相同，而辨别其皮肤的左右上下，阴阳的所在，就可知道疾病的开始和预后，我想听听其中的道理。

岐伯回答说：要知道皮肤的分属部位，它是以经脉循行部位为纲纪的，各经都是如此。阳明经的阳名叫"害蜚"，手、足阳明经脉的诊法是一样的，诊它上下分属部位所浮现的络脉，都是属于阳明的络，它的络脉之色多青的，则病痛；多黑的则病痹；色黄赤的病属热；色白的病属寒；若五色兼见，则是寒热错杂的病；若络脉的邪气盛，就会向内传入于经。因为络脉在外属阳，经脉在内属阴，凡外邪的侵入，一般是由络传经，由表传里的。

少阳经的阳，名叫"枢持"，手、足少阳经的诊法是一样的，诊察它上下分属部位所浮现的络脉，都是属于少阳的络。络脉的邪气盛，就会向内传入于经，所以邪在阳分主内传入经，邪在阴分主外出或涌入于内，各经的内外出入都是如此。

太阳经的阳名叫"关枢"，手、足太阳经的诊法是一样的，诊察它上下分属部位所浮现的络脉，都是属于太阳的络，在络脉的邪气盛，就会向内传入于经。

少阴经的阴，名叫"枢儒"，手、足少阴经的诊法是一样的，诊察它上下分属部位所浮现的络脉，都是属于少阴的络。络脉的邪气盛，就会向内传入于经，邪气传入于经，是先从属阳的络脉注入于经，然后从属阴的经脉出而向内注于骨部。

厥阴经的阴络，名叫"害肩"，手、足厥阴经的诊法是一样的，诊察它上下分属部位所浮现的络，都是属于厥阴的络。络脉的邪气盛，就会向内传入于经脉。

太阴经的阴，名叫"关蛰"，手、足太阴经的诊法是一样的，诊察它上下分属部位所浮现的络，都是属太阴的络。络脉的邪气盛，就会向内传入本经。以上所述这十二经之络脉的各个分部，也就是分属于皮肤的各个分部。

因此，百病的发生，必先从皮毛开始，病邪中于皮毛；则腠理开，腠理开则病邪侵入络脉；留而不去，就向内传入于经脉；若再留而不去，就传入于腑，聚积于肠胃。病邪开始侵犯皮毛时，使人恶寒而毫毛直起，腠理开泄；病邪侵入络脉，则络脉盛满，其色变异常；病邪侵入经脉，是由于经气虚而病邪乃得陷入；病邪留连于筋骨之间，若寒邪盛时则筋挛急骨节疼痛，热邪盛时则筋弛缓，骨软无力，皮肉败坏，毛发枯槁。

黄帝说，您所说的皮之十二部，发生的病都是怎样的呢？岐伯说：皮肤是络脉分属的部位。邪气侵入于皮肤则腠理开泄，腠理开泄则病邪侵入于络脉；络脉的邪气盛，则内注于经脉；经脉的邪气满盛则入舍于腑脏。所以说皮肤有十二经脉分属的部位，若见到病变而不预为治疗，邪气将内传于腑脏而生大病。黄帝说，好。

经络论篇第五十七

【原文】 黄帝问曰：夫络脉之见也，其五色各异，青黄赤白黑不同，其故何也？岐伯对曰：经有常色，而络无常变也。

帝曰：经之常色何如？岐伯曰：心赤、肺白、肝青、脾黄、肾黑，皆亦应其经脉之色也。

帝曰：络之阴阳，亦应其经乎？岐伯曰：阴络之色应其经，阳络之色变无常，随四时而行也。寒多则凝泣，凝泣则青黑；热多则淖泽，淖泽则黄赤；此皆常色，谓之无病。五色具见者，谓之寒热。帝曰：善。

【解读】 黄帝问道：络脉显露在外面，有五色各不相同，有青、黄、赤、白、黑的不同，这是什么原故呢？岐伯回答说：经脉的颜色经常不变，而络脉则没有常色，常随四时之气变而变。

黄帝说：经脉的常色是怎样的呢？岐伯说：心主赤，肺主白，肝主青，脾主黄，肾主黑，这些都是与其所属经脉的常色相应的。

黄帝说：阴络与阳络，也与其经脉的主色相应吗？岐伯说：阴络的颜色与其经脉相应，阳络的颜色则变化无常，它是随着四时的变化而变化的。寒气多时则气血运行迟滞，因而多出现青黑之色；热气多时则气血运行滑利，因而多出现黄赤的颜色。这都是正常的，是无病的表现。如果是五色全部显露，那就是过寒过热所引起的变化，是疾病的表现。黄帝说：好。

气穴论篇第五十八

【原文】 黄帝问曰：余闻气穴三百六十五，以应一岁，未知其所，愿卒闻之。岐伯稽首再拜对曰：窘乎哉问也！其非圣帝，孰能穷其道焉！因请溢意尽言其处。帝捧手逡巡而却曰：夫子之开余道也，目未见其处，耳未闻其数，而目以明，耳以聪矣。岐伯曰：此所谓"圣人易语，良马易御"也。帝曰：余非圣人之易语也。世言真数开人意，今余所访问者真数，发蒙解惑，未足以论。然余愿闻夫子溢志尽言其处，令解其意，请藏之金匮，不敢复出。

岐伯再拜而起曰：臣请言之。背与心相控而痛，所治天突与十椎及上纪，上纪者，胃脘也，下纪者，关元也。背胸邪系阴阳左右，如此其病前后痛涩，胸胁痛，而不得息，不得卧，上气短气偏痛，脉满起，斜出尻脉，络胸胁，支心贯鬲，上肩加天突，斜下肩交十椎下。

脏俞五十六穴，腑俞七十二穴，热俞五十九穴，水俞五十七穴，头上五行行五，五五二十五穴，中𦙶两傍各五，凡十穴，大椎上两傍各一，凡二穴，目瞳子浮白二穴，两髀厌分中二穴，犊鼻二穴，耳中多所闻二穴，眉本二穴，完骨二穴，项中央一穴，枕骨二穴，上关二穴，大迎二穴，下关二穴，天柱二穴，巨虚上下廉四穴，曲牙二穴，天突一穴，天府二穴，天牖二穴，扶突二穴，天窗二穴，肩解二穴，关元一穴，委阳二穴，肩贞二穴，瘖门一穴，齐一穴，胸俞十二穴，背俞二穴，膺俞十二穴，分肉二穴，踝上横二穴，阴阳跃四穴。水俞在诸分，热俞在气穴，寒热俞在两骸厌中二穴，大禁二十五，在天府下五寸。凡三百六十五穴，针之所由行也。

帝曰：余已知气穴之处，游针之居，愿闻孙络谿谷，亦有所应乎？岐伯曰：孙络三百六十五穴会，亦以应一岁。以溢奇邪，以通荣卫，荣卫稽留，卫散荣溢，气竭血著，外为发热，内为少气，疾泻无怠，以通荣卫，见而泻之，无问所会。

帝曰：善，愿闻谿谷之会也。岐伯曰：肉之大会为谷，肉之小会为谿，肉分之间，谿谷之会，以行荣卫，以会大气，邪溢气壅，脉热肉败，荣卫不行，必将为脓，内销骨髓，外破大腘，留于节凑，必将为败。积寒留舍，荣卫不居，卷肉缩筋，肋肘不得伸，内为骨痹，外为不仁，命曰不足，大寒留於溪谷也。溪谷三百六十五穴会，亦应一岁。其小痹淫溢，循脉往来，微针所及，与法相同。

帝乃辟左右而起，再拜曰：今日发蒙解惑，藏之金匮，不敢复出，乃藏之金兰之室，署曰"气穴所在"。岐伯曰：孙络之脉别经者，其血盛而当泻者，亦三百六十五脉，并注于络，传注十二络脉，非独十四络脉也，内解泻于中者十脉。

【解读】　黄帝问道：我听说人的身体上的气穴有三百六十五个，和一年的天数是一样的。但不知其所在的部位，我想听你详尽地讲讲。岐伯再次鞠躬回答说：你所提出的这个问题太重要了，若不是圣帝，谁能穷尽这些深奥的道理，因此请允许我将气穴的部位都一一讲出来。黄帝拱手谦逊退让地说：先生对我讲解的道理，使我很受启发，虽然我尚未看到其体部位，未听到其具体的数字，然而已经使我耳聪目明地领会了。岐伯说：你领会的如此深刻，这真是所谓"圣人易语，良马易御"啊！黄帝说道：我并不是易语的圣人，世人说气穴之理可以开阔人的意识，现在我向你所询问的是气穴的数理，主要是开发蒙昧和解除疑惑，还谈不到什么深奥的理论。然而我希望听先生将气穴的部位尽情地全都讲出来，使我能了解它的意义，并藏于金匮之中，不敢轻易传授于人。

岐伯再拜而起说：我现在就谈吧！背部与心胸互相牵引而痛，其治疗方法应取任脉的天突穴和督脉的中枢穴，以及上纪下纪。上纪就是胃脘部的中脘穴，下纪就是关元穴。盖背在后为阳，胸在前为阴，经脉斜系于阴阳左右，因此其病前胸和后背相引而痹涩，胸胁痛得不敢呼吸，不能仰卧，上气喘息，呼吸短促，或一侧偏痛，若经脉的邪气盛满则溢于络，此络从尻脉开始斜出，络胸胁部，支心贯穿横膈，上肩而至天突，再斜下肩交于背部第十椎节之下，所以取此处穴位治疗。

五脏各有井荥俞经合五俞，五五二十五，左右共五十穴；六腑各有井荥俞原经合六俞，六六三十六，左右共七十二穴；治热病的有五十九穴，治诸水病的有五十七穴。在头部有五行，每行五穴，五五二十五穴。五脏在背部脊椎两傍各有五穴，二五共十穴。大椎上两傍各有一穴，左右共二穴。瞳子髎、浮白左右共四穴。环跳二穴，犊鼻二穴，听宫二穴，攒竹二穴，完骨二穴，风府一穴，枕骨二穴，上关二穴，大迎二穴，下关二穴，天柱二穴，上巨虚、下巨虚、左右共四穴，颊车二穴，天突一穴，天府二穴，天牖二穴，扶突二穴，天窗二穴，肩井二穴，关元一穴，委阳二穴，肩贞二穴，瘖门一穴，神阙一穴，胸腧左右共十二穴，大杼二穴，膺俞左右共十二穴，分肉二穴，交信、跗阳左右共四穴，照海、申脉左右共四穴。治诸水病的五十七穴，皆在诸经的分肉之间；治热病的五十九穴，皆在经气聚会之处；治寒热之俞穴，在两膝关节的外侧，为足少阳胆经的阳关左右共二穴。大禁之穴是天府下五寸处的五里穴。以上凡三百六十五穴，都是针刺的部位。

黄帝说道：我已经知道气穴的部位，即是施行针刺的处所，还想听听孙络与溪谷是否也与一岁相应呢？岐伯说：孙络与三百六十五穴相会以应一岁，若邪气客于孙络，溢注于络脉而不入于经就会产生奇痛，孙络是外通于皮毛，内通于经脉以通行营卫，若邪客之则营卫稽留，卫气外散，营血满溢，若卫气散尽，营血留滞，外则发热，内则少气，因此治疗时应迅速针刺用泻法，以通畅营卫，凡是见到有营卫稽留之处，即泻之，不必问其是否是穴会之处。

黄帝说：好。好想听听溪谷之会合是怎样的。岐伯说：较大的肌肉与肌肉会合的部位叫谷，较小的肌肉与肌肉会合的部位叫溪。分肉之间，溪谷会合的部位，能通行营卫，会合宗气。若邪气溢满，正气壅滞，则脉发热，肌肉败坏，营卫不能畅行，必将郁热腐肉成脓，内则销烁骨髓，外则可溃大肉，若邪连于关节肌腠，必使髓液皆溃为脓，而使筋骨败坏。若寒邪所客，积留而不去，则营卫不能正常运行，以致筋脉肌肉卷缩，肋肘不得伸展，内则发生骨痹，外则肌肤麻木不仁这是不足的症候，乃由寒邪留连溪谷所致。溪谷与三百六十五穴相会合，以应一岁。若是邪在皮毛孙络的小痹，则邪气随脉往来无定，用微针即可治疗，方法与刺孙络是一样的。

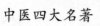

　　黄帝乃避退左右起身再次拜说道：今天承你启发，已解除了我的疑惑，应把它藏于金匮之中，不敢轻易拿出传人。于是将它藏于金兰之室，题名叫做"气穴所在"。岐伯说：孙络之脉是属于经脉支别的，其血盛而当泻的，也是与三百六十五脉相同，若邪气侵入孙络，同样是传注于络脉，复注于十二脉络，那就不是单独十四络脉的范围了。若骨解之中经络受邪，亦随时能够向内注泻于五脏之脉的。

气府论篇第五十九

　　【原文】　足太阳脉气所发者，七十八穴：两眉头各一，入发至项三寸半，傍五，相去三寸。其浮气在皮中者，凡五行，行五，五五二十五，项中大筋两傍各一，风府两傍各一，侠背以下至尻尾二十一节，十五间各一，五脏之俞各五，六腑之俞各六，委中以下至足小指傍各六俞。

　　足少阳脉气所发者六十二穴：两角上各二，直目上发际内各五，耳前角上各一，耳前角下各一，锐发下各一，客主人各一，耳后陷中各一，下关各一，耳下牙车之后各一，缺盆各一，掖下三寸，胁下至胠八间各一，髀枢中傍各一，膝以下至足小指次指各六俞。

　　足阳明脉气所发者六十八穴：额颅发际傍各三，面鼽骨空各一，大迎之骨空各一，人迎各一，缺盆外骨空各一，膺中骨间各一，侠鸠尾之外，当乳下三寸，侠胃脘各五，侠齐广三寸各三，下脐二寸侠之各三，气街动脉各一，伏菟上各一，三里以下至足中指各八俞，分之所在穴空。

　　手太阳脉气所发者三十六穴：目内眦各一，目外各一，鼽骨下各一，耳郭上各一，耳中各一，巨骨穴各一，曲掖上骨穴各一，柱骨上陷者各一，上天窗四寸各一，肩解各一，肩解下三寸各一，肘以下至手小指本各六俞。

　　手阳明脉气所发者二十二穴：鼻空外廉、项上各二；大迎骨空各一；柱骨之会各一，髃骨之会各一，肘以下至手大指，次指本各六俞。

　　手少阳脉气所发者三十二穴：鼽骨下各一，眉后各一，角上各一，下完骨后各一，项中足太阳之前各一，侠扶突各一，肩贞各一，肩贞下三寸分间各一，肘以下至手小指，次指本各六俞。

　　督脉气所发者二十八穴：项中央二，发际后中八，面中三，大椎以下至尻尾及傍十五穴。至骶下凡二十一节，脊椎法也。

　　任脉之气所发者二十八穴：喉中央二，膺中骨陷中各一，鸠尾下三寸，胃脘五寸。胃脘以下至横骨六寸半一，腹脉法也。下阴别一，目下各一，下唇一，断交一。

　　冲脉气所发者二十二穴：侠鸠尾外各半寸至脐一，侠脐下傍各五分至横骨寸一，腹脉法也。

足少阴舌下，厥阴毛中急脉各一，手少阴各一，阴阳跻各一，手足诸鱼际脉气所发者。凡三百六十五穴也。

【解读】　足太阳膀胱经脉气所发的有七十八个俞穴：在眉头的陷中左右各有一穴，自眉头直上入发际，当发际正中至前顶穴，有神庭、上星、囟会三穴，计长三寸五分，其左右分次两行和外两行，共为五行，自中行至外两行相去各为三寸，其浮于头部的脉气，运行在头皮中的有五行，即中行、次两行和外两行，每行五穴，共五行，五五二十五穴；下行至项中的大筋两傍左右各有一穴，即风池穴；在风府穴的两傍左右各有一穴；侠脊自上而下至骶尾骨有二十一节，其中十五个椎间左右各有一穴；五脏肺、心、肝、脾、肾的俞穴，在左右各有一穴；六腑三焦、胆、胃、大小肠、膀胱的俞穴，左右各有一穴；自委中以下至足中趾傍左右各有井、荥、俞、原、经、合六个俞穴。

足少阳胆经脉气所发的有六十二穴：头两角上各有二穴；两目瞳孔直上的发际内各有五穴；两耳前角上各有一穴；两耳前角下各有一穴；两耳前的锐发下各有一穴；上关左右各有一穴；两耳后的陷凹中各有一穴；下关左右各有一穴；两耳下牙车之后各有一穴；缺盆左右各有一穴；腋下三寸，从胁下至胠，八肋之间左右各有一穴；髀枢中左右各一穴；膝以下至足第四趾的小趾侧各有井、荥、俞、原、经、合六穴。

足阳明胃经脉气所发的有六十八穴：额颅发际旁各有三穴；颧骨骨空中间各有一穴；大迎穴在下颌角前之骨空陷中，左右各有一穴；在结喉之旁的人迎，左右各有一穴；缺盆外的骨空陷中左右各有一穴；膺中的骨空间陷中左右各有一穴；侠鸠尾之外，乳下三寸，侠胃脘左右各有五穴；侠脐横开三寸左右各有三穴；脐下二寸左右各有三穴；气冲在动脉跳动处左右各有一穴；在伏菟上左右各有一穴；足三里以下到足中趾内间，左右各有八个俞穴。以上每个穴都有它一定的空穴。

手太阳小肠经脉气所发的有三十六穴：目内眦各有一穴；目外侧各有一穴；颧骨下各有一穴；耳廓上各有一穴；耳中珠子旁各有一穴；巨骨穴左右各一，曲腋上各有一穴；柱骨上陷中各有一穴；两天窗穴之上四寸各有一穴；肩解部各有一穴；肩解部之下三穴处各有一穴；肘部以下至小指端的爪甲根部各有井、荥、俞、原、经、合六穴。

手阳明大肠经脉气所发的有二十二穴；鼻孔的外侧各有一穴；项部左右各有一穴；大迎穴在下颌骨空间左右各有一穴；柱骨之会左右各有一穴；髃骨之会左右各有一穴；肘部以下至食指端的爪甲根部左右各有井、荥、俞、原、经、合六穴。

手少阳三焦经脉气所发的有三十二穴：颧骨下各有一穴；眉后各有一

穴；耳前角上各有一穴；耳后完骨后下各有一穴；项中足太阳经之前各有一穴；侠扶突之外侧各有一穴；肩贞穴左右各一；在肩贞穴之下三寸分肉之间各有三穴；肘部以下至手无名指之端爪甲根部各有井、荥、俞、原、经、合穴。

督脉之经气所发的有二十八穴：项中央有二穴；前发际向后中行有八穴；面部的中央从鼻至唇有三穴；自大椎以下至尻尾傍有十五穴。自大椎至尾骨共二十一节，这是脊椎穴位的计算方法。

任脉之经气所发的有二十八穴：喉部中行有二穴；胸膺中行之骨陷中有六穴；自蔽骨至上脘是三寸，上脘至脐中是五寸，脐中至横骨是六寸半，计十四寸半，每寸一穴，计十四穴，这是腹部取穴的方法。自曲骨向下至前后阴之间有会阴穴；两目之下各有一穴；下唇下有一穴；上齿缝有一穴。

冲脉之经气所发的有二十二穴：侠鸠尾傍开五分向下至脐一寸一穴，左右共十二穴；自脐傍开五分向下至横骨一寸一穴，左右共十穴。这是腹脉取穴的方法。

足少阴肾经脉气所发的舌下有二穴；肝足厥阴在毛际中左右各有一急脉穴；心手少阴经左右各有一穴；阴跷、阳跷左右有一穴；四肢手足赤白肉分，鱼际之处，是脉气所发的部位。以上共计三百六十五穴。

·卷十六·

骨空论篇第六十

【原文】　黄帝问曰：余闻风者百病之始也，以针治之奈何？岐伯对曰：风从外入，令人振寒，汗出，头痛，身重，恶寒，治在风府，调其阴阳。不足则补，有余则泻。

大风颈项痛，刺风府。风府在上椎。大风汗出，灸噫嘻。噫嘻在背下侠脊傍三寸所，厌之令病者呼噫嘻，噫嘻应手。

从风憎风，刺眉头。失枕在肩上横骨间。折使榆臂，齐肘正，灸脊中。䏚络季胁引少腹而痛胀，刺噫嘻。

腰痛：不可以转摇，急引阴卵，刺八髎与痛上。八髎在腰尻分间。

鼠瘘寒热，还刺寒府。寒府在附膝外解营。取膝上外者使之拜，取足心者使之跪。

任脉者，起于中极之下，以上毛际，循腹里，上关元，至咽喉，上颐循面人目。冲脉者，起于气街，并少阴之经，侠脐上行，至胸中而散。任脉为病，男子内结七疝，女子带下瘕聚。冲脉为病，逆气里急。

督脉为病，脊强反折。督脉者，起于少腹以下骨中央，女子入系廷孔。其孔，溺孔之端也。其络循阴器，合篡间，绕篡后，别绕臀至少阴，与巨阳中络者，合少阴上股内后廉，贯脊属肾，与太阳起于目内眦，上额，交巅上，入络脑，还出别下项，循肩髆内，侠脊抵腰中，入循膂，络肾。其男子循茎下至篡，与女子等。其少腹直上者，贯脐中央，上贯心，入喉，上颐环唇，上系两目之下中央。此生病，从少腹上冲心而痛，不得前后，为冲疝，其女子不孕，癃，痔，遗溺，嗌干。督脉生病督脉，治在骨上，甚者在脐下营。

其上气有音者，治其喉中央，在缺盆中者。其病上冲喉者治其渐，渐者，上侠颐也。

蹇膝伸不屈，治其楗。坐而膝痛，治其机。立而暑解，治其骸关。膝痛，痛及拇指，治其腘。坐而膝痛如物隐者，治其关。膝痛不可屈伸，治其背内。连䯒若折，治阳明中俞髎。若别，治巨阳少阴荥。淫泺胫酸，不能久立，治少阳之维，在外上五寸。

辅骨上横骨下为楗。侠髋为机，膝解为骸关，侠膝之骨为连骸，骸下为辅，辅上为腘，腘上为关。头横骨为枕。

水俞五十七穴者，尻上五行，行五；伏兔上两行，行五；左右各一行，行五；踝上各一行，行六穴。髓空在脑后三分，在颅际锐骨之下，一在断基下，一在项后中复骨下，一在脊骨上空在风府上。脊骨下空，在尻骨下空。数髓空在面侠鼻，或骨空在口下当两肩。两髆骨空在髆中之阳，臂骨空在臂阳，去踝四寸，两骨空之间。股骨上空在股阳，出上膝四寸。骱骨空在辅骨之上端。股际骨空在毛中动下。尻骨空在髀骨之后相去四寸。扁骨有渗理，凑无髓孔，易髓无空。

灸寒热之法，先灸项大椎，以年为壮数；次灸橛骨，以年为壮数。视背俞陷者灸之，举臂肩上陷者灸之，两季胁之间灸之，外踝上绝骨之端灸之，足小指次指间灸之，腨下陷脉灸之，外踝后灸之，缺盆骨上切之坚痛如筋者灸之，膺中陷骨间灸之，掌束骨下灸之，脐下关元三寸灸之，毛际动脉灸之，膝下三寸分间灸之，足阳明跗上动脉灸之，巅上一灸之。犬所啮之处灸之三壮，即以犬伤病法灸之。凡当灸二十九处。伤食灸之，不已者，必视其经之过于阳者，数刺其俞而药之。

【解读】 黄帝问道：我听说风邪是许多疾病的起始原因，怎样能用针法来治疗呢？岐伯回答说：风邪从外侵入，使人寒战、出汗、头痛、身体发重、怕冷。治疗用风府穴，以调和其阴阳。正气不足就用补法，邪气有余就用泻法。

若感受风邪较重而颈项疼痛，刺风府穴。风府穴在椎骨第一节的上面。若感受风邪较重而汗出，灸譩譆穴。譩譆穴在背部第六椎下两旁距脊各三寸之处，用手指按振，使病人感觉疼痛而呼出"噫嘻"之声，譩譆穴应在手指下痛处。

见风就怕的病人，刺眉头攒竹穴。失枕而肩上横骨之间的肌肉强痛，应当使病人曲臂，取两肘尖相合在一处的姿势，然后在肩胛骨上端引一直线，正当脊部中央的部位，给以灸治。从胁络季胁牵引到少腹而痛胀的，刺譩譆穴。

腰痛而不可以转侧动摇，痛而筋脉挛急，下引睾丸，刺八髎穴与疼痛的地方。八髎穴在腰尻骨间孔隙中。

瘿病发寒热，刺寒府穴。寒府在膝上外侧骨与骨之间的孔穴中。凡取膝上外侧的孔穴，使患者弯腰，成一种拜的体位；取足心涌泉穴时，使患者作跪的体位。

任脉经起源于中极穴的下面，上行经过毛际再到腹部，再上行通过关元穴到咽喉，又上行至颐，循行于面部而入于目中。冲脉经起源于气街穴，与足少阴经相并，侠齐左右上行，到胸中而散。任脉经发生病变，在男子则腹内结为七疝，在女子则有带下和瘕聚之类疾病。冲脉经发生病变，则气逆上冲，腹中拘急疼痛。

督脉发生了病变，会引起脊柱强硬反折的症状。督脉起于小腹之下的横骨中央，在女子则入内系于廷孔。廷孔就是尿道的外端。从这里分出的络脉，循着阴户会合于会阴部，再分绕于肛门的后面，再分歧别行绕臀部，到足少阴经与足太阳经中的络脉，与足少阴经相合上行经股内后面，贯穿脊柱，连属于肾脏；与足太阳经共起于目内眦，上行至额部，左右交会于巅项，内入联络于脑，复返还出脑，分别左右经项下行，循行于脊膂内，侠脊抵达腰中，入内循膂络于肾。其在男子，则循阴茎，下至会阴，与女子相同。其从少腹直上的，穿过脐中央，再上贯心脏，入于喉，上行到颐并环绕口唇，再上行系于两目中央之下。督脉发生病变，症状是气从少腹上冲心而痛，大小便不通，称为冲疝，其在女子，则不能怀孕，或为小便不利、痔疾、遗尿、咽喉干燥等症。总之，督脉生病治督脉，轻者治横骨上的曲骨穴，重者则治在脐下的阴交穴。

病人气逆于上而呼吸有声音的，治疗取其喉部中央的天突穴，此穴在两缺盆的中间。病人气逆上冲于咽喉的，治疗取其大迎穴，大迎穴在面部两旁夹颐之处。

膝关节能伸不能屈，治疗取其股部的经穴。坐下而膝痛，治疗取其环跳穴。站立时膝关节热痛，治疗取其膝关节处的经穴。膝痛，疼痛牵引到拇趾，治疗取其膝弯处的委中穴。坐下而膝痛如有东西隐伏其中的，治疗取其承扶穴。膝痛而不能屈伸活动，治疗取其背部足太阳经的俞穴。如疼痛连及脂骨象折断似的，治疗取其阳明经中的俞髎三里穴；或者别取太阳经的荥穴通谷、少阴经的荥穴然谷。浸渍水湿之邪日久而胫骨酸痛无力，不能久立，治取少阳经的别络光明穴，穴在外踝上五寸。

辅骨之上，腰横骨之下叫"楗"。髋骨两侧环跳穴处叫"机"。膝部的骨缝叫"骸关"。侠膝两旁的高骨叫"连骸"。连骸下面叫"辅骨"。辅骨上面的膝弯叫"腘"。腘之上就是"骸关"。头后项部的横骨叫"枕骨"。

治疗水病的俞穴有五十七个：尻骨上有五行，每行各五穴；伏兔上方有两行，每行各五穴；其左右又各有一行，每行各五穴；足内踝上各一行，每行各六穴。髓穴在脑后分为三处，都在颅骨边际锐骨的下面，一处在龈基的下面，一处在项后正中的复骨下面，一处在脊骨上空在风府穴的上面，脊骨下空在尻骨下面孔穴中。又有几个髓空在面部侠鼻两旁，或有骨空在口唇下方与两肩相平的部位。两肩脾骨空在肩膊中的外侧。臂骨的骨空在臂骨的外侧，离开手腕四寸，在尺、桡两骨的空隙之间。股骨上面的骨空在胻骨外侧膝上四寸的地方。骱骨的骨空在辅骨的上端。股际的骨空在阴毛中的动脉下面。尻骨的骨空在髀骨的后面距离四寸的地方。扁骨有血脉渗灌的纹理聚合，没有直通骨髓的孔穴，骨髓通过渗灌的纹理内外交流，所以没有骨空。

灸治寒热症的方法，首先要灸项后的大椎穴，根据病人年龄决定艾灸的壮数；其次灸尾骨的尾闾穴，也是以年龄为艾灸的壮数。观察背部有凹陷的地方用灸法，上举手臂在肩上有凹陷的地方（肩髃）用灸法，两侧的季胁之间（京门）用灸法，足外踝上正取绝骨穴处用灸法，足小趾与次趾之间（侠谿）用灸法，腨下凹陷处的经脉（承山）用灸法，外踝后方（昆仑）用灸法，缺盆骨上方按之坚硬如筋而疼痛的地方用灸法，胸膺中的骨间凹陷处（天突）用灸法，手腕部的横骨之下（大陵）用灸法，脐下三寸的关元穴用灸法，阴毛边缘的动脉跳动处（气冲）用灸法，膝下三寸的两筋间（三里）用灸法，足阳明经所行足跗上的动脉（冲阳）处用灸法，头巅顶上（百会）亦用灸法。被犬咬伤的，先在被咬处灸三壮，再按常规的治伤病法灸治。以上灸治寒热症的部位共二十九处。因于伤食而使用灸法，病仍不愈的，必须仔细观察其由于阳邪过盛，经脉移行到络脉的地方，多刺其俞穴，同时再用药物调治。

水热穴论篇第六十一

【原文】　黄帝问曰：少阴何以主肾？肾何以主水？岐伯对曰：肾者，至阴也；至阴者，盛水也。肺者，太阴也。少阴者，冬脉也。故其本在肾，其末在肺，皆积水也。帝曰：肾何以能聚水而生病？岐伯曰：肾者，胃之关也，关门不利，故聚水而从其类也。上下溢于皮肤，故为胕肿。胕肿者，聚水而生病也。帝曰：诸水皆生于肾乎？岐伯曰：肾者，牝脏也。地气上者属于肾，面生水液也，故曰至阴。勇而劳甚，则肾汗出，肾汗出逢于风，内不得入于脏腑，外不得越于皮肤，客于玄府，行于皮里，传为胕肿。本之于肾，名曰风水。所谓玄府者，汗空也。

帝曰：水俞五十七处者，是何主也？岐伯曰：肾俞五十七穴积阴之所聚也，水所从出入也。尻上五行行五者，此肾俞。故水病下为胕肿大腹，上为喘呼，不得卧者，标本俱病。故肺为喘呼，肾为水肿，肺为逆不得卧，分为相输俱受者，水气之所留也。伏兔上各二行行五者，此肾之街也，三阴之所交结于脚也。踝上各一行行六者，此肾脉之下行也，名曰太冲。凡五十七穴者，皆脏之阴络，水之所客也。

帝曰：春取络脉分肉，何也？岐伯曰：春者木始治，肝气始生，肝气急，其风疾，经脉常深，其气少，不能深入，故取络脉分肉间。

帝曰：夏取盛经分腠，何也？岐伯曰：夏者火始治，心气始长，脉瘦气弱，阳气留溢，热熏分腠，内至于经，故取盛经分腠绝肤而病去者，邪居浅也。所谓盛经者，阳脉也。

帝曰；秋取经俞，何也？岐伯曰：秋者金始治，肺将收杀，金将胜火。阳气在合，阴气初胜，湿气及体，阴气未盛，未能深入，故取俞以泻阴邪，取合以虚阳邪，阳气始衰，故取于合。

帝曰：冬取井荥，何也？岐伯曰：冬者水始治，肾方闭，阳气衰少，阴气坚盛，巨阳伏沉，阳脉乃去，故取井以下阴逆，取荥以实阳气。故曰：冬取井荥，春不鼽衄。此之谓也。

帝曰：夫子言治热病五十九俞，余论其意，未能领别其处，愿闻其处，因闻其意。岐伯曰：头上五行行五者，以越诸阳之热逆也；大杼、膺俞、缺盆、背俞，此八者，以泻胸中之热也。气街、三里、巨虚上下廉，此八者，以泻胃中之热也。云门、髃骨、委中、髓空，此八者，以泻四肢之热也。五脏俞傍五，此十者，以泻五脏之热也。凡此五十九穴者，皆热之左右也。

帝曰：人伤于寒而传为热，何也？岐伯曰：夫寒盛，则生热也。

【解读】 黄帝问道：少阴为什么主肾？肾又为什么主水？岐伯回答说：肾属于至阴之脏，至阴属水，所以肾是主水的脏器。肺属于太阴。肾脉属于少阴，是旺于冬令的经脉。所以水之根本在肾，水之标末在肺，肺肾两脏都能积聚水液而为病。黄帝又问道：肾为什么能积聚水液而生病？岐伯说：肾是胃的关门，关门不通畅，水液就要停留相聚而生病了。其水液在人体上下泛溢于皮肤，所以形成浮肿。浮肿的成因，就是水液积聚而生的病。黄帝又问道：各种水病都是由于肾而生成的吗？岐伯说：肾脏在下属阴。凡是由下而上蒸腾的地气都属于肾，因气化而生成的水液，所以叫做"至阴"。呈勇力而劳动（或房劳）太过，则汗出于肾；出汗时遇到风邪，风邪从开泄之腠理侵入，汗孔骤闭，汗出不尽，向内不能入于脏腑，向外也不得排泄于皮肤，于是逗留在玄府之中，皮肤之内，最后形成浮肿病。此病之本在于肾，病名叫"风水"。所谓玄府，就是汗孔。

黄帝问道：治疗水病的俞穴有五十七个，它们属哪脏所主？岐伯说：肾俞五十七个穴位，是阴气所积聚的地方，也是水液从此出入的地方。尻骨之上有五行，每行五个穴位，这些是肾的俞穴。所以水病表现在下部则为浮肿、腹部胀大，表现在上部则为呼吸喘急、不能平卧，这是肺与肾标本同病。所以肺病表现为呼吸喘急，肾病表现为水肿，肺病还表现为气逆，不得平卧；肺病与肾病的表现各不相同，但二者之间相互输应、相互影响着。之所以肺肾都发生了病变，是由于水气停留于两脏的缘故。伏兔上方各有两行，每行五个穴位，这里是肾气循行的重要道路和肝、脾经交结在脚上。足内踝上方各有一行，每行六个穴位，这是肾的经脉下行于脚的部分，名叫太冲。以上共五十七个穴位，都隐藏在人体下部或较深部的络脉之中，也是水液容易停聚的地方。

黄帝问道：春天针刺，取络脉分肉之间，是什么道理？岐伯说：春天木气开始当令，在人体，肝气开始发生；肝气的特性是急躁，如变动的风一样很迅疾，但是肝的经脉往往藏于深部，而风气刚发生，尚不太剧烈，不能深入经脉，所以只要浅刺络脉分肉之间就行了。

　　黄帝问道：夏天针刺，取盛经分腠之间，是什么道理？岐伯说：夏天火气开始当令，心气开始生长壮大；如果脉形瘦小而搏动气势较弱，是阳气充裕流溢于体表，热气熏蒸于分肉腠理，向内影响于经脉，所以针刺应当取盛经分腠。针刺不要过深只要透过皮肤而病就可痊愈，是因为邪气居于浅表部位的缘故。所谓盛经，是指丰满充足的阳脉。

　　黄帝问道：秋天针刺，要取经穴和输穴，是什么道理？岐伯说：秋天金气开始当令，肺气开始收敛肃杀，金气渐旺逐步胜过衰退着的火气，阳气在经脉的合穴，阴气初生，遇湿邪侵犯人体，但由于阴气未至太盛，不能助湿邪深入，所以针刺取阴经的"输"穴以泻阴湿之邪，取阳经的"合"穴以泻阳热之邪。由于阳气开始衰退而阴气未至太盛，所以不取"经"穴而取"合"穴。

　　黄帝说：冬天针刺，要取"井"穴和"荥"穴，是什么道理？岐伯说：冬天水气开始当令，肾气开始闭藏，阳气已经衰少，阴气更加坚盛，太阳之气伏沉于下，阳脉也相随沉伏，所以针刺要取阳经的"井"穴以抑降其阴逆之气，取阴经的"荥"穴以充实不足之阳气。因此说："冬取井荥，春不鼽衄"，就是这个道理。

　　黄帝道：先生说过治疗热病的五十九个俞穴，我已经知道其大概，但还不知道这些俞穴的部位，请告诉我它们的部位，并说明这些俞穴在治疗上的作用。岐伯说：头上有五行，每行五个穴位，能泄越诸阳经上逆的热邪。大杼、膺俞、缺盆、背俞这八个穴位，可以泻除胸中的热邪。气街、三里、上巨虚和下巨虚这八个穴位，可以泻除胃中的热邪。云门、肩髃、委中、髓空这八个穴位，可以泻除四肢的热邪。五脏的俞穴两傍各有五穴，这十个穴位，可以泻除五脏的热邪。以上共五十九个穴位，都是治疗热病的俞穴。

　　黄帝说：人感受了寒邪反而会传变为热病，这是什么原因？岐伯说：寒气盛极，就会郁而发热。

·卷十七·

调经论篇第六十二

【原文】　黄帝问曰：余闻刺法言，有余泻之，不足补之。何谓有余？何谓不足？岐伯对曰：有余有五，不足亦有五，帝欲何问？帝曰：愿尽闻之。岐伯曰：神，有余有不足；气，有余有不足；血，有余有不足；形，有余有不足；志，有余有不足。凡此十者，其气不等也。

帝曰：人有精、气、津液、四支、九窍、五脏、十六部，三百六十五节，乃生百病。百病之生，皆有虚宴。今夫子言有余余有五，不足亦有五。何以生之乎？岐伯曰：皆生於五脏也。夫心藏神，肺藏气，肝藏血，脾藏肉，肾藏志，而此成形。志意通，内连骨髓，而成身形五脏。五脏之道，皆出于经隧，以行血气，血气不和，百病乃变化而生，是故守经隧焉。

帝曰：神有余不足何如？岐伯曰：神有余则笑不休，神不足则悲。血气未并，五脏安定。邪客於形，洒淅起於毫毛，未入於经络也，故命曰神之微。帝曰：补泻奈何？岐伯曰：神有余，则泻其小络之血，出血勿之深斥，无中其大经，神气乃平；神不足者，视其虚络，按而致之，刺而利之，无出其血，无泄其气，以通其经，神气乃平。帝曰：刺微奈何？岐伯曰：按摩勿释，著针勿斥，移气于不足，神气乃得复。

帝曰：善！有余不足奈何？岐伯曰：气有余则喘咳上气，不足则息利少气。血气未并，五脏安定，皮肤微病，命曰白气微泄。帝曰：补泻奈何？岐伯曰：气有余，则泻其经隧，无伤其经，无出其血，无泄其气；不足，则补其经隧，无出其气。帝曰：刺微奈何？岐伯曰：按摩勿释，出针视之，曰我将深之，适入必革，精气自伏，邪气散乱，无所休息，气泄腠理，真气乃相得。

帝曰：善！血有余不足奈何？岐伯曰：血有余则怒，不足则恐。血气未并，五脏安定，孙络水溢，则经有留血。帝曰：补泻奈何？岐伯曰：血有余，则泻其盛经出其血；不足，则视其虚经内针其脉中，久留而视；脉大，疾出其针，无令血泄。帝曰：刺留血奈何？岐伯曰：视其血络，刺出其血，无令恶血得入于经，以成其疾。

帝曰：善！形有余不足奈何？岐伯曰；形有余则腹胀，泾溲不利，不足则四支不用。血气未并，五脏安定，肌肉蠕动，命曰微风。帝曰：补泻奈何？岐伯曰：形有余则泻其阳经，不足则补其阳络。帝曰：刺微奈何？岐伯曰：取分肉间，无中其经，无伤其络，卫气得复，邪气乃索。

帝曰：善！志有余不足奈何？岐伯曰：志有余则腹胀飧泄，不足则厥。

血气未并，五脏安定，骨节有动。帝曰：补泻奈何？岐伯曰：志有余则泻然筋血者，不足则补其复溜。帝曰：刺未并奈何？岐伯曰：即取之，无中其经，邪所乃能立虚。

帝曰：善！余已闻虚实之形，不知其何以生！岐伯曰：气血以并，阴阳相倾，气乱于卫，血逆于经，血气离居，一实一虚。血并于阴，气并于阳，故为惊狂；血并于阳，气并于阴，乃为炅中；德并于上，气并于下，心烦惋善怒；血并于下，气并于上，乱而喜忘。帝曰：血并于阴，气并于阳，如是血气离居，何者为实？何者为虚？岐伯曰：血气者，喜温而恶寒，寒则泣不能流，温则消而去之，是故气之所并为血虚，血之所并为气虚。

帝曰：人之所有者，血与气耳。夫子乃言血并为虚，气并为虚，是无实乎？岐伯曰：有者为实，无者为虚，故气并则无血，血并则无气，今血与气相失，故与虚焉。络之与孙脉，俱输于经，血与气并，则为实焉。血之与气并走于上，则为大厥，厥则暴死，气复反则生，不反则死。

帝曰：实者何道从来？虚者何道从去？虚实之要，愿闻其故。岐伯曰：夫阴与阳，皆有俞会。阳注于阴，阴满之外，阴阳匀平，以充其形，九候若一，命曰平人。夫邪之生也，或生于阴，或生于阳。其生于阳者，得之风雨寒暑；其生于阴者，得之饮食居处，阴阳喜怒。

帝曰：风雨之伤人奈何？岐伯曰：风雨之伤人也，先客于皮肤，传入于孙脉，孙脉满则传入于络脉，络脉满则输于大经脉。血气与邪并客于分腠之间，其脉坚大，故曰实。实者外坚充满，不可按之，按之则痛。帝曰：寒湿之伤人奈何？岐伯曰：寒湿之中人也，皮肤不收，肌肉坚紧，荣血泣，卫气去，故曰虚。虚者，聂辟气不足，按之则气足以温之，故快然而不痛。

帝曰：善！阴之生实奈何？岐伯曰：喜怒不节，则阴气上逆，上逆则下虚，下虚则阳气走之，故曰实矣。帝曰：阴之生虚奈何？岐伯曰：喜则气下，悲则气消，消则脉虚空；因寒饮食，寒气熏满，则血泣气去，故曰虚矣。

帝曰：经言阳虚则外寒，阴虚则内热，阳盛则外热，阴盛则内寒。余已闻之矣，不知其所由然也。岐伯曰：阳受气于上焦，以温皮肤分肉之间，今寒气在外，则上焦不通，上焦不通，则寒气独留于外，故寒傈。帝曰：阴虚生内热奈何？岐伯曰：有所劳倦，形气衰少，谷气不盛，上焦不行，下脘不通，胃气热、热气熏胸中，故内热。帝曰：阳盛生外热奈何？岐伯曰：上焦不通利，则皮肤致密，腠理闭塞，玄府不通，卫气不得泄越，故外热。帝曰：阴盛生内寒奈何？岐伯曰：厥气上逆，寒气积于胸中而不泻，不泻则温气去，寒独留，则血凝泣，凝则脉不通，其脉盛大以涩，故中寒。

帝曰：阴与阳并，血气以并，病形以成，刺之奈何？岐伯曰：刺此者，取之经隧，取血于营，取气于卫，用形哉，因四时多少高下。帝曰：血气以并，病形以成，阴阳相倾，补泻奈何？岐伯曰：泻实者气盛乃内针，针与气俱内，以开其门，如利其户；针与气俱出，精气不伤，邪气乃下，外门不闭，以出其疾，摇大其道，如利其路，是谓大泻，必切而出，大气乃屈。帝曰：补虚奈何？岐伯曰：持针勿置，以定其意，候呼内针，气出针入，针空四塞，精无从去，方实而疾出针，气入针出，热不得还，闭塞其门，邪气布散，精气乃得存。动气候时，近气不失，远气乃来，是谓追之。

帝曰：夫子言虚实者有十，生于五脏，五脏五脉耳。夫十二经脉，皆生其病，今夫子独言五脏，夫十二经脉者，皆络三百六十五节，节有病，必被经脉，经脉之病，皆有虚实，何以合之？岐伯曰：五脏者，故得六腑与为表里，经络支节，各生虚实，其病所居，随而调之。病在脉，调之血；病在血，调之络；病在气，调之卫；病在肉，调之分肉；病在筋，调之筋；病在骨，调之骨；燔针劫刺其下及与急者；病在骨，焠针药熨；病不知所痛，两跷为上；身形有痛，九候莫病，则缪刺之；痛在于左而右脉病者，巨刺之。必谨察其九候，针道备矣。

【解读】　黄帝问道：我听《刺法》上说道，病属有余的要用泻法，不足的要用补法。但怎样是有余呢，怎样又是不足呢？岐伯回答说：病属有余的有五种，不足的也有五种，你要问的是哪一种呢？黄帝说：我希望你能全部讲给我听。岐伯说：神有有余，有不足；气有有余，有不足；血有有余，有不足；形有有余，有不足；志有有余，有不足。凡此十种，其气各不相等。

黄帝说：人有精、气、津液、四肢、九窍、五脏、十六部、三百六十五节，而发生百病。但百病的发生，都有虚实的不同。现在先生说病属有余的有五种，病属不足的也有五种，是怎样发生的呢？岐伯说：五种有余不足，都是生于五脏。心藏神，肺藏气，肝藏血，脾藏肉，肾藏志，由五脏所藏之神、气、血、肉、志，组成了人的形体。但必须保持志意通达，内与骨髓联系，始能使身形与五脏成为一个整体。五脏相互联系的道路都是经脉，通过经脉以运行血气，人若血气不和，就会变化而发生各种疾病。所以诊断和治疗均以经脉为依据。

黄帝说：神有余和神不足会什么症状呢？岐伯说：神有余的则喜笑不止，神不足的则悲哀。若病邪尚未与气血相并，五脏安定之时，还未见或笑或悲的现象，此时邪气仅客于形体之肤表，病人觉得寒栗起于毫毛，尚未侵入经络，乃属神病微邪，所以叫做"神之微"。黄帝说：怎样进行补泻呢？岐伯说：神有余的应刺其小络使之出血，但不要向里深推其针，不要刺中大经，神气自会平复。神不足的其络必虚，应在其虚络处，先用手按摩，使气血实于虚络，再以针刺之，以疏利其气血，但不要使之出血，也不要使气外泄，只疏通其经，神气就可以平复。黄帝说：怎样刺微邪呢？

岐伯说：按摩的时间要久一些，针刺时不要向里深推，使气移于不足之处，神气就可以平复。

黄帝说：好。气有余和气不足会出现什么症状呢？岐伯说：气有余的则喘咳气上逆，气不足的则呼吸虽然通利，但气息短少。若邪气尚未与气血相并，五脏安定之时，有邪气侵袭，则邪气仅客于皮肤，而发生皮肤微病，使肺气微泄，病情尚轻，所以叫做"白气微泄"。黄帝说：怎样进行补泻呢？岐伯说：气有余的应当泻其经隧，但不要伤其经脉，不要使之出血，不要使其气泄。气不足的则应补其经隧，不要使其出气。黄帝说：怎样刺其微邪呢？岐伯说：先用按摩，时间要久一些，然后拿出针来给病人看，并说："我要深刺"，但在刺时还是适中病处即止，这样可使其精气深注于内，邪气散乱于外，而无所留，邪气从腠理外泄，则真气通达，恢复正常。

黄帝说：好。血有余和不足会出现什么症状呢？岐伯说：血有余的则发怒，血不足则恐惧。若邪气尚未与气血相并，五脏安定之时，有邪气侵袭，则邪气仅客于孙络，孙络盛满外溢，则流于经脉，经脉就会有血液留滞。黄帝说：怎样进行补泻呢？岐伯说：血有余的应泻其充盛的经脉，以出其血。血不足的应察其经脉之虚者补之，刺中其经脉后，久留其针而观察之，待气至而脉转大时，即迅速出针，但不要使其出血。黄帝说：刺留血时应当怎样呢？岐伯说：诊察其血络有留血的，刺出其血，使恶血不得入于经脉而形成其他疾病。

黄帝说：好。形有余和形不足会出现什么症状呢？岐伯说：形有余的则腹胀满，大小便不利，形不足的则四肢不能运动。若邪气尚未与气血相并，五脏安定之时，有邪气侵袭，则邪气仅客于肌肉，使肌肉有蠕动的感觉，这叫做"微风"。黄帝说：怎样进行补泻呢？岐伯说：形有余应当泻足阳明的经脉，使邪气从内外泻，形不足的应当补足阳明的络脉，使气血得以内聚。黄帝说：怎样刺微风呢？岐伯说：应当刺其分肉之间，不要刺中经脉，也不要伤其络脉，使卫气得以恢复，则邪气就可以消散。

黄帝说：好。志有余和志不足会出现什么症状呢？岐伯说：志有余的则腹胀飧泄，志不足的则手足厥冷。若邪气尚未与气血相并，五脏安定之时，有邪气侵袭，则邪气仅客于骨，使骨节间如有物震动的感觉。黄帝说：怎样进行补泻呢？岐伯说：志有余的应泻然谷以出其血，志不足的则应补复溜穴。黄帝说：当邪气尚未与气血相并，邪气仅客于骨时，应当怎样刺呢？岐伯说：应当在骨节有鼓动处立即刺治，但不要中其经脉，邪气便会自然去了。

黄帝说：好。关于虚实的症状我已经知道了，但还不了解它是怎样发生的。岐伯说：虚实的发生，是由于邪气与气血相并，阴阳间失去协调而有所偏倾，致气乱于卫，血逆于经，血气各离其所，便形成一虚一实的现象。如血并于阴，气并于阳，则发生惊狂。血并于阳，气并于阴，则发生热中。血并于上，气并于下，则发生心中烦闷而易怒。血并于下，气并于上，则发生精神散乱而善忘。

黄帝说：血并于阴，气并于阳，象这样血气各离其所的病证，怎样是实，怎样是虚呢？岐伯说：血和气都是喜温暖而恶寒冷的，因为寒冷则气血滞涩而流行不畅，温暖则可使滞涩的气血消散流行。所以气所并之处则血少而为血虚，血所并之处则气少而为气虚。黄帝说：人身的重要物质是血和气。现在先生说血并的是虚，气并的也是虚，难道没有实吗？岐伯说：多余的就是实，缺乏的就是虚。所以气并之处则血少，为气实血虚，血并之处则气少，血和气各离其所不能相济而为虚。人身络脉和孙脉的气血均输注于经脉，如果血与气相并，就成为实了。譬如血与气并，循经上逆，就会发生"大厥"病，使人突然昏厥如同暴死，这种病如果气血能得以及时下行，则可以生，如果气血壅于上而不能下行，就要死亡。

黄帝说：实是通过什么渠道来的？虚又是通过什么渠道去的？形成虚和实的道理，希望能听你讲一讲。岐伯说：阴经和阳经都有俞有会，以互相沟通。如阳经的气血灌注于阴经，阴经的气血盛满则充溢于外，能这样运行不已，保持阴阳平调，形体得到充足的气血滋养，九候的脉象也表现一致，这就是正常的人。凡邪气伤人而发生的病变，有发生于阴的内脏，或发生于属阳的体表。病生于阳经在表的，都是感受了风雨寒暑邪气的侵袭；病生于阴经在里的，都是由于饮食不节、起居失常、房事过度、喜怒无常所致。

黄帝说：风雨之邪伤人是怎样的呢？岐伯说：风雨之邪伤人，是先侵入皮肤，由皮肤而传入于孙脉，孙脉满则传入于络脉，络脉满则输注于大经脉。血气与邪气并聚于分肉腠理之间，其脉必坚实而大，所以叫做实证。实证受邪部位的表面多坚实充满，不可触按，按之则痛。黄帝说：寒湿之邪伤人是怎样的呢？岐伯说：寒湿邪气伤人，使人皮肤失却收缩功能，肌肉坚紧，营血滞涩，卫气离去，所以叫做虚证。虚证多见皮肤松弛而有皱折，卫气不足，营血滞涩等，按摩可以致气，使气足能温煦营血，故按摩则卫气充实，营血畅行，便觉得爽快而不疼痛了。黄帝说：好。阴分所发生的实证是怎样的呢？岐伯说：人若喜怒不加节制，则使阴气上逆，阴气逆于上则必虚于下，阴虚者阳必凑之，所以叫做实证。黄帝说：阴分所发生的虚证是怎样的呢？岐伯说：人若过度喜乐则气易下陷，过度悲哀则气易消散，气消散则血行迟缓，脉道空虚；若再吃寒凉饮食，寒气充满于内，血行滞涩而气耗，所以叫做虚证。

黄帝说：医经上所说的阳虚则生外寒，阴虚则生内热，阳盛则生外热，阴盛则生内寒。我已听说过了，但不知是什么原因产生的。岐伯说：诸阳之气，均承受于上焦，以温煦皮肤分肉之间，现寒气侵袭于外，使上焦不能宣通，阳气不能充分外达以温煦皮肤分肉，如此则寒气独留于肌表，因而发生恶寒战栗。黄帝说：阴虚则生内热是怎样的呢？岐伯说：过度劳倦则伤脾，脾虚不能运化，必形气衰少，也不能转输水谷的精微，这样上焦即不能宣发五谷气味，下脘也不能化水谷之精，胃气郁而生热，热气上熏于胸中，因而发生内热。黄帝说：阳盛则生外热是怎样的呢？岐伯说：若上焦不通利，可使皮肤致密，腠理闭塞，汗孔不通，如此则卫气不得发泄散越，郁而发热，所以发生外热。黄帝说：阴盛则生内寒是怎样的呢？岐伯说：若寒厥之气上逆，寒气积于胸中而不下泄，寒气不泻，则阳气必受耗伤，阳气耗伤，则寒气独留，寒性凝敛，营血滞涩，脉行不畅，其脉搏必见盛大而涩，所以成为内寒。

黄帝说：阴与阳相并，气与血相并，疾病已经形成时，怎样进行刺治呢？岐伯说：刺治这种疾病，应取其经脉，病在营分的，刺治其血，病在卫分的，刺治其气，同时还要根据病人形体的肥瘦高矮，四时气候的寒热温凉，决定针刺次数的多少，取穴部位的高下。黄帝说：血气和邪气已并，病已形成，阴阳失去平衡的，刺治时应怎样应用补法和泻法呢？岐伯说：泻实证时，应在气盛的时候进针，即在病人吸气时进针，使针与气同时入内，刺其俞穴以开邪出之门户，并在病人呼气时出针，使针与气同时外出，这样可使精气不伤，邪气得以外泄；在针刺时还要使针孔不要闭塞，以排泄邪气，应摇大其针孔，而通利邪出之道路，这叫做"大泻"，出针时先以左手轻轻切按针孔周围，然后迅速出针，这样亢盛的邪气就可穷尽。黄帝说：怎样补虚呢？岐伯说：以手持针，不要立即刺入，先安定其神气，待病人呼气时进针，即气出针入，针刺入后不要摇动，使针孔周围紧密与针体连接，使精气无隙外泄，当气至而针下时，迅速出针，但要在病人吸气时出针，气入针出，使针下所致的热气不能内还，出针后立即按闭针孔使精气得以保存。针刺候气时，要耐心等待，必侯其气至而充实，始可出针，这样可使已至之气不致散失，远处未至之气可以导来，这叫做补法。

黄帝说：先生所说的虚证和实证共有十种，都是发生于五脏，但五脏只有五条经脉，而十二经脉，每经都能发生疾病，先生为什么只单独谈了五脏？况且十二经脉又都联络三百六十五节，节有病也必然波及到经脉，经脉所发生的疾病，又都有虚有实，这些虚证和实证，又怎样和五脏的虚证和实证相结合呢？岐伯说：五脏和六腑，本有其表里关系，经络和肢节，各有其所发生的虚证和实证，应根据其病变所在，随其病情的虚实变化，给予适当的调治。如病在脉，可以调治其血；病在血，可以调治其络脉；病在气分，可以调治其卫气；病在肌肉，可以调治其分肉间；病在筋，可

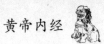

以调治其筋；病在骨，可以调治其骨。病在筋，亦可用燔针劫刺其病处，与其筋脉挛急之处；病在骨，亦可用焯针和药熨病处；病不知疼痛，可以刺阳跷阴跷二脉；身有疼痛，而九候之脉没有病象，则用缪刺法治之；如果疼痛在左侧，而右脉有病象，则用巨刺法治之。总之，必须详审地诊察九候的脉象，根据病情，运用针刺进行调治。只有这样，针刺的技术才算完备。

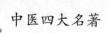

·卷十八·

缪刺论篇第六十三

【原文】　黄帝问曰：余闻缪刺，未得其意，何谓缪刺？岐伯对曰：夫邪之客于形也，必先舍于皮毛；留而不去，入舍于孙脉；留而不去，入舍于络脉；留而不去，入舍于经脉；内连五脏，散于肠胃，阴阳俱感，五脏乃伤。此邪之从皮毛而入，极于五脏之次也。如此，则治其经焉。今邪客于皮毛，入舍于孙络，留而不去，闭塞不通，不得入于经，流溢于大络，而生奇病也。夫邪客大络者，左注右，右注左，上下左右，与经相干，而布于四末，其气无常处，不入于经俞，命曰缪刺。

帝曰：愿闻缪刺，以左取右，以右取左，奈何？其与巨刺，何以别之？岐伯曰：邪客于经，左盛则右病，右盛则左病，亦有移易者，左痛未已而右脉先病，如此者，必巨刺之，必中其经，非络脉也。故络病者，其痛与经脉缪处，故命曰缪刺。

帝曰：愿闻缪刺奈何？取之何如？岐伯曰：邪客于足少阴之络，令人卒心痛，暴胀，胸胁支满，无积者，刺然骨之前出血，如食顷而已；不已，左取右，右取左。病新发者，取五日，已。

邪客于手少阳之络，令人喉痹舌卷，口干心烦，臂外廉痛，手不及头。刺手中指次指爪甲上，去端如韭叶，各一痏。壮者立已，老者有顷已。左取右，右取左，此新病，数日已。

邪客于足厥阴之络，令人卒疝暴痛。刺足大指爪甲上，与肉交者，各一痏。男子立已；女子有顷已。左取右，右取左。

邪客于足太阳之络，令人头项肩痛。刺足小指爪甲上，与肉交者，各一痏，立已；不已，刺外踝下三痏，左取右，右取左，如食顷已。

邪客于手阳明之络，令人气满，胸中喘息，而支胠胸中热，刺手大指、次指爪甲上，去端如韭叶，各一痏，左取右，右取左，如食顷已。

邪客于臂掌之间，不可得屈。刺其踝后，先以指按之痛，乃刺之，以月死生为数，月生一日一痏，二日二痏，十五日十五痏，十六日十四痏。

邪气客于足阳跷之脉，令人目痛从内眦始，刺外踝之下半寸所各二痏，左刺右，右刺左，如行十里顷而已。

人有所堕坠，恶血留内，腹中满胀，不得前后，先饮利药。此上伤厥阴之脉，下伤少阴之络，刺足内踝之下，然骨之前血脉出血，刺足跗上动脉；不已，刺三毛上各一痏，见血立已，左刺右，右刺左。善悲惊不乐，刺如右方。

邪客于手阳明之络，令人耳聋，时不闻音。刺手大指、次指爪甲上，去端如韭叶，各一痏，立闻；不已，刺中指爪甲上，与肉交者，立闻。其不时闻者，不可刺也。耳中生风者，亦刺之如此数，左刺右，右刺左。

凡痹往来，行无常处者，在分肉间痛而刺之，以月死生为数，用针者随气盛衰，以为痏数，针过其日数则脱气，不及日数则气不泻。左刺右，右刺左，病已，止；不已，复刺之如法。月生一日一痏，二日二痏，渐多之；十五日十五痏，十六日十四痏，渐少之。

邪客于足阳明之经，令人鼽衄，上齿寒。刺中指、次指爪甲上与肉交者，各一痏。左刺右，右刺左。

邪客于足少阳之络，令人胁痛不得息，咳而汗出。刺足小指、次指爪甲上，与肉交者，各一痏，不得息立已，汗出立止，咳者温衣饮食，一日已。左刺右，右刺左，病立已；不已，复刺如法。

邪客于足少阳之络，令人嗌痛，不可内食，无故善怒，气上走贲上。刺足下中央之脉，各三痏，凡六刺，立已。左刺右，右刺左。

嗌中肿，不能内唾，时不能出唾者，缪刺然骨之前，出血立已。左刺右，右刺左。

邪客于足太阴之络，令人腰痛，引少腹控眇，不可以仰息。刺腰尻之解，两胂之上，是腰俞，以月死生为痏数，发针立已。左刺右，右刺左。

邪客于足太阳之络，令人拘挛背急，引胁而痛。刺之从项始数脊椎侠脊，疾按之应手如痛，刺之傍三痏，立已。

邪客于足少阳之络，令人留于枢中痛，髀不可举。刺枢中以毫针，寒则久留针，以月死生为数，立已。

治诸经刺之，所过者不病，则缪刺之。

耳聋，刺手阳明；不已，刺其通脉出耳前者。

齿龋，刺手阳明；不已，刺其脉入齿中，立已。

邪客于五脏之间，其病也，脉引而痛，时来时止，视其病，缪刺之于手足爪甲上，视其脉，出其血，间日一刺，一刺不已，五刺已。

缪传引上齿，齿唇寒痛，视其手背脉血者去之，足阳明中指爪甲上一痏，手大指、次指爪甲上各一痏，立已。左取右，右取左。

邪客于手足少阴太阴足阳明之络，此五络皆会于耳中，上络左角，五络俱竭，令人身脉皆动，而形无知也，其状若尸，或曰尸厥。刺其足大指内侧爪甲上，去端如韭叶，后刺足心，后刺足中指爪甲上各一痏，后刺手大指内侧，去端如韭叶，后刺手心主，少阴锐骨之端，各一痏，立已；不已，以竹管吹其两耳，鬄其左角之发，方一寸，燔治，饮以美酒一杯，不能饮者；灌之，立已。

凡刺之数，先视其经脉，切而从之，审其虚实而调之。不调者，经刺之；有痛而经不病者，缪刺之。因视其皮部有血络者尽取之，此缪刺之数也。

【解读】 黄帝问道：我听说有一种"缪刺"，但不知道它的意思是什么，究竟什么叫缪刺？岐伯回答说：大凡病邪侵袭人体，必须首先侵入皮毛；如果逗留不去的话，就进入孙脉；再逗留不去，就进入络脉；如还是逗留不去，就进入经脉，并向内延及五脏，流散到肠胃；这时表里都受到邪气侵袭，五脏就要受伤。这是邪气从皮毛而入，最终影响到五脏的次序。象这样，就要治疗其经穴了。如邪气从皮毛侵入，进入孙、络后，就逗留而不去，由于络脉闭塞不通，邪气不得入于经脉，于是就流溢于大络之中，从而生成一些异常疾病。邪气侵入大络后，在左边的就流窜到右边，在右边的就流窜到左边，或上或下，或左或右，但只影响到络脉而不能进入经脉之中，从而随大络流布到四肢；邪气流窜无一定地方，也不能进入经脉俞穴，所以病气在右而症见于左，病气在左而症见于右，必须右痛刺左，左痛刺右，才能中邪，这种刺法就叫做"缪刺"。

黄帝道：我想听听缪刺法左病右取、右病左取的道理是怎样的？它和巨刺法怎么区别？岐伯说：邪气侵袭到经脉，如果左边经气较盛则影响到右边经脉，或右边经气较盛则影响到左边经脉；但也有左右相互转移的，如左边疼痛尚未好，而右边经脉已开始有病，象这样，就必须用巨刺法了。但是运用巨刺必定要邪气中于经脉，邪气留脉决不能运用，因为它不是络脉的病变。因为络病的病痛部位与经脉所在部位不同，因此称为"缪刺"。

黄帝道：我想知道缪刺怎样进行，怎样用于治疗病人？岐伯说：邪气侵入足少阴经的络脉，使人突然发生心痛，腹胀大，胸胁部胀满但并无积聚，针刺然谷穴出些血，大约过一顿饭的工夫，病情就可以缓解；如尚未好，左病则刺右边，右病则刺左边。新近发生的病，针刺五天就可痊愈。

邪气侵入手少阳经的络脉，使人发生咽喉疼痛痹塞，舌卷，口干，心中烦闷，手臂外侧疼痛，抬手不能至头，针刺手小指侧的次指指甲上方，距离指甲如韭菜叶宽那样远处的关冲穴，各刺一针。壮年人马上就见缓解，老年人稍待一会儿也就好了。左病则刺右边，右病则刺左边。如果是新近发生的病，几天就可痊愈。

邪气侵袭足厥阴经的络脉，使人突然发生疝气，剧烈疼痛，针刺足大趾爪甲上与皮肉交接处的大敦穴，左右各刺一针。男子立刻缓解，女子则稍待一会儿也就好了。左病则刺右边，右病则刺左边。

邪气侵袭足太阳经的络脉，使人发生头项肩部疼痛，针刺足小趾爪甲上与皮肉交接处的至阴穴，各刺一针，立刻就缓解。如若不缓解，再刺外踝下的金门穴三针，大约一顿饭的工夫也就好了。左病则刺右边，右病则刺左边。

邪气侵袭手阳明经的络脉，使人发生胸中气满，喘息而胁肋部撑胀，胸中发热，针刺手大指侧的次指指甲上方，距离指甲如韭菜叶宽那样远处的商阳穴，各刺一针。左病则刺右边，右病则刺左边。大约一顿饭的工夫病就好了。

邪气侵入手厥阴经的络脉，使人发生臂掌之间疼痛，不能弯曲，针刺手腕后方，先以手指按压，找到痛处，再针刺。根据月亮的圆缺确定针刺的次数，例如月亮开始生光，初一刺一针，初二刺二针，以后逐日加一针，直到十五日加到十五针，十六日又减为十四针，以后逐日减一针。

邪气侵入足部的阳跻脉，使人发生眼睛疼痛，从内眦开始，针刺外踝下面约半寸处的申脉穴，各刺一针。左病则刺右边，右病则刺左边。大约如人步行十里路的工夫就可以好了。

人由于堕坠跌伤，瘀血停留体内，使人发生腹部胀满，大小便不通，要先服通便导瘀的药物。这是由于坠跌，上面伤了厥阴经脉，下面伤了少阴经的络脉。针刺取其内踝之下、然骨之前的血脉，刺出其血，再刺足背上动脉处的冲阳穴；如果病不缓解，再刺足大趾三毛处的大敦穴各一针，出血后病立即就缓解。左病则刺右边，右病则刺左边。假如有好悲伤或惊恐不乐的现象，刺法同上。

邪气侵入手阳明经的络脉，使人耳聋，间断性失去听觉，针刺手大指侧的次指指甲上方，距离指甲如韭菜叶宽那样远处的商阳穴各一针，立刻就可以恢复听觉；如不见效，再刺中指爪甲上与皮肉交接处的中冲穴，马上就可听到声音。如果是完全失去听力的，就不可用针刺治疗了。假如耳中鸣响，如有风声，也采取上述方法进行针刺治疗。左病则刺右边，右病则刺左边。

凡是痹证疼痛走窜，无固定地方的，就随疼痛所在而刺其分肉之间，根据月亮盈亏变化确定针刺的次数。凡有用针刺治疗的，都要随着人体在月周期中气血的盛衰情况来确定用针的次数，如果用针次数超过其相应的日数，就会损耗人的正气，如果达不到相应的日数，邪气又不得泻除。左病则刺右边，右病则刺左边。病好了，就不要再刺；若还没有痊愈，按上述方法再刺。月亮新生的初一刺一针，初二刺二针，逐日加多，十五日加至十五针；十六日又减至十四针，逐日减少一针。

邪气侵入足阳明经的络脉，使人发生鼻塞，衄血，上齿寒冷，针刺足中趾侧的次趾爪甲上方与皮肉交接处的厉兑穴，各刺一针。左病则刺右边，右病则刺左边。

邪气侵入足少阳经的络脉，使人胁痛而呼吸不畅，咳嗽而汗出，针刺足小趾侧的次趾爪甲上方与皮肉交接处的窍阴穴，各刺一针，呼吸不畅马上就缓解，出汗也就很快停止了；如果有咳嗽的要嘱其注意衣服饮食的温暖，这样一天就可好了。左病则刺右边，右病则刺左边，疾病很快就可痊愈。如果仍未痊愈，按上述方法再刺。

邪气侵入足少阴经的络脉，使人咽喉疼痛，不能进饮食，往往无故发怒，气上逆直至贲门之上，针刺足心的涌泉穴，左右各三针，共六针，可立刻缓解。左病则刺右边，右病则刺左边。如果咽喉肿起而疼痛，不能进饮食，想咯（kǎ卡）吐痰涎又不能咯出来，针刺然骨前面的然谷穴，使之出血，很快就好。左病则刺右边，右病则刺左边。

邪气侵入足太阴经的络脉，使人腰痛连及少腹，牵引至胁下，不能挺胸呼吸，针刺腰尻部的骨缝当中脊两旁肌肉上的下髎穴，这是腰部的俞穴，根据月亮圆缺确定用针的次数，出针后马上就好了。左病则刺右边，右病则刺左边。

邪气侵入足太阳经的络脉，使人背部拘急，牵引胸肋部疼痛，针刺应从项部开始沿着脊骨两傍向下按压，在病人感到疼痛处周围针刺三针，病立刻就好。

邪气侵入足少阳经的络脉，使人环跳部疼痛，腿股不能举动，以毫针刺其环跳穴，有寒的可留针久一些，根据月亮盈亏的情况确定针刺的次数，很快就好。

治疗各经疾病用针刺的方法，如果经脉所经过的部位未见病变，就应用缪刺法。

耳聋针刺手阳明经商阳穴，如果不好，再刺其经脉走向耳前的听宫穴。

蛀牙病刺手阳明经的商阳穴，如果不好，再刺其走入齿中的经络，很快就见效。

邪气侵入到五脏之间，其病变表现为经脉牵引作痛，时痛时止，根据其病的情况，在其手足爪甲上进行缪刺法，择有血液郁滞的络脉，刺出其血，隔日刺一次，一次不见好，连刺五次就可好了。

阳明经脉有病气交错感传而牵引上齿，出现唇齿寒冷疼痛，可视其手背上经脉有郁血的地方针刺出血，再在足阳明中趾爪甲上刺一针，在手大指侧的次指爪甲上的商阳穴各刺一针，很快就好了。左病则刺右边，右病则刺左边。

邪气侵入到手少阴、手太阴、足少阴、足太阴和足阳明的络脉，这五经的络脉都聚会于耳中，并上绕左耳上面的额角，假如由于邪气侵袭而致此五络的真气全部衰竭，就会使经脉都振动，而形体失去知觉，就象死尸一样，有人把它叫做"尸厥"。这时应当针刺其足大趾内侧爪甲上距离爪甲有韭菜叶宽那么远处的隐白穴，然后再刺足心的涌泉穴，再刺足中趾爪甲上的厉兑穴，各刺一针；然后再刺手大指内侧距离爪甲有韭菜叶宽那么远处的少商穴，再刺手少阴经在掌后锐骨端的神门穴，各刺一针，当立刻清醒。如仍不好，就用竹管吹病人两耳之中，并把病人左边头角上的头发剃下来，取一方寸左右，烧制为末，用好酒一杯冲服，如因失去知觉而不能饮服，就把药酒灌下去，很快就可恢复过来。

大凡刺治的方法，先要根据所病的经脉，切按推寻，详审其虚实而进行调治；如果经络不调，先采用经刺的方法；如果有病痛而经脉没有病变，再采用缪刺的方法，要看其皮部是否有郁血的络脉，如有应全部把郁血刺出。以上就是缪刺的方法。

四时刺逆从论篇第六十四

【原文】 厥阴有余，病阴痹；不足，病生热痹；滑则病孤疝风；涩则病少腹积气。

少阴有余，病皮痹隐轸；不足，病肺痹；滑则病肺风疝，涩则病溲血。

太阴有余，病肉痹寒中；不足，病脾痹；滑则病脾风疝；涩则病积心腹时满。

阳明有余，病脉痹，身时热；不足，病心痹；滑则病心风疝；涩则病积时善惊。

太阳有余，病骨痹身重；不足病肾痹；滑则病肾风疝；涩则病积善时巅疾。

少阳有余，病筋痹胁满；不足病肝痹；滑则病肝风疝；涩则病积时筋急目痛。

是故春气在经脉，夏气在孙络，长夏气在肌肉，秋气在皮肤，冬气在骨髓中。帝曰：余愿闻其故。岐伯曰：春者，天气始干，地气始泄，冻解冰释，水行经通，故人气在脉。夏者，经满气溢，入孙络受血，皮肤充实。长夏者。

经络皆盛，内溢肌中。秋者，天气始收，理闭塞，皮肤引急。冬者盖藏，血气在中，内著骨髓，通于五脏。是故邪气者，常随四时之气血而人客也，至其变化不可为度，然必从其经气，辟除其邪，除其邪则乱气不生。

帝曰：逆四时而生乱气奈何？岐伯曰：春刺络脉，血气外溢，令人少气；春刺肌肉，血气环逆，令人上气；春刺筋骨，血气内著，令人腹胀。夏刺经脉，血气乃竭，令人解㑊；夏刺肌肉，血气内却，令人善恐；夏刺筋骨，血气上逆，令人善怒。秋刺经脉，血气上逆，令人善忘；秋刺络脉，气不外行，令人卧不欲动；秋刺筋骨，血气内散，令人寒慄。冬刺经脉，血气皆脱，令人目不明；冬刺络脉，内气外泄，留为大痹；冬刺肌肉，阳气竭绝，令人善忘。凡此四时刺者，大逆之病，不可不从也，反之，则生乱气相淫病焉。故刺不知四时之经，病之所生，以从为逆，正气内乱，与精相薄。必审九候，正气不乱，精气不转。帝曰：善。

刺五脏，中心一日死，其动为噫；中肝五日死，其动为语；中肺三日死，其动为咳；中肾六日死，其动为嚏欠；中脾十日死，其动为吞。刺伤人五脏必死，其动，则依其脏之所变候知其死也。

【解读】 如果厥阴之气过盛，就会发生阴痹的现象；不足则会发生热痹；气血过于滑利则患狐疝风；气血运行涩滞则形成少腹中有积气。

少阴之气有余，可以发生皮痹和隐疹；不足则发生肺痹；气血过于滑利则患肺风疝；气血运行涩滞则病积聚和尿血。

太阴之气有余，可以发生肉痹和寒中；不足则发生脾痹；气血过于滑利则患脾风疝；气血运行涩滞则病积聚和心腹胀满。

阳明之气有余，可以发生脉痹，身体有时发热；不足则发生心痹；气血过于滑利则患心风疝；气血运行涩滞则病积聚和不时惊恐。

太阳之气有余，可以发生骨痹、身体沉重；不足则发生肾痹；气血过于滑利则患肾风疝；气血运行涩滞则病积聚，且不时发生巅顶部疾病。

少阳之气有余，可以发生筋痹和胁肋满闷；不足则发生肝痹；气血过于滑利则患肝风疝；气血涩滞则病积聚，有时发生筋脉拘急和眼目疼痛等。

所以春天人的气血在经脉，夏天人的气血在孙络，长夏人的气血在肌肉，秋天人的气血在皮肤，冬天人的气血在骨髓中。

黄帝说：我想听听其中的道理。岐伯说：春季，天之阳气开始启动，地之阴气也开始发泄，冬天的并冰冻时逐渐融化解释，水道通行，所以人的气血也集中在经脉中流行。夏季，经脉中气血充满而流溢于孙络，孙络接受了气血，皮肤也变得充实了。

长夏，经脉和络脉中的气血都很旺盛，所以能充分地灌溉润泽于肌肉之中。秋季，天气开始收敛，腠理随之而闭塞，皮肤也收缩紧密起来了。冬季主闭藏，人身的气血收藏在内，聚集于骨髓，并内通于五脏。所以邪气也往往随着四时气血的变化而侵入人体相应的部位，若待其发生了变化，那就难以预测了；但必须顺应四时经气的变化及早进行调治，驱除侵入的邪气，那么气血就不致变化逆乱了。

黄帝道：针刺违反了四时而导致气血逆乱是怎样的？岐伯说：春天刺络脉，会使血气向外散溢，使人发生少气无力；春天刺肌肉，会使血气循环逆乱，使人发生上气咳喘；春天刺筋骨，会使血气留著在内，使人发生腹胀。夏天刺经脉，会使血气衰竭，使人疲倦懈惰；夏天刺肌肉，会使血气却弱于内，使人易于恐惧；夏天刺筋骨，会使血气上逆，使人易于发怒。秋天刺经脉，会使血气上逆，使人易于忘事；秋天刺络脉，但人体气血正值内敛而不能外行，所以使人阳气不足而嗜卧懒动；秋天刺筋骨，会使血气耗散于内，使人发生寒战。冬天刺经脉，会使血气虚脱，使人发生目视不明；冬天刺络脉，则收敛在内的真气外泄，体内血行不畅而成"大痹"；冬天刺肌肉，会使阳气竭绝于外，使人易于忘事。以上这些四时的刺法，都将严重地违背四时变化而导致疾病发生，所以不能不注意顺应四时变化而施刺；否则就会产生逆乱之气，扰乱人体生理功能而生病的呀！所以针刺不懂得四时经气的盛衰和疾病之所以产生的道理，不是顺应四时而是违背四时变化，从而导致正气逆乱于内，邪气便与精气相结聚了。一定要仔细审察九候的脉象，这样进行针刺，正气就不会逆乱，邪气也不会与精气相结聚了。黄帝说：讲得好！

　　如果针刺误中了五脏，刺中心脏一天就要死亡，其变动的症状为噫气；刺中肝脏五天就要死亡，其变动的症状为多语；刺中肺脏三天就要死亡，其变动的症状为咳嗽；刺中肾脏六天就要死亡，其变动的症状为喷嚏和呵欠；刺中脾脏十天就要死亡，其变动的症状为吞咽之状等。刺伤了人的五脏，必致死亡，其变动的症状也随所伤之脏而又各不相同，所以可以根据它来测知死亡的日期。

标本病传论篇第六十五

【原文】　　黄帝问曰：病有标本，刺有逆从奈何？岐伯对曰：凡刺之方，必别阴阳，前后相应，逆从得施，标本相移，故曰：有其在标而求之于标，有其在本而求之于本，有其在本而求之于标，有其在标而求之于本。故治有取标而得者，有取本而得者，有逆取而得者，有从取而得者。故知逆与从，正行无问，知标本者，万举万当，不知标本，是谓妄行。

　　夫阴阳逆从，标本之为道也，小而大，言一而知百病之害。少而多，浅而博，可以言一而知百也。以浅而知深，察近而知远，言标与本，易而勿及。

　　治反为逆，治得为从。先病而后逆者治其本；先逆而后病者治其本；先塞而后生病者治其本；先病而后生寒者治其本；先热而后生病者治其本；

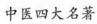

先热而后生中满者治其标；先病而后泄者治其本；先泄而后生他病者治其本；必且调之，乃治其他病；先病而后生中满者治其标；先中满而后烦心者治其本。人有客气，有同气。大小不利治其标；小大利治其本；病发而有余，本而标之，先治其本，后治其标；病发而不足，标而本之，先治其标，后治其本。谨察间甚，以意调之，间者并行，甚者独行。先小大不利而后生病者治其本。

夫病传者，心病先心痛，一日而咳；三日胁支痛；五日闭塞不通，身痛体重；三日不已死。冬夜半，夏日中。

肺病喘咳，三日而胁支满痛；一日身重体痛；五日而胀；十日不已，死。冬日入，夏日出。

肝病头目眩，胁支满，三日体重身痛；五日而胀；三日腰脊少腹痛，胫瘦；三日不已死。冬日入，夏早食。

脾病身痛体重，一日而胀；二日少腹腰脊痛胫竣；三日背胆筋痛，小便闭；五身体重；六日不已，死。冬夜半后，夏日昳。

膀胱病小便闭，五日少腹胀，腰脊痛，骱疫；一日腹胀；一日身体痛；二日不已，死。冬鸡鸣，夏下晡。

诸病以次相传，如是者，皆有死期，不可刺，间一脏止，及至三四脏者，乃可刺也。

【解读】　黄帝问道：疾病有标和本的区别，刺法有逆和从的不同，这是怎么回事呢？岐伯回答说：大凡针刺的准则，必须辨别其阴阳属性，联系其前后关系，恰当地运用逆治和从治，灵活地处理治疗中的标本先后关系。所以说有的病在标就治标，有的病在本就治本，有的病在本却治标，有的病在标却治本。在治疗上，有治标而缓解的，有治本而见效的，有逆治而痊愈的，有从治而成功的。所以懂得了逆治和从治的原则，便能进行正确的治疗而不必疑虑；知道了标本之间的轻重缓急，治疗时就能万举万当；如果不知标本，那就是盲目行事了。

关于阴阳、逆从、标本的道理，看起来很小，而应用的价值却很大，所以谈一个阴阳标本逆从的道理，就可以知道许多疾病的利害关系；由少可以推多，执简可以驭繁，所以一句话可以概括许多事物的道理。从浅显入手可以推知深微，观察目前的现象可以了解它的过去和未来。不过，讲标本的道理是容易的，可运用起来就比较难了。

迎着病邪而泻的方法就是"逆"治，顺应经气而补的方法就是"从"治。先患某病而后发生气血逆乱的，先治其本；先气血逆乱而后生病的，先治其本。先有寒而后生病的，先治其本；先有病而后生寒的，先治其本。先有热而后生病的，先治其本；先有热而后生中满腹胀的，先治其标。先有某病而后发生泄泻的，先治其本；先有泄泻而后发生其他疾病的，先治其本。必须先把泄泻调治好，然后再治其他病。先患某病而后发生中满腹胀的，先治其标；先患中满腹胀而后出现烦心的，先治其本。人体疾病过程中有邪气和正气的相互作用，凡是出现了大小便不利的，先通利大小便以治其标；大小便通利则治其本病。疾病发作表现为邪气有余，就用"本而标之"的治法，即先祛邪以治其本，后调理气血、恢复生理功能以治其标；疾病发作表现为正气不足，就用"标而本之"的治法，即先固护正气防止虚脱以治其标，后祛除邪气以治其本。总之，必须谨慎地观察疾病的轻重深浅和缓解期与发作期中标本缓急的不同，用心调理；凡病轻的，或缓解期，可以标本同治；凡病重的，或发作期，应当采用专一的治本或治标的方法。另外，如果先有大小便不利而后并发其他疾病的，应当先治其本病。

大凡疾病的传变，心病先发心痛，过一日病传于肺而咳嗽；再过三日病传于肝而胁肋胀痛；再过五日病传于脾而大便闭塞不通、身体疼痛沉重；再过三日不愈，就要死亡：冬天死于半夜，夏天死于中午。

肺病先发喘咳，三日不好则病传于肝，则胁肋胀满疼痛；再过一日病邪传脾，则身体沉重疼痛；再过五日病邪传胃，则发生腹胀。再过十日不愈，就要死亡；冬天死于日落之时，夏天死于日出之时。

肝病则先头痛目眩，胁肋胀满，三日后病传于脾而身体沉重疼痛；再过寺日病传于胃，产生腹胀；再过三日病传于肾，产生腰脊少腹疼痛，腿胫发酸；再过三日不愈，就要死亡：冬天死于日落之时，夏天死于吃早饭的时候。

脾病则先身体沉重疼痛，一日后病邪传入于胃，发生腹胀；再过二日病邪传肾，发生少腹腰脊疼痛，腿胫发酸；再过三日病邪入膀胱，发生背脊筋骨间疼痛，小便不通；再过十日不愈，就要死亡：冬天死于中时之后，夏天死于寅时之后。

肾病则先少腹腰脊疼痛，腿胫发酸，三日后病邪传入膀胱，发生背脊筋骨疼痛，小便不通；再过三日病邪传入于胃，产生腹胀；再过三日病邪传肝，发生两胁胀痛；再过三日不愈，就要死亡：冬天死于天亮，夏天死于黄昏。

胃病则先腹部胀满，五日后病邪传于肾，发生少腹腰脊疼痛，腿胫发酸；再过三日病邪传入膀胱，发生背脊筋骨疼痛，小便不通；再过五日病邪传于脾，则身体沉重；再过六日不愈，就要死亡：冬天死于半夜之后，夏天死于午后。

膀胱发病则先小便不通，五日后病邪传于肾，发生少腹胀满，腰脊疼

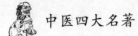

痛，腿胫发酸；再过一日病邪传入于胃，发生腹胀；再过一日病邪传于脾，发生身体疼痛；再过二日不愈，就要死亡：冬天死于半夜后，夏天死于下午。

各种疾病按次序这样相传，正如上面所说的一样，都有一定的死期，不可以用针刺治疗；假如是间脏相传就不易再传下去，即使传过三脏、四脏，还是可以用针刺治疗的。

·卷十九·

天元纪大论篇第六十六

【原文】 黄帝问曰：天有五行，御五位，以生寒、暑、燥、湿、风。人有五脏，化五气，以生喜、怒、思、忧、恐。论言五运相袭而皆治之，终期之日，周而复始，余已知之矣，愿闻其与三阴三阳之候奈何合之？

鬼臾区稽首再拜对曰：昭乎哉问也。夫五运阴阳者，天地之道也，万物之纲纪，变化之父母，生杀之本始，神明之府也，可不通乎！故物生谓之化，物极谓之变，阴阳不测谓之神，神用无方谓之圣。夫变化之为用也，在天为玄，在人为道，在地为化，化生五味，道生智，玄生神。神在天为风，在地为木；在天为热，在地为火；在天为湿，在地为土；在天为燥，在地为金；在天为寒，在地为水。故在天为气，在地成形，形气相感而化生万物矣。然天地者，万物之上下也，左右者，阴阳之道路也，水火者，阴阳之征兆也，金木者，生成之终始也。气有多少、形有盛衰上下相召，而损益彰矣。

帝曰：愿闻五运之主时也何如？鬼臾区曰：五气运行，各终期日，非独主时也。帝曰：请闻其所谓也。鬼臾区曰：臣积考《太始天元册》文曰：太虚寥廓，肇基化元，万物姿始，五运终天，布气真灵，摁统坤元，九星悬朗，七曜周肇，日阴日阳，日柔日刚，幽显既位，寒暑弛张，生生化化，品物咸章。臣斯十世，此之谓也。

帝曰：善。何谓气有多少，形有盛衰？鬼臾区曰：阴阳之气各有多少，故曰三阴三阳也。形有盛衰，谓五行之治，各有太过不及也。故其始也，有余而往，不足随之，不足而往，有余从之，知迎知随，气可与期。应天为天符，承岁为岁直，三合为治。

帝曰：上下相召奈何？鬼臾区曰：寒暑燥湿风火，天之阴阳也，三阴三阳上奉之。木火土金水火，地之阴阳也，生长化收藏下应之。天以阳生阴长，地以阳杀阴藏。天有阴阳，地亦有阴阳。木火土金水火，地之阴阳也，生长化收藏。故阳中有阴，阴中有阳。所以欲知天地之阴阳者，应天之气，动而不息，故五岁而右迁，应地之气，静而守位，故六菁而环会，动静相召，上下相临，阴阳相错，而变由生也。

帝曰：上下周纪，其有数乎？鬼臾区曰：天以六为节，地为五为制，周天气者，六期为一备，终地纪者，五岁为一周。君火以明，相火以位，五六相合，而七百二十气为一纪，凡三十岁；千四百四十气，凡六十岁而为一周，不及太过，斯皆见矣。

帝曰：夫子之言，上终天气，下毕地纪，可谓悉矣。余愿闻而藏之，上以治民，下以治身，使百姓昭著，上下和亲，德泽下流，子孙无忧，传之后世，无有终时，可得闻乎？鬼臾区曰：至数之机，迫迮以微，其来可见，其往可追，敬之者昌，慢之者亡。无道行私，必得天殃，谨奉天道，请言真要。

帝曰：善言始者，必会于将。善言近者，必知其选，是则至数极而道不惑。所谓明矣。愿夫子推而次之，令有条理，简而不匮，久而不绝，易用难忘，为之纲纪。至数之要，愿尽闻之。鬼臾区曰：昭乎哉问！明乎哉道！如鼓之应桴，响之应声也。臣闻之：甲己之岁，土运统之；乙庚之岁，多运统之；丙辛之岁，水运统之；丁壬之岁，木运统之；戊癸之岁，火运统之。

帝曰：其于三阴三阳，合之奈何？鬼臾区曰：子午之岁，上见少阴；丑未之岁，上见太阴；寅申之岁，上见少阳；卯酉之岁，上见阳明；辰戌之岁，上见太阳；巳亥之岁，上见厥阴，少阴所谓标也，厥阴所谓终也。厥阴之上，风气主之；少阴之上，热气主之；太阴之上，湿气主之；少阳之上，相火主之；阳明之上，燥气主之；太阳之上，寒气主之。所谓本也，是谓六元。帝曰：光乎哉道！明乎哉论！请著之玉版，藏之金匮，署曰《天元纪》。

【解读】 黄帝问道：天有木、火、土、金、水五行，临治于东、西、南、北、中五个方位，从而产生寒、暑、燥、湿、风等气候变化，人有五脏生五志之气，从而产生喜、怒、思、忧、恐等情志变化。经论所谓五运递相因袭，各有一定的主治季节，到了一年终结之时，又重新开始的情况，我已经知道了。还想再听听五运和三阴三阳的结合是怎样的呢？

鬼臾区再次跪拜回答说：你提这个问题很高明啊！五运和阴阳是自然界变化的一般规律，是自然万物的一个总纲，是事物发展变化的基础和生长毁灭的根本，是宇宙间无穷尽的变化所在，这些道理哪能不通晓呢？因而事物的开始发生叫做"化"，发展到极点叫做"变"，难以探测的阴阳变化叫做"神"，能够掌握和运用这种变化无边的原则的人，叫做"圣"。阴阳变化的作用，在宇宙空间，则表现为深远无穷，在人则表现为认识事物的自然规律，在地则表现为万物的生化。物质的生化而产生五味，认识了自然规律而产生智慧，在深远的宇宙空间，产生无穷尽的变化。神明的作用，在天为风，在地为木；在天为热，在地为火；在天为湿，在地为土；在天为燥，在地为金；在天为寒，在地为水。所以在天为无形之气，在地为有形之质，形和气互相感召，就能变化和产生万物。天复于上，地载于下，所以天地是万物的上下；阳升于左，阴降于右，所以左右为阴阳的道路；水属阴，火属阳，所以水火是阴阳的象征；万物发生于春属木，成实于秋属金，所以金木是生成的终始。阴阳之气并不是一成不变的，它有多少的不同，有形物质在发展过程中也有旺盛和衰老的区别，在上之气和在下之质互相感召，事物太过和不及的形象就都显露出来了。

黄帝说：我想听听关于五运分主四时是怎样的呢？鬼臾区说：五运各能主一年，不是单独只主四时。黄帝说：请你把其中的道理讲给我听听。鬼臾区说：臣久已考查过《太始天元册》，文中说：广阔无边的天空，是物质生化之本元的基础，万物资生的开始，五运行于天道，终而复始，布施天地真元之气，概括大地生化的本元，九星悬照天空，七曜按周天之度旋转，于是万物有阴阳的不断变化，有柔刚的不同性质，幽暗和显明按一定的位次出现，寒冷和暑热，按一定的季节往来，这些生生不息之机，变化无穷之道，宇宙万物的不同形象，都表现出来了。我家研究这些道理已有十世，就是这个意思。

黄帝说：好。什么叫气有多少，形有盛衰呢？鬼臾区说：阴气和阳气各有多少的不同，厥阴为一阴，少阴为二阴，太阴为三阴，少阳为一阳，阳明为二阳，太阳为三阳，所以叫作三阴三阳。形有盛衰，指天干所主的运气，各有太过不及的区别。例如开始是太过的阳年过后，随之而来的是不及的阴年，不及的阴年过后，从之而来的是太过的阳年。只要明白了迎之而至的是属于什么气，随之而至的是属于什么气，对一年中运气的盛衰情况，就可以预先知道。凡一年的中运之气与司天之气相符的，属于"天符"之年，一年的中运之气与岁支的五行相同的，属于"岁直"之年，一年的中运之气与司天之气及年支的五行均相合的，属于"三合"之年。

黄帝说：天气和地气互相感召是怎样的呢？鬼臾区说：寒、暑、燥、湿、风、火，是天的阴阳，三阴三阳上承之。木、火、土、金、水、火，是地的阴阳，生长化收藏下应之。上半年天气主之，春夏为天之阴阳，主生主长；下半年地气主之，秋冬为地之阴阳，主杀主藏。天气有阴阳，地气也有阴阳。因此说，阳中有阴，阴中有阳。所以要想知道天地阴阳的变化情况，就要了解，五行应于天干而为五运，常动而不息，故五年之间，自东向西，每运转换一次；六气应于地支，为三阴三阳，其运行较迟，各守其位，故六年而环周一次。由于动和静互相感召，天气和地气互相加临，阴气和阳气互相交错，而运气的变化就发生了。

黄帝说：天气和地气，循环周旋，有没有定数呢？鬼臾区说：司天之气，以六为节，司地之气，以五为制。司天之气，六年循环一周，谓之一备；司地之气，五年循环一周，谓之一周。主运之气的火运，君火是有名而不主令，相火代君宣化火令。六气和五运互相结合，七百二十气，谓之一纪，共三十年；一千四百四十气，共六十年而成为一周，在这六十年中，气和运的太过和不及，都可以出现了。

黄帝说：先生所谈论的，上则终尽天气，下则穷究地理，可以说是很详尽了。我想在听后把它保存下来，上以调治百姓的疾苦，下以保养自己的身体，并使百姓也都明白这些道理，上下和睦亲爱，德泽广泛流行，并能传之于子孙后世，使他们不必发生忧虑，并且没有终了的时候，可以再听你谈谈吗？鬼臾区说：气运结合的机理，很是切近而深切，它来的时候，可以看得见，它去的时候，是可以追溯的。遵从这些规律，就能繁荣昌盛，违背这些规律，就要损折夭亡；不遵守这些规律，而只按个人的意志去行事，必然要遇到天然的灾殃。现在请让我根据自然规律讲讲其中的至理要道。

黄帝说：凡是善于谈论事理的起始，也必能领会其终结，善于谈论近的，也必然就知道远的。这样，气运的至数虽很深远，而其中的道理并不至被迷惑，这就是所谓明了的意思。请先生把这些道理，进一步加以推演，使它更有条理，简明而又不贫乏，永远相传而不至于绝亡，容易掌握而不会忘记，使其能提纲契领，至理扼要，我想听你详细地讲讲。鬼臾区说：你说的道理很明白，提的问题也很高明啊！好象鼓槌击在鼓上的应声，又象发出声音立即得到回响一样。臣听说过，凡是甲己年都是土运治理，乙庚年都是金运治理，丙辛年都是水运治理，丁壬年都是木运治理，戊癸年都是火运治理。

黄帝说：三阴三阳与六气是怎样相合的呢？鬼臾区说：子午年是少阴司天，丑未年是太阴司天，寅申年是少阳司天，卯酉年是阳明司天，辰戌年是太阳司天，巳亥年是厥阴司天。地支十二，始于子，终于亥，子是少阴司天，亥是厥阴司天，所以按这个顺序排列，少阴是起首，厥阴是终结。厥阴司天，风气主令；少阴司天，热气主令；太阴司天，湿气主令；少阳司天，相火主令；阳明司天，燥气主令；太阳司天，寒气主令。这就是三阴三阳的本元。所以叫做六元。黄帝说：你的论述很伟大，也很高明啊！我将把它刻在玉版上，藏在金匮里，题上名字，叫做天元纪。

五运行大论篇第六十七

【原文】　黄帝坐明堂，始正天纲，临观八极，考建五常，请天师而问之曰：论言天地之动静，神明为之纪；阴阳之升降，寒暑彰其兆。余闻五运之数于夫子，夫子之所言，正五气之各主岁尔，首甲定运，余因论之。

鬼臾区曰：土主甲己，金主乙庚，水主丙辛，木主丁壬，火主戊癸。子午之上，少阴主之；丑未之上，太阴主之；寅申之上，少阳主之；卯酉之上，阳明主之；辰戌之上，太阳主之；巳亥之上，厥阴主之。不合阴阳，其故何也。

岐伯曰：是明道也，此天地之阴阳也。夫数之可数者，人中之阴阳也，然所合，数之可得者也。夫阴阳者，数之可十，推之可百，数之可千，推之可万。天地阴阳者，不以数推，以象之谓也。

帝曰：愿闻其所始也。岐伯曰：昭乎哉问也！臣览《太始天元册》文，丹天之气，经于牛女戊分；黅天之气，经于心尾己分；苍天之气，经于危室柳鬼：素天之气。经于亢氐昂毕；玄天之气，经于张翼娄胃。所谓戊己分者，奎壁角轸，则天地之门户也。夫候之所始，道之所生，不可不通也。

帝曰：善。论言天地者，万物之上下，左右者，阴阳之道路，未知其所谓也。岐伯曰：所谓上下者，岁上下见阴阳之所在也。左右者，诸上见厥阴，左少阴，右太阳；见少阴，左太阴，右厥阴；见太阴，左少阳，右少阴；见少阳，左阳明，右太阴；见阳明，左太阳，右少阳；见太阳，左厥阴，右阳明。所谓面北而命其位，言其见也。

帝曰：何谓下？岐伯曰：厥阴在上，则少阳在下，左阳明，右太阴；少阴在上，则阳明在下，左太阳，右少阳；太阴在上，则太阳在下，左厥阴，右阳明；少阳在上，则厥阴在下，左少阴，右太阳；阳明在上，则少阴在下，左太阴，右厥阴；太阳在上，则太阴在下，左少阳，右少阴；所谓面南而命其位，言其见也。上下相遘，寒暑相临，气相得则和，不相得则病。

帝曰：气相得而病者何也？岐伯曰：以下临上不当位也。

帝曰：动静何如？岐伯曰：上者右行，下者左行，左右周天，余而复会也。帝曰：余闻鬼臾区曰：应地者静。今夫子乃言下者左行，不知其所谓也，愿闻何以生之乎？岐伯曰：天地动静，五行迁复，虽鬼臾区其上候而已，犹不能遍明。夫变化之用，天垂象，地成形，七曜纬虚，五行丽地。地者，所以载生成之形类也。虚者，所以列应天之精气也。形精之动，犹根本之与枝叶也，仰观其象，虽远可知也。

帝曰：地之为下否乎？岐伯曰：地为人之下，太虚之中者也。帝曰：冯乎？岐伯曰：大气举之也。燥以干之，暑以蒸之，风以动之，湿以润之，寒以坚之，火以温之。故风寒在下，燥热在上，湿气在中，火游行其间，寒暑六人，故令虚而化生也。故燥胜则地干，暑胜则地热，风胜则地动，湿胜则地泥，寒胜则地裂，火胜则地固矣。

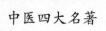

帝曰：天地之气，何以候之？岐伯曰：天地之气，胜复之作，不形于诊也。《脉法》曰：天地之变，无以脉诊。此之谓也。

帝曰：间气何如？岐伯曰：随气所在，期于左右。帝曰：期之奈何？岐伯曰：从其气则和，违其气则病，不当其位者病，迭移其位者病，失守其位者危，尺寸反者死，阴阳交者死。先立其年，以知其气，左右应见，然后乃可以言死生之逆顺。

帝曰：寒暑燥湿风火，在人合之奈何？其于万物何以生化？岐伯曰：东方生风，风生木，木生酸，酸生肝，肝生筋，筋生心。其在天为玄，在人为道，在地为化。化生五味，道生智，玄生神，化生气。神在天为风，在地为木，在体为筋，在气为柔，在脏为肝。其性为暄，其德为和，其用为动，其色为苍，其化为荣，其虫毛，其政为散，其令宣发，其变摧拉，其眚为陨，其味为酸，其志为怒。怒伤肝，悲胜怒；风伤肝，燥胜风；酸伤筋，辛胜酸。

南方生热，热生火，火生苦，苦生心，心生血，血生脾。其在天为热，在地为火，在体：勾脉，在气为息，在脏为心。其性为暑，其德为显，其用为躁，其色为赤，其化为茂，其虫羽，其政为明，其令郁蒸，其变炎烁，其眚燔焫，其味为苦，其志为喜。喜伤心，恐胜喜；热伤气，寒胜热；苦伤气，咸胜苦。

中央生湿，湿生土，土生甘，甘生脾，脾生肉，肉生肺。其在天为湿，在地为土，在体为肉，在气为充，在脏为脾。其性静兼，其德为濡，其用为化，其色为黄，其化为盈，其虫倮，其政为谧，其令云雨，其变动注，其眚淫溃，其味为甘，其志为思。思伤脾，怒胜思；湿伤肉，风胜湿，甘伤脾，酸胜甘。

西方生燥，燥生金，金生辛，辛生肺，肺生皮毛，皮毛生肾。其在天为燥，在地为金，在体为皮毛，在气为成，在脏为肺。其性为凉，其德为清，其用为固，其色为白，其化为敛，其虫介，其政为劲，其令雾露，其变肃杀，其眚苍落，其味为辛，其志为忧。忧伤肺，喜胜忧；热伤皮毛，寒胜热；辛伤皮毛，苦胜辛。

北方生寒，寒生水，水生咸，咸生肾，肾生骨髓，髓生肝。其在天为寒，在地为水，在体为骨，在气为坚，在脏为肾。其性为凛，其德为寒，其用为藏，其色为黑，其化为肃，其虫鳞，其政为静，其令霰雪，其变凝冽，其眚冰雹，其味为咸，其志为恐。恐伤肾，思胜恐；寒伤血，燥胜寒，咸伤血，甘胜咸。五气更立，各有所先，非其位则邪，当其位则正。

帝曰：病生之变何如？岐伯曰：气相得则微，不相得则甚。帝曰：主岁何如？岐伯曰：气有余，则制己所胜而侮所不胜；其不及，则己所不胜侮而乘之，己所胜轻而侮之。侮反受邪，侮而受邪，寡于畏也。帝曰：善。

【解读】 黄帝坐在明堂里，开始厘正天之纲纪，考建五握运行的常理，乃向天师岐伯请问道：在以前的医论中曾经言道，天地的动静，是以自然界中变化莫测的物象为纲纪，阴阳升降，是以寒暑的更换，显示它的征兆。我也听先生讲过五运的规律，先生所讲的仅是五运之气各主一岁。关于六十甲子，从甲年开始定运的问题，我又与鬼臾区进一步加以讨论，鬼臾区说，土运主甲己年，金运主乙庚年，水运主丙辛年，木运主丁壬年，火运主戊癸年。子午年是少阴司天，辰戌年是太阳司天，巳亥年是厥阴司天。这些，与以前所论的阴阳不怎么符合，是什么道理呢？

岐伯说：它是阐明其中的道理的，这里指的是天地运气的阴阳变化。关于阴阳之数，可以数的，是人身中的阴阳，因而合乎可以数得出的阴阳之数。至于阴阳的变化，若进一步推演之，可以从十而至百，由千而及万，所以天地阴阳的变化，不能用数字去类推，只能从自然物象的变化中去推求。

黄帝说：我想听听运气学说是怎样创始的。岐伯说：你提这个问题是很高明的啊！我曾看到《太始天元册》文记载，赤色的天气，经过牛、女二宿及西北方的戊分；黄色的天气，经过心、尾二宿及东南方的己分；青色的天气，经过危、室二宿与柳、鬼二宿之间；白色的天气，经过亢、氐二宿与昴、毕二宿之间；黑色的天气，经过张、翼二宿与娄、胃二宿之间。所谓戊分，即奎、壁二宿所在处，己分，即角、轸二宿所在处，奎、壁正当秋分时，日渐短，气渐寒，角、轸正当春分时，日渐长，气渐暖，所以是天地阴阳的门户。这是推演气候的开始，自然规律的所在，不可以不通。

黄帝说：好。在天元纪大论中曾说：天地是万物的上下，左右是阴阳的道路，不知道是什么意思。岐伯说：这里所说的"上下"，指的是从该年的司天在泉，以见阴阳所在的位置。所说的"左右"，指的是司天的左右间气，凡是厥阴司天，左间是少阴，右间是太阳；少阴司天，左间是太阴，右问的厥阴；太阴司天，左间是少阳，右间是少阴；少阳司天，左间是阳明，右间是太阴；阳明司天，左间是太阳，右间是少阳；太阳司天，左间是厥阴，右间是阳明。这里说的左右，是面向北方所见的位置。

黄帝说：什么叫做下（在泉）？岐伯说：厥阴司天，则少阳在泉，在泉的左间是阳明，右间是太阴；少阴司天则阳明在泉，在泉的左间是太阳，右间是少阳；太阴司天则太阳在泉，在泉的左间是厥阴，右间是阳明；少阳司天则厥阴在泉，在泉的左间是少阴，右间是太阳；阳明司天则少阴在泉，在泉的左间是太阴，右问是厥阴；太阳司天则太阴在泉，在泉的左间是少阳，右间是少阴。这里说的左右是面向南方所见的位置。客气和主气互相交感，客主之六气互相加临，若客主之气相得的就属平和，不相得的就要生病。

黄帝说：客主之气相得而生病的是什么原因呢？岐伯说：气相得指的气生主气，若主气生客气，是上下颠倒，叫做下临上，仍属不当其位，所以也要生病。

黄帝说：天地的动静是怎样的呢？岐伯说：天在上，自东而西是向右运行；地在下，自西而东是向左运行，左行和右行，当一年的时间，经周天三百六十五度及其余数四分度之一，而复会于原来的位置。黄帝说：我听到鬼臾区说：应地之气是静止而不动的。现在先生乃说："下者左行"，不明白你的意思，我想听听是什么道理。岐伯说：天地的运动和静止，五行的递迁和往复，鬼臾区虽然知道了天的运行情况，但是没有全面的了解。关于天地变化的作用，天显示的是日月二十八宿等星象，地形成了有形的物质。日月五星围绕在太空之中，五行附著在大地之上。所以地载运各类有形的物质。太空布列受天之精气的星象。地之形质与天之：隋气的运动，就象根本和枝叶的关系。虽然距离很远，但通过对形象的观察，仍然可以晓得它们的情况。

黄帝说：大地是不是在下面呢？岐伯说：应该说大地是在人的下面，在太空的中间。黄帝说：它在太空中间依靠的是什么呢？岐伯说：是空间的大气把它举起来的。燥气使它干燥，暑气使它蒸发，风气使它动荡，湿气使它滋润，寒气使它坚实，火气使它温暖。所以风寒在于下，燥热在于上，湿气在于中，火气游行于中间，一年之内，风寒暑湿燥火六气下临于大地，由于它感受了六气的影响而才化生为万物。所以燥气太过地就干燥，暑气太过地就炽热，风气太过地就动荡，湿气太过地就泥泞，寒气太过地就坼裂，火气太过地就坚固。

黄帝说：司天在泉之气，对人的影响，从脉上怎样观察呢？岐伯说：司天和在泉之气，胜气和复气的发作，不表现于脉搏上。《脉法》上说：司天在泉之气的变化，不能根据脉象进行诊察。就是这个意思。黄帝说：间气的反应怎样呢？岐伯说：可以随着每年间气应于左右手的脉搏去测知。

黄帝说：怎样测知呢？岐伯说：脉气与岁气相应的就平和，脉气与岁气相违的就生病，相应之脉不当其位而见于他位的要生病，左右脉互移其位的要生病，相应之脉位反见于克贼脉象的，病情危重，两手尺脉和寸脉相反的，就要死亡，左右手互相交见的，也要死亡。首先要确立每年的运气，以测知岁气与脉象相应的正常情况，明确左右间气应当出现的位置，然后才可以预测人的生死和病情的逆顺。

黄帝说：寒暑燥湿风火六气，与人体是怎样应合的呢？对于万物的生化，又有什么关系呢？岐伯说：东方应春而生风，春风能使木类生长，木类生酸味，酸味滋养肝脏，肝滋养筋膜，肝气输于筋膜，其气又能滋养心脏。六气在天为深远无边，在人为认识事物的变化规律，在地为万物的生化。生化然后能生成五味，认识了事物的规律，然后能生成智慧，深远无边的宇宙，生成变化莫测的神，变化而生成万物之气机。神的变化，具体表现为：在天应在风，在地应在木，在人体应在筋，在气应在柔和，在脏应在肝。其性为温暖，其德为平和，其功用为动，其色为青，其生化为繁荣，其虫为毛虫，其政为升散，其令为宣布舒发，其变动为摧折败坏，其灾为陨落，其味为酸，其情志为怒。怒能伤肝，悲哀能抑制怒气；风气能伤肝，燥气能克制风气；酸味能伤筋，辛味能克制酸味。

　　南方应夏而生热，热盛则生火，火能生苦味，苦味入心，滋养心脏，心能生血，心气通过血以滋养脾脏。变化莫测的神，其具体表现为：在天应在热，在地应在火，在人体应在脉，在气应在阳气生长，在脏应在心。其性为暑热，其德为显现物象，其功用为躁动，其色为赤，其生化为茂盛，其虫为羽虫，其政为明显，其令为热盛，其变动为炎热灼烁，其灾为燔灼焚烧，其味为苦，其情志为喜。喜能伤心，恐惧能抑制喜气；热能伤气，寒能克制热气；苦味能伤气，咸味能克制苦味。

　　中央应长夏而生湿，湿能生土，土能生甘味，甘味入脾，能滋养脾脏，脾能滋肌肉，脾气通过肌肉而滋养肺脏。变化莫测的神，其具体表现为：在天应于湿，在地应于土，在人体应于肉，在气应于物体充盈，在脏应于脾。其性安静能兼化万物，其德为濡润，其功用为化生，其色黄，其生化为万物盈满，其虫为倮虫，其政为安静，其令为布化云雨，其变动为久雨不止，其灾为湿雨土崩，其味为甘，其情志为思。思能伤脾，仇怒能抑制思虑；湿能伤肌肉，风能克制湿气；甘味能伤脾，酸味能克制甘味。

　　西方应秋而生燥，燥能生金，金能生辛味，辛味入肺而能滋养肺脏，肺能滋养皮毛，肺气通过皮毛而又能滋养肾脏。变化莫测的神，其具体表现为：在天应于燥，在地应于金，在人体应于皮毛。在气应于万物成熟，在脏应于肺。其性为清凉，其德为洁净，其功用为坚固，其色白，其生化为收敛，其虫为介虫，其政为刚劲切切，其令为雾露，其变动为严酷摧残，其灾为青干而凋落，其味为辛，其情志为忧愁。忧能伤肺，喜能抑制忧愁；热能伤皮毛，寒能克制热气；味能伤皮毛，苦味能克制辛味。

　　北方应冬而生寒，寒能生水，水能生咸味，咸味入肾而能滋养肾脏，肾能滋养骨髓，肾气通过骨髓而能滋肝脏。变化莫测的神，其具体表现为：

在天应于寒，在地应于水，在人体应于骨，在气应于物体坚实，在脏应于肾。其性为严凛，其德为寒冷，其功用为闭藏，其色黑，其生化为整肃，其虫为鳞虫，其政为平静，其令为霰雪，其变动为水冰气寒，其灾为冰雹，其味为咸，其情志为恐。恐能伤肾，思能抑制恐惧；寒能伤血，燥能克制寒气；咸味能伤血，甘味能克制咸味。

黄帝说：邪气致病所发生的变化是怎样的呢？岐伯说：来气与主时之方位相合，则病情轻微，来气与主时之方位不相合，则病情严重。黄帝说：五气主岁是怎样的呢？岐伯说：凡气有余，则能克制自己所能克制的气，而又能欺侮克制自己的气；气不足，则克制自己的气趁其不足而来欺侮，自己所能克制的气也轻蔑地欺侮自己。由于本气有余而进行欺侮或乘别气之不足而进行欺侮的，也往往要受邪，是因为它无所畏忌，而缺少防御的能力。黄帝说：好。

六微旨大论篇第六十八

【原文】　黄帝问曰：呜呼远哉！天之道也，如迎浮云，若视深渊，视深渊尚可测，迎浮云莫知其极。夫子数言，谨奉、天道，余闻而藏之，心私异之，不知其所谓也。愿夫子溢志尽言其事，令终不灭，久而不绝，天这道可得闻乎？岐伯稽首再拜对曰：明乎哉问，天之道也！此因天之序，盛衰之时也。

帝曰：愿闻天道六六之节盛衰何也？岐伯曰：上下有位，左右有纪。故少阳之右，阳明治之；阳明之右，太阳治之；太阳之右，厥阴治之；厥阴之右，少阴治之；少阴之右，太阴治之；太阴之右，少阳治之。此所谓气之标，盖南面而待也。故曰：因天之序，盛衰之时，移光定位，正立而待之。此之谓也。

少阳之上，火气治之，中见厥阴；阳明之上，燥气治之，中见太阴；太阳之上，寒气治之，中见少阴；厥阴之上，风气治之，中见少阳；少阴之上，热气治之，中见太阳；太阴之上，湿气治之，中见阳明。所谓本也，本之下，中之见也，见之下，气之标也，本标不同，气应异象。

帝曰：其有至而至，有至而不至，有至而太过，何也？岐伯曰：至而至者和；至而不至，来气不及也；未至而至，来气有余也。帝曰：至而不至，未至而至如何？岐伯曰：应则顺，否则逆，逆则变生，变则病。帝曰：善。请言其应。岐伯曰：物生其应也，气脉其应也。

帝曰：善。愿闻地理之应六节气位何如？岐伯曰：显明之右。君火之位也；君火之右，退行一步，相火治之；复行一步，土气治之；复行一步，金气治之；复行一步，水气治之；复行一步，木气治之；复行一步，君火治之。

相火之下，水气承之；水位之下，土气承之；土位之下，风气承之；风位之下，金气承之；金位之下，火气承之；君火之下，阴精承之。帝曰：何也？岐伯曰：亢则害，承乃制，制则生化，外列盛衰，害则败乱，生化大病。

帝曰：盛衰何如？岐伯曰：非其位则邪，当其位则正，邪则变甚，正则微。帝曰：何谓当位？岐伯曰：木运临卯，火运临午，土运临四季，金运临酉，水运临子，所谓岁会，气之平也。帝曰：非其位何如？岐伯曰：岁不与会也。

帝曰：土运之岁，上见太阴；火运之岁，上见少阳、少阴；金运之岁，上见阳明；木运之岁，上见厥阴；水运之岁，上见太阳，奈何？岐伯曰：天与之会也。故《天元册》曰天符。

帝曰：天符岁会何如？岐伯曰：太一天符之会也。

帝曰：其贵贱何如？岐伯曰：天符为执法，岁会为行令，太一天符为贵人。帝曰：邪之中也奈何？岐伯曰：中执法者，其病速而危；中行令者，其病徐而持；中贵人者，其病暴而死。帝曰：位之易也何如？岐伯曰：君位臣则顺，臣位君则逆，逆则其病近，其害速；顺则其病远，其害微。所谓二火也。

帝曰：善。愿闻其步何如？岐伯曰：所谓步者，六十度而有奇，故二十四步积盈百刻而成日也。

帝曰：六气应五行之变何如？岐伯曰：位有终始，气有初中，上下不同，求之亦异也。帝曰：求之奈何？岐伯曰：天气始于甲，地气始于子，子甲相合，命日岁立，谨候其时，气可与期。帝曰：愿闻其岁，六气始终，早晏何如？岐伯曰：明乎哉问也！甲子之岁，初之气，天数始于水下一刻，终于八十七刻半；二之气，始于八十七刻六分，终于七十五刻；三之气，始于七十六刻，终于六十二刻半；四之气，始于六十二刻六分，终于五十刻；五之气，始于五十一刻，终于三十七刻半；六之气，始于三十七刻六分，终于二十五刻。所谓初六，天之数也。

乙丑岁，初之气，天数始于二十六刻，终于一十二刻半；二之气，始于一十二刻六分，终于水下百刻；三之气，始于一刻，终于八十七刻半；四之气，始于八十七刻六分，终于七十五刻；五之气，始于七十六刻，终于六十二刻半；六之气，始于六十二刻六分，终于五十刻。所谓六二，天之数也。

丙寅岁，初之气，天数始于五十一刻，终于三十七刻半；二之气，始于三十七刻六分，终于二十五刻；三之气，始于二十六刻，终于一十二刻半；四之气，始于一十二刻六分，终于水下百刻；五之气，始于一刻，终于八十七刻半；六之气，始于八十七刻六分，终于七十五刻。所谓六三，天之数也。

丁卯岁，初之气，天数始于七十六刻，终于六十二刻半；二之气，始于六十二刻六分，终于五十刻；三之气，始于五十一刻，终于三十七刻半；四之气，始于三十七刻六分，终于二十五刻；五之气，始于二十六刻，终于一十二刻半；六之气，始于一十二刻六分，终于水下百刻。所谓六四，天之数也。次戊辰岁，初之气复始于一刻，常如是无已，周而复始。

帝曰：愿闻其岁候何如？岐伯曰：悉乎哉问也！日行一周，天气始于一刻，日行再周，天气始于二十六刻，日行三周，天气始于五十一刻，日行四周，天气始于七十六刻，日行五周，天气复始于一刻，所谓一纪也。是故寅午戌岁气会同，卯未亥岁气会同，辰申子岁气会同，巳酉丑岁气会同，终而复始。

帝曰：愿闻其用也。岐伯曰：言天者求之本，言地者求之位，言人者求之气交。帝曰；何谓气交？岐伯曰：上下之位，气交之中，人之居也。故曰：天枢之上，天气主之；天枢之下，地气主之；气交之分，人气从之，万物由之。此之谓也。帝曰：何谓初中？岐伯曰：初凡三十度而有奇，中气同法。帝曰：初中何也？岐伯曰：所以分天地也。帝曰：愿卒闻之。岐伯曰：初者地气也，中者天气也。

帝曰：其升降何如？岐伯曰：气之升降，天地之更用也。帝曰：愿闻其用何如？岐伯曰：升已而降，降者谓天；降已而升，升者谓地。天气下降，气流于地；地气上升，气腾于天。故高下相召，升降相因，而变作矣。帝曰：善。寒湿相遘，燥热相临，风火相值，其有闻乎？岐伯曰：气有胜复，胜复之作，有德有化，有用有变，变则邪气居之。

帝曰：何谓邪乎？岐伯曰：夫物之生从于化，物之极由乎变，变化之相簿，成败之所由也。故气有往复，用有迟速，四者之有，而化而变，风之来也。帝曰：尽速往复，风所由生，而化而变，故因盛衰之变耳。成败有根有倚伏游乎中何也？岐伯曰：成败倚伏生乎动，动而不已，则变作矣。

帝曰：有期乎？岐伯曰：不生不化，静之期也。帝曰：不生化乎？岐伯曰：出入废则神机化灭，升降息则气立孤危，故非出入，则无以生长壮老已；非升降，则无以生长化收藏。是以升降出入，无器不有。故器者生化之宇，器散则分之，生化息矣。故无不出入，无不升降，化有小大，期有近远，四者之有，而贵常守，反常则灾害至矣。故曰：无形无患。此之谓也。帝曰：善。有不生不化乎"岐伯曰：悉乎哉问也！与道合同，惟真人也。帝曰：善。

【解读】 黄帝问道：天的规律非常远大呀！如象仰望空中的浮云，又像看望深渊一样，渊虽深还可以被测知，仰望浮云则不知它的终极之处。先生多次谈到，要小心谨慎地尊奉气象变化的自然规律，我听到以后，都怀记下来，但是心里独自有些疑惑，不明白说的是什么意思。请先生热情而详尽地讲讲其中的道理，使它永远地流传下去，久而不至灭绝。你可以把它的规律讲给我听吗？岐伯再次跪拜回答说：你提的问题很高明啊！这是由于运气秩序的变更，表现为自然气象盛衰变化的时位。

黄帝说：我想听听关于天道六六之节的盛衰情况是怎样的？岐伯说：六气司天在泉，有一定位置，左右间气，有一定的规则。所以少阳的右间，是阳明主治；阳明的右间，是太阳主治；太阳的右间，是厥阴主治；厥阴的右间，是少阴主治；少阴的右间，是太阴主治；太阴的右间，是少阳主治。这就是所说的六气之标，是面向南方而之的位置。所以说，要根据自然气象变化的顺序和盛衰的时间，及日影移动的刻度，确定位置，南面正立以进行观察。

这就是这个意思。少阳司天，火气主治，少阳与厥阴相表里，故厥阴为中见之气；阳明司天，燥气主治，阳明与太阴相表里，故太阴为中见之气；太阳司天，寒气主治，太阳与少阴相表里，故少阴为中见之气；厥阴司天，风气主治，厥阴与少阳相表里，故少阳为中见之气；少阴司天，热气主治，少阴与太阳相表里，故太阳为中见之气；太阴司天，湿气主治，太阴与阳明相表里，故阳明为中见之气。这就是所谓本元之气，本气之下，是中见之气，中见之下，是气之标，由于本和标不同，应之于脉则有差异，而病形也就不一样。

黄帝说：六气有时至而气亦至的，有时至而气不至的，有先时而气至太过的，这是为什么呢？岐伯说：时至而气亦至的，为和平之年；时至而气不至的，是应至之气有所不及；时未至而气已至，是应至之气有余。黄帝说：时至而气不至，时未至而气已至的会怎样呢？岐伯说：时与气相应的是顺，时与气不相应的是逆，逆就要发生反常的变化，反常的变化就是要生病。黄帝说：好，请你再讲讲其相应的情况。岐伯说：万物对六气的感应，表现于其生长的情况。六气对于人体的影响。从脉象上可以反映出来。

黄帝说：好。我想听你讲讲六气之应于地理位置是怎样的呢？岐伯说：显明正当春分之时，它的右边，为君火主治之位：君火的右边，再退行一步，为相火主治之位；再退行一步，为土气主治之位；再退行一步，为金气主治之位；再退行一步，为水气主治之位；再退行一步，为木气主治之位；再退行一步，为君火主治之位。六气各有相克之气，承于其下，以制约之。

水能制火，相火的下面，水气承之；土能制水，水位的下面，土气承之；木能制土，土位的下面，风气承之；金能制木，风位之下，金气承之；火能制金，金位之下，火气承之；阴能制阳，君火的下面，阴精承之。黄帝说：这是什么原因呢？岐伯说：六气亢盛时就要为害，相承之气，可以制约它，递相制约才能维持正常的生化，在四时之气中表现为气盛者必衰，衰者必盛，若亢盛为害则生化之机毁败紊乱，必然发生大病。

黄帝说：气的盛衰是怎样的呢？岐伯说：不当其位的是邪气，恰当其位的是正气，邪气则变化很严重，正气则变化很轻微。黄帝说：怎样叫作恰当其位呢？岐伯说：例如木运遇到卯年，火运遇到午年，土运遇到辰、戌、丑、未年，金运遇到酉年，水运遇到子年，乃是中运之气与年支方位五行之气相同。所说的"岁会"，为运气和平之年。

黄帝说：不当其位是怎样的呢？岐伯说：就是中运不与年支方位五行之气相会。黄帝说：土运之年，遇到太阴司天；火运之年，遇到少阳、少阴司天；金运之年，遇到阳明司天；木运之年，遇到厥阴司天；水运之年，遇到太阳司天是怎样的呢？岐伯说：这是中运与司天相会。所以《天元册》中叫作"天符"。

黄帝说：既是"天符"，又是"岁会"的是怎样的呢？岐伯说：这叫作"太一天符"。

黄帝说：它们有什么贵贱的不同吗？岐伯说：天符好比执法，岁会好比行令，太一天符好比贵人。黄帝说：邪气中人发病时，三者有什么区别呢？岐伯说：中于执法之邪，发病快速而危重；中于行令之邪，发病缓慢而持久；中于贵人之邪，发病急剧而多死。黄帝说：主气客气位置互易时是怎样的呢？岐伯说：君位客气居于臣位主气之上的为顺，臣位客气，居于君位主气之上的为逆。逆者发病快而急，顺者发病慢而轻。这里主要是指君火和相火说的。

黄帝说：好。我想听听关于六步的情况是怎样的？岐伯说：所谓"步"，就是指六十度有零的时间，每年是六步，所以在二十四步中，也就是四年内，积每年刻度的余数共为一百刻，就成为一日。

黄帝说：六气应于五行的变化是怎样的呢？岐伯说：每一气所占的位置，是有始有终的，一气中又分为初气和中气，由于天气和地气的不同，所以推求起来，也就有了差异。

黄帝说：怎样推求呢？岐伯说：天气始于天干之甲，地气始于地支之子，子和甲结合起来，就叫"岁立"，谨密地注意交气的时间，六气变化的情况，就可以推求出来。

黄帝说：我想听听关于每年六气的始终早晚是怎样的？岐伯说：你提这个问题是很高明的啊！甲子之年，初之气，天时的刻数，开始漏水下一刻，终于八十七刻五分；二之气，开始于八十七刻六分，终止于七十五刻；三之气，开始于七十六刻，终止于六十二刻五分；四之气，开始于六十二刻六分，终止于五十刻；五之气，开始于五十一刻，终止于三十七刻五分；六之气，开始于三十七刻六分，终止于二十五刻。这就是所说的第一个六步，天时终始的刻数。

乙丑之年，初之气，天时的刻数，开始于二十六刻，终止于十二刻五分；二之气，开始于十二刻六分，终止于漏水下至一百刻；三之气，开始于一刻，终止于八十七刻五分；四之气，开始于八十七刻六分，终止于七十五刻；五之气，开始于七十六刻，终止于六十二刻五分；六之气，开始于六十二刻六分，终止于五十刻。这就是所说的第二个六步，天时终始的刻数。

丙寅之年，初之气，天时的刻数开始于五十一刻，终止于三十七刻五分；二之气，开始于三十七刻六分，终止于二十五刻；三之气，开始于二十六刻，终止于十二刻五分；四之气，开始于十二刻六分，终止于漏水下至一百刻；五之气，开始于一刻，终止于八十七刻五分；六之气，开始于八十七刻六分，终止于七十五刻；这就是所说的第三个六步，天时终始的刻数。

丁卯之年，初之气，天时的刻数开始于七十六刻，终止于六十二刻五分；二之气，开始于六十二刻六分，终止于五十刻；三之气，开始于五十一刻，终止于三十七刻五分；四之气，开始于三十七刻六分，终止于二十五刻；五之气，开始于二十六刻，终止于十二刻五分；六之气，开始于十二刻六分，终止于漏水下至一百刻。这就是所说的第四个六步，天时终始的刻数。依次相推便是戊辰年，初之气，又开始于一刻，经常如此，没有终时，一周之后又重新开始。

黄帝说：我想听听每年的计算方法？岐伯说：你问的很详尽啊！太阳运行第一周时，天时开始于一刻；太阳运行于第二周时，天时开始于二十六刻；太阳运行于第三周时，天时开始于五十一刻；太阳运行于第四周时，天时开始于七十六刻；太阳运行于第五周时，天时又开始于一刻。天气四周大循环，就叫做"一纪"。所以寅、午、戌三年，岁时与六气会同，卯、未、亥三年，岁时与六气会同，辰、申、子三年，岁时与六气会同，巳、酉、丑三年，岁时与六气会同，周流不息，终而复始。

黄帝说：我想听听六步的运用。岐伯说：谈论天气的变化，当推求于六气的本元；谈论地气的变化，当推求于六气应五行之位；谈论人体的变化，当推求于气交。黄帝说：什么是气交呢？岐伯说：天气居于上位，地气居于下，上下交互于气交之中，为人类所居之处。所以说：天枢以上，天气主之，天枢以下，地气主之；在气交之处，人气顺从天地之气的变化，万物由此而生。就是这个意思。

　　黄帝说：什么是初气中气呢？岐伯说：初气占一气中的三十度有零。中气也是这样。黄帝说：为什么要分初气和中气呢？岐伯说：是为了区别天气与地气用事的时间。

　　黄帝说：我想听你详尽的讲讲。岐伯说：初气为地气用事，中气为天气用事。黄帝说：它们的升降是怎样的呢？岐伯说：气的升降，是天气和地气相互作用的结果。

　　黄帝说：我想听听它们的相互作用是怎样的？岐伯说：地气可以上升，但升到极点就要下降，而下降乃是天气的作用；天气可以下降，但降到极点就要上升，而上升乃是地气的作用。天气下降，其气乃流荡于地；地气上升，其气乃蒸腾于天。由于天气和地气的相互招引，上升和下降的相互为因，天气和地气才能不断地发生变化。

　　黄帝说：好。寒气与湿气相遇，燥气与热气相接，风气与火气相逢，会有一定的时间吗？岐伯说：六气都有太过的胜气和胜极而复的复气，胜气和复气的不断发作，使气有正常的功用，有生化的性能，有一定的作用，有异常的变化，异常变化就要产生邪气。

　　黄帝说：什么是邪气？岐伯说：物体的新生，是从化而来，物体到极点，是由变而成，变和化的互相斗争与转化，乃是成败的根本原因。由于气有往来进退，作用有缓慢与迅速，有进退迟速，就产生了化和变，并发生了六气的变化。黄帝说：气有迟速进退，所以发生六气变化，有化有变，是由于气的盛衰变化所致。成和败相互为因，潜处于事物之中，是什么原因呢？岐伯说：成败互因的关键在于运动，不断的运动，就会发生不断的变化。

　　黄帝说：运动有一定的时间吗？岐伯说：不生不化，乃是相对稳定的时期。黄帝说：物有不生不化的吗？岐伯说：物体的内部存有生生不息之机，名曰"神机"，物体的外形依赖于气化的作用而存在，名曰"气立"。若出入的功能废止了，则"神机"毁灭，升降的作用停息了，则"气立"危亡。因此，没有出入，也就不会有发生、成长、壮实、衰老与灭亡；没有升降，也就不会有发生、成长、变化、收敛与闭藏。所以升降出入，是没有一种物体不具备的。因而物体就象是生化之器，若器物的形体不存在

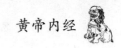

了，则升降出入也就要停止，生化之机也就停止了。因此说，任何物体，无不存有出入升降之机。不过化有大小的不同，时间有远近的区别，不管大小远近，贵在保持正常，如果反常，就要发生灾害。所以说离开了物体的形态，也就无所谓灾害。就是这个意思。黄帝说：好。有没有不生不化的呢？岐伯说：你问的很详尽啊！能够结合自然规律而适应其变化的，只有"真人"。黄帝说：好。

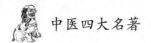

·卷二十·

气交变大论篇第六十九

【原文】 黄帝问曰：五运更治，上应天期，阴阳往复，寒暑迎随，真邪相薄，内外分离，六经波荡，五气倾移，太过不及，专胜兼并，愿言其始，而有常名，可得闻乎？岐伯稽首再拜对曰：昭乎哉问也！是明道也。此上帝所贵，先师传之，臣虽不敏，往闻其旨。

帝曰：余闻得其人不教，是谓失道，传非其人，慢泄天宝。余诚菲德，未足以受至道；然而众子哀其不终，愿夫子保于无穷，流于无极，余司其事，则而行之奈何？岐伯曰：请遂言之也。《上经》曰：夫道者上知天文，下知地理，中知人事，可以长久，此之谓也。帝曰：何谓也？岐伯曰：本气位也，位天者，天文也；位地者，地理也；通于人气之变化者，人事也。故太过者先天，不及者后天，所谓治化而人应之也。

帝曰：五运之化，太过何如？岐伯曰：岁木太过，风气流行，脾土受邪。民病飧泄，食减，体重，烦冤，肠鸣，腹支满，上应岁星。甚则忽忽善怒，眩冒巅疾。化气不政，生气独治，云物飞动，草木不宁，甚而摇落，反胁痛而吐甚，冲阳绝者死不治，上应太白星。

岁火太过，炎暑流行，肺金受邪。民病疟，少气咳喘，血溢血泄注下，嗌燥耳聋，中热肩背热，上应荧惑星。甚则胸中痛，胁支满胁痛，膺背肩胛间痛，两臂内痛，身热骨痛而为浸淫。收气不行，长气独明，雨水霜寒，上应辰星。上临少阴少阳，火燔焫，水泉涸，物焦槁，病反谵妄狂越，咳喘息鸣，下甚血溢泄不已，太渊绝者死不治，上应荧惑星。

岁土太过，雨湿流行，肾水受邪。民病腹痛，清厥意不乐，体重烦冤，上应镇星。甚则肌肉萎，足痿不收，行善瘈，脚下痛，饮发中满食减，四支不举。变生得位，脏气伏，化气独治之，泉涌河衍，涸泽生鱼，风雨大至，土崩溃，鳞见于陆，病腹满溏泄肠鸣，反下甚而太溪绝者死不治，上应岁星。

岁金太过，燥气流行，肝木受邪。民病两胁下少腹痛，目赤痛眦疡，耳无所闻。肃杀而甚，则体重烦冤，胸痛引背，两胁满且痛引少腹，上应太白星。甚则喘咳逆气，肩背痛，尻阴股膝髀腨胻足皆病，上应荧惑星。收气峻，生气下，草木敛，苍干凋陨，病反暴痛，胠胁不可反侧，咳逆甚而血溢，太冲绝者死不治，上应太白星。

岁水太过，寒气流行，邪害心火。民病身热烦心，躁悸，阴厥上下中寒，谵妄心痛，寒气早至，上应辰星。甚则腹大胫肿，喘咳，寝汗出憎风，大雨至，埃雾朦郁，上应镇星。上临太阳，则雨冰雪，霜不时降，温气变物，病反腹满肠鸣，溏泄食不化，渴而妄冒，神门绝者死不治。上应荧惑辰星。

帝曰：善。其不及何如？岐伯曰：悉乎哉问也！岁木不及，燥乃大行，生气失应，草木晚荣，肃杀而甚，则刚木辟著，悉萎苍干，上应太白星。民病中清，胠胁痛，少腹痛，肠鸣溏泄，凉雨时至，上应太白星，其谷苍。上临阳明，生气失政，草木再荣，化气乃急，上应太白、镇星，其主苍早。复则炎暑流火，湿性燥，柔草木焦槁，下体再生，华实齐化，病寒热疮疡痱胗痈痤，上应荧惑、太白，其谷白坚。白露早降，收杀气行，寒雨害物，虫食甘黄，脾土受邪，赤气后化，心气晚治，上胜肺金，白气乃屈，其谷不成，咳而鼽，上应荧惑、太白星。

岁火不及，寒乃大行，长政不用，物荣而下，凝惨而甚，则阳气不化，乃折荣美，上应辰星。民病胸中痛，胁支满，两胁痛，膺背肩胛间及两臂内痛，郁冒朦昧，心痛暴喑，胸腹大，胁下与腰背相引而痛，甚则屈不能伸，髋髀如别，上应荧惑、辰星，其谷丹。复则埃郁，大雨且至，黑气乃辱，病骛溏腹满，食饮不下，寒口肠鸣，泄注腹痛，暴挛痿痹，足不任身，上应镇星、辰星，玄谷不成。

岁土不及，风乃大行，化气不令，草木茂荣。飘扬而甚，秀而不实，上应岁星。民病飧泄霍乱，体重腹痛，筋骨繇复，肌肉瞤酸，善怒，藏气举事，蛰虫早附，咸病寒中，上应岁星、镇星，其谷黅。复则收政严峻，名木苍凋，胸胁暴痛，下引少腹，善太息，虫食甘黄，气客于脾，黅谷乃减，民食少失味，苍谷乃损，上应太白、岁星。上临厥阴，流水不冰，蛰虫来见，藏气不用，白乃不复，上应岁星，民乃康。

岁金不及，炎火乃行，生气乃用，长气专胜，庶物以茂，燥烁以行，上应荧惑星，民病肩背瞀重鼽嚏血便注下，收气乃后，上应太白星，其谷坚芒。复则寒雨暴至，乃零冰雹霜雪杀物，阴厥且格，阳反上行，头脑户痛，延及囟顶发热，上应辰星，丹谷不成，民病口疮，甚则心痛。

岁水不及，湿乃大行，长气反用，其化乃速，暑雨数至，上应镇星。民病腹满身重，濡泄寒疡流水，腰股痛发，腘腨股膝不便，烦冤，足痿，清厥，脚下痛，甚则跗肿，藏气不政，肾气不衡，上应辰星，其谷秬。上临太阴，则大寒数举，蛰虫早藏，地积坚冰，阳光不治，民病寒疾于下，甚则腹满浮肿，上应镇星，其主黅谷。复则大风暴发，草偃木零，生长不鲜，面色时变，筋骨并辟，肉瞤瘛，目视疏疏物疏璺，肌肉胗发，气并鬲中，痛于心腹，黄气乃损，其谷不登，上应岁星、镇星。

帝曰：善。愿闻其时也。岐伯曰：悉哉问也！木不及春有鸣条律畅之化，则秋有雾露清凉之政，春有惨凄残贼之胜，则夏有炎暑燔烁之复，其眚东，其脏肝，其病内舍胠胁，外在关节。

火不及，夏有炳明光显之化，则冬有严肃霜寒之政，夏有惨凄凝冽之胜，则不时有埃昏大雨之复，其眚南，其脏心，其病内舍膺胁，外在经络。

土不及，四维有埃云润泽之化，则春有鸣条鼓拆之政，四维发振拉飘腾之变，则秋有肃杀霖霆之复，其眚四维，其脏脾，其病内舍心腹，外在肌肉四支。

金不及，夏有光显郁蒸之令，则冬有严凝整肃之应，夏有炎烁燔燎之变，则秋有冰雹霜雪之复，其眚西，其脏肺，其病内舍膺胁肩背，外在皮毛。

水不及，四维有湍润埃云之化，则不时有和风生发之应，四维发埃昏骤注之变，则不时有飘荡振拉之复，其眚北，其脏肾，其病内舍腰脊骨髓，外在谿谷踹膝。夫五运之政，犹权衡也，高者抑之，下者举之，化者应之，变者复之，此生长化成收藏之理，气之常也，失常则天地四塞矣。故曰：天地之动静，神明为之纪，阴阳之往复，寒暑彰其兆，此之谓也。

帝曰：夫子之言五气之变，四时之应，可谓悉矣。夫气之动乱，触遇而作，发无常会，卒然灾合，何以期之？岐伯曰：夫气之动变，固不常在，而德化政令灾变，不同其候也。帝曰：何谓也？岐伯曰：东方生风，风生木，其德敷和，其化生荣，其政舒启，其令风，其变振发，其灾散落。南方生热，热生火，其德彰显，其化蕃茂，其政明曜，其令热，其变销烁，其灾燔炳。中央生湿，湿生土，其德溽蒸，其化丰备，其政安静，其令湿，其变骤注，其灾霖溃。西方生燥，燥生金，其德清洁，其化紧敛，其政劲切，其令燥，其变肃杀，其灾苍陨。北方生寒，寒生水，其德凄沧，其化清谧，其政凝肃，其令寒，其变栗冽，其灾冰雪霜雹。是以察其动也，有德有化，有政有令，有变有灾，而物由之，而人应之也。

帝曰：夫子之言岁候，其不及太过而上应五星。今夫德化政令，灾眚变易，非常而有也，卒然而动，其亦为之变乎？岐伯曰：承天而行之，故无妄动，无不应。卒然而动者，气之交变也，其不应焉。故曰：应常不应卒。此之谓也。帝曰：其应奈何？岐伯曰：各从其气化也。

帝曰：其行之徐疾逆顺何如？岐伯曰：以道留久，逆守而小，是谓省下；以道而去，去而速来，曲而过之，是谓省遗过也；久留而环，或离或附，是谓议灾与其德也；应近则小，应远则大，芒而大倍常之一，其化甚；大常之二，其眚即发也；小常之一，其化减；小常之二，是谓临视，省下之过与其德也。德者福之，过者伐之。是以象之见也，高而远则小，下而近则大，故大则喜怒迩，小则祸福远。岁运太过，则运星北越，运气相得，则各行其道。故岁运太过，畏星失色而兼其母，不及则色兼其所不胜。肖者瞿瞿，莫知其妙，闵闵之当，孰者为良，妄行无征，示畏侯王。

帝曰：其灾应何如？岐伯曰：亦各从其化也。故时至有盛衰，凌犯有逆顺，留守有多少，形见有善恶，宿属有胜负，征应有吉凶矣。

帝曰：其善恶何谓也？岐伯曰：有喜有怒，有忧有丧，有泽有燥，此象之常也，必谨察之。帝曰：六者高下异乎？岐伯曰：象见高下，其应一也，故人亦应之。

帝曰：善。其德化政令之动静损益皆何如？岐伯曰：夫德化政令灾变，不能相加也。胜复盛衰，不能相多也。往来小大，不能相过也。用之升降，不能相无也。各从其动而复之耳。

帝曰：其病生何如？岐伯曰：德化者气之祥，政令者气之章，变易者复之纪，灾眚者伤之始，气相胜者和，不相胜者病，重感于邪则甚也。

帝曰：善。所谓精光之论，大圣之业，宣明大道，通于无穷，究于无极也。余闻之，善言天者，必应于人，善言古者，必验于今，善言气者，必彰于物，善言应者，同天地之化，善言化言变者，通神明之理，非夫子孰能言至道欤！乃挪良兆而藏之灵室，每旦读之，命曰《气交变》，非斋戒不敢发，慎传也。

【解读】　黄帝问道：五运交替，与在天之六气相应，一周六步之内，阴阳往复，阳去阴来，寒一去暑亦就跟着来了，真气与邪气斗争，内外不得统一，六经的血气动荡不安，五脏的本气相互倾轧而转移，太过则一气独胜，不及则二气相并，我要知道它起始的原理和一般常规，是否能讲给我听？岐伯说：你问得很好！这是应该明白的道理，它一直是历代帝王所注意的问题，也是历代医师传授下来的，我的学问虽然很肤浅，但过去曾听老师讲过它的道理。

黄帝道，我听人家说，遇到适当的人而不教，就会使学术的相传受到影响，称为"失道"；如传授给不适当的人，是轻视学术，不负责任的表现。我虽然没有很高的修养，不一定符合传授学术的要求；但是群众多疾病而夭亡，是应同情的。要求先生为了保全群众的健康和学术的永远留传，只要先生讲出来，我一定按照规矩来做，你看怎样？岐伯说：让我详细地讲给你听吧！《上经》说：研究医学之道的，要上知天文，下知地理，中知人事，他的学说才能保持长久。就是这个道理。黄帝又问，这是什么意思？岐伯说，这是为了推求天、地、人三气的位置啊。求天位的，是天文；求地位的，是地理；通晓人气变化的，是人事。因而太过的气先天时而至，不及的气后天时而至，所以说，天地的运动有正常的变化，而人体的活动也随之起着相应的变化。

黄帝道：五运气化太过怎样？岐伯说，木运太过，则风气流行，脾土受其侵害。人们多患消化不良性的泄泻，饮食减少，肢体沉重无力，烦闷抑郁，肠中鸣响，肚腹胀满，这是由于木气太过的缘故。在天上应木星光明，显示木气过于亢盛的征象。甚至会不时容易发怒，并出现头昏眼花等头部病症。这是土气无权，木气独胜的现象，好象天上的云在飞跑，地上的万物迅速变动，草木动摇不定，甚至树倒草偃。如病人的胁部疼痛，呕吐不止。若冲阳脉绝，多死亡而无法治疗。在天上应金星光明，这是显示木胜则金气制之。

火运太过，则暑热流行，肺受火邪。人们多患疟疾，呼吸少气，咳嗽气喘，吐血衄血，二便下血，水泻如注，咽喉干燥，耳聋，胸中热，肩背热。在天上应火星光明，显示火热之气过于亢盛的征象。在人体甚至会有胸中疼痛，胁下胀满，胁痛，胸背肩胛间等部位疼痛，两臂内侧疼痛，身热肤痛，而发生浸淫疮。这是金气不振，火气独盛的现象，火气过旺就会有雨冰霜寒的变化，这是火热之极，寒水来复的关系。在天上应水星光明，这是显示火盛则水气制之。如果遇到少阴或少阳司天的年份，火热之气更加亢盛，有如燃烧烤灼，以致水源干涸，植物焦枯。人们发病，多见谵语妄动，发狂越常，咳嗽气喘痰鸣，火气甚于下部则血从二便下泄不止。若太渊脉绝，多死亡而无法治疗。在天上应火星光明，这是火盛的表示。

土运太过，则雨湿之气流行，肾受湿邪。人们多病腹痛。四肢厥冷，情绪忧郁，身体困重而烦闷，这是土气太过所致。在天上应土星光明。甚至见肌肉枯萎，两足痿弱不能行动，抽掣挛痛，土病则不能克制水，以致水饮之邪积于体内而生胀满，饮食减少，四肢无力，不能举动。若遇土旺之时，水气无权，土气独旺，则湿令大行，因此泉水喷涌，河水高涨，本来干涸的池沼也会孳生鱼类了，若木气来复，风雨暴至，使堤岸崩溃，河水泛滥，陆地可出现鱼类。人们就会病肚腹胀满，大便溏泄，肠鸣，泄泻不止。而太溪脉绝，多死亡而无法治疗。在天上应木星光明。

金运太：连，则燥气流行，邪气伤肝。人们多病两胁之下及少腹疼痛，目赤而痛，眼梢溃烂，耳朵听不到声音。燥金之气过于亢盛，就会身体重而烦闷，胸部疼痛并牵引及背部，两胁胀满，而痛势下连少腹。在天上应金星光明。甚则发生喘息咳嗽，呼吸困难，肩背疼痛，尻、阴、股、膝、髀、腨、胻、足等处都感疼痛的病症。在天上应火星光明。如金气突然亢盛，水气下降，在草木则生气收敛，枝叶枯干凋落。在人们的疾病多见胁肋急剧疼痛，不能转动翻身，咳嗽气逆，甚至吐血衄血。若太冲脉绝，多死亡而无法治疗。在天上应金星光明。

水运太过，则寒气流行，邪气损害心。人们多患发热，心悸，烦躁，四肢逆冷，全身发冷，谵语妄动，心痛。寒气非时早至，在天上应水星光明。水邪亢盛则有腹水，足胫浮肿，气喘咳嗽，盗汗，怕风。土气来复则大雨下降，尘土飞扬如露一样的迷朦郁结，在天上应土星光明。如遇太阳寒水司天，则雨冰霜雪不时下降，湿气大盛，物变其形。人们多患腹中胀满，肠鸣便泻，食不化，渴而妄冒。如神门脉绝，多死亡而无法治疗。在天上应火星失明，水星光明。

黄帝道：很好。五运不及怎样？岐伯说：问得真详细啊！木运不及，燥气就会旺盛，生气与时令不相适应，草木不能当时生荣。萧杀之气亢盛，使劲硬的木受刑而碎裂如辟，本来柔嫩苍翠的枝叶变为萎弱干枯，在天上应金星光明。人们多患中气虚寒，胠胁部疼痛，少腹痛，腹中鸣响，大便溏泄。在气候方面是冷雨不时下降，在天上应金星光明，在五谷是青色的谷不能成熟。如遇阳明司天，金气抑木，木气失却了应有的生气，草木在夏秋再变繁荣，所以开花结实的过程非常急促，很早就凋谢，在天上应金、土二星光明。金气抑木，木起反应而生火，于是就会炎热如火，湿润的变为干燥，柔嫩脆弱的变为干枯焦槁，枝叶从根部重新生长，开花结实并见。在人体则炎热之气郁于皮毛，多病寒热、疮疡、痱疹、痈痤。在天上应金、火二星，在五谷则外强中干，秀而不实。白霜提早下降，秋收肃杀之气流行，寒雨非时，损害万物，味甘色黄之物多生虫蛀，所以稻谷没有收获。在人则脾土先受其邪，火气后起，所以心气亦继之亢盛，火气克金，金气乃得抑制，所以其谷物不能成熟，在疾病是咳嗽鼻塞。在天上应金星与火星。

火运不及，寒气就旺盛，夏天生长之气不能发挥作用，万物就缺乏向上茂盛的力量。阴寒凝滞之气过盛，则阳气不能生化，繁荣美丽的生机就受到摧折，在天上应水星光明。人们的疾病是胸中疼痛，胁部胀满，两胁疼痛，上胸部、背部、肩胛之间及两臂内侧都感疼痛，抑郁眩晕，头目不清，心痛，突然失音，胸腹肿大，胁下与腰背相互牵引而痛，甚则四肢踡屈不能伸展，髋骨与大腿之间不能活动自如。在天上应火星失明、水星光明，赤色的谷类不能成熟。火被水抑，火起反应则生土气来复，于是埃尘郁冒，大雨倾盆，水气受到抑制，故病见大便时时溏泄，腹中胀满，饮食不下，腹中寒冷鸣响，大便泄泻如注，腹中疼痛，两足急剧拘挛、萎缩麻木、不能行走。在天上应土星光明、水星失明。黑色之谷不能成熟。

土运不及，风气因而流行，土气失却生化之能力，风气旺盛，则草木茂盛繁荣。生化无能，则秀而不实，在天上应木星光明。人们的疾病多见消化不良的泄泻，上吐下泻的霍乱，身体重，腹中痛，筋骨动摇，肌肉跳动酸疼，时常容易发怒。寒水之气失制而旺，在虫类提早伏藏，在人都病寒泄中满，在天上应水星光明、土星失明，黄色之谷类不能成熟。木邪抑土，土起反应则生金，于是秋收之气当令，出现一派严肃峻烈之气，坚固的树木也不免要枝叶凋谢，所以胸胁急剧疼痛，波及少腹，常呼吸少气而太息。凡味甘色黄之物被虫蛀食，邪气客于脾土，人们多病饮食减少，食而无味。金气胜木，所以青色之谷受到损害，在天上应金星光亮、土星减明。如遇厥阴司天相火在泉，则流水不能结冰，本来早已冬眠的虫类，重新又活动起来。不及的土运，得在泉相火之助，所以寒水之气不致独旺，而土得火助木气不能克土，所以也没有金气的反应，而人们也就康健，在天上应木星正常。

金运不及，火气与木气就相应地旺盛，长夏之气专胜，所以万物因而茂盛，干燥烁热，在天上应火星光明。人们多患肩背闷重，鼻塞流涕，喷嚏，大便下血，泄泻如注。秋收之气不能及时而至，在天上应金星失明、火星光明，白色的谷类不能及时成熟。火邪抑金起反应而生水，于是寒雨之气突然而来，以致降落冰雹霜雪，杀害万物，阴气厥逆而格拒，使阳气反而上行，所以头后部疼痛，痛势连及头顶，发热。在天上应水星光明、火星失明，在谷类应红色之谷不能成熟。人们多病口腔生疮，甚至心痛。

水运不及，湿土之气因而大盛，水不制火，火气反而生旺。天气炎热，不时下雨，万物的生化很迅速，在天上应土星光明。人们多患腹胀，身体困重，大便溏泄，阴性疮疡脓水稀薄，腰股疼痛，下肢关节活动不利，烦闷抑郁，两脚萎弱厥冷，脚底疼痛，甚至足背浮肿。这是由于冬藏之气不能发挥作用，肾气不平衡，在天上应土星光明，水星失明，在谷类应黑黍不能成熟。如遇太阴司天，寒水在泉，则寒气时时侵袭，虫类很早就冬眠，地上的积水结成厚冰，阳气伏藏，不能发挥它温暖的作用，人们多患下半身的寒性疾病，甚至腹满浮肿，在天上应土星光明、火星失明，在谷类应黄色之稻成熟。土邪抑水而起反应则生风木，因而大风暴发，草类僵伏，树木凋零，生长的力量不能显著，面色时时改变，筋骨拘急疼痛，活动不利，肌肉跳动抽掣，两眼昏花，视觉不明或失常，物体视之若分裂，肌肉发出风疹，若邪气侵入胸膈之中，就有心腹疼痛。这是木气太过，土气受伤，属土的谷类没有收获，在天上应木星光明，土星失明。

黄帝说：很对。希望听你讲一讲五气与四时相应的关系。岐伯说：问得真详细啊！木运不及的，如果春天有和风使草木萌芽抽条的正常时令，那秋天也就有雾露润泽而凉爽的正常气候；如果春天反见寒冷惨凄霜冻残贼的秋天气候，那夏天就有特别炎热的反应。它的自然灾害在东方，在人体应在肝脏，其病所内在肤胁部，外在筋骨关节。

火运不及的，如果夏天有景色显明的正常气候，那冬天也就有严肃霜寒的正常时令；如果夏天反见萧条惨凄寒冻的冬天气候，那时常会有倾盆大雨的反应。它的自然灾害在南方，在人体应在心脏，其病所内在胸胁部，外在经络。

土运不及的，如果辰、戌、丑、未月有尘土飘扬和风细雨的正常时令，那春天也就有风和日暖的正常气候；如果辰、戌、丑、未月仅见狂风拔倒树木的变化，那秋天也就有久雨霜雪的反应。它的自然灾害在四隅，在人体应在脾脏，其病所内在心腹，外在肌肉四肢。

金运不及的，如果夏天有景色显明树木茂盛的正常时令，那冬天也就有冰冻寒冷的正常气候；如果夏天出现如火烧灼的过于炎热的气候，那秋天就会有冰雹霜雪的反应。它的自然灾害在西方，在人体应在肺脏，其病所内在胸胁肩背，外在皮毛。

水运不及的，辰、戌、丑、未月有尘砂荡扬而无暴雨的气候，则时常有和风生发的正常气候；如果辰、戌、丑、未月出现飞砂走石狂风暴雨的变化，则时时会有吹断的树木飘荡的反应。它的自然灾害在北方，在人体应在肾脏，其病所内在腰脊骨髓，外在肌肉之会与小腿膝弯等处。

要之，五运的作用，好似权衡之器，太过的加以抑制，不及的加以帮助，正常则和平，反常则必起反应，这是生长化收藏的道理，是四时气候应有的规律，如果失却了这些规律，天地之气不升不降，就是闭塞不通了。所以说：天地的动静，受自然力量的规律所控制，阴去阳来、阳去阴来的变化，可以从四时寒暑来显示出它的征兆。就是这个意思。

黄帝道：先生讲五气的变化与四时气候的相应，可以说很详尽了。既然气的动乱是互相遇合而发生的，发作又没有一定的时间，往往突然相遇而生灾害，怎样才能知道呢？岐伯说：五气的变动，固然不是经常存在的，然而它们的特性、生化的作用、治理的方法与表现，以及一定的损害作用和变异，都是各不相同的。

黄帝又问：有哪些不同呢？岐伯说：风是生于东方的，风能使木气旺盛。木的特性是柔和地散发，它的生化作用是滋生荣盛，它行使的职权是舒展阳气，宣通筋络，行时令是风，它的异常变化是发散太过而动荡不宁，它的灾害是摧残散落。热是生于南方的，热能使火气旺盛。火的特性是光明显著，它的生化作用是繁荣茂盛，它行使的职权是明亮光耀，行时令是热，它的异常变化是销烁煎熬，它的灾害作用是焚烧。湿是生于中央的，湿能使土气旺盛。土的特性是洋溢，它的生化作用是充实丰满，它行使的职权比较安静，行时令是湿，它的异演变化是急剧的暴雨，它的灾害是久雨不止，泥烂堤崩。燥是生于西方的，燥能使金气旺盛。金的特性是清洁凉爽，它的生化作用是紧缩收敛，它行使的职权是锐急的，行时令是干燥，它的异常变化是肃杀，它的灾害是干枯凋落。寒是生于北方的，寒能使水气旺盛。水的特性是寒冷的，它的生化作用是清静而安谧的，它行使的职权是凝固严厉的，行时令是寒冷，它的异常变化是剧烈的严寒和冰冻，它的灾害是冰雹霜雪。所以观察它的运动，分别它的特性、生化、权力、表现、变异、灾害，就可以知道万物因之而起的变化，以及人类因之而生的疾病了。

黄帝道：先生讲过五运的不及太过，与天上的五星相应。现在五运的德、化、政、令、灾害、变异，并不是按常规发生，而是突然的变化，天上的星星是不是也会随之变动呢？岐伯说：五星是随天的运动而运动的，所以它不会妄动，不存在不应的问题。突然而来的变动，是气相交合所起的偶然变化，与天运无关，所以五星不受影响。因此说：常规发生是相应的，突然发生是不相应的。就是这个意思。

黄帝又道：五星与天运正常相应的规律是怎样的？岐伯说：各从其天运之气的变化而变化。

黄帝问道：五星运行的徐缓迅速、逆行顺行是怎样的？岐伯说：五星在它的轨道上运行，如久延而不进，或逆行留守，其光芒变小，叫做"省下"；若在其轨道上去而速回，或屈曲而行，称为"省遗过"；若久延不进而回环旋转，似去似来的，称为"议灾"或"议德"。气候的变化近则小，变化远则大。光芒大于正常一倍的，气化亢盛；大二倍的，灾害即至。小于正常一倍的，气化减退；小二倍的，称为"临视"。省察在下之过与德，有德的获得幸福，有过的会得灾害。所以五星之象，高而远的就小，低而近的就大；大则灾变近，小则灾变远。岁运太过的，主运之星就向北越出常道；运气相和，则五星各运行在经常的轨道上。所以岁运太过，被制之星就暗淡而兼母星的颜色；岁运不及，那运星就兼见所不胜的颜色。取法天地的人，看见了天的变化，如果尚不知道是什么道理，心里非常忧惧，不知道应该怎样才好，妄行猜测毫无征验，徒然使侯王畏惧。

黄帝又道：其在灾害方面的应验怎样？岐伯说：也是各从其变化而变化的。所以时令有盛衰，侵犯有逆顺，留守时间有长短，所见的形象有好坏，星宿所属有胜负，征验所应有吉有凶了。

黄帝问：好坏怎样？岐伯说：有喜悦有愤怒，有忧愁有悲伤，有润泽有躁乱，这是星象变化所常见的，必须小心观察。

黄帝又道：星象的喜、怒、忧、丧、泽、燥六种现象，对星的高低有无关系？岐伯说：五星的形象虽有高下的不同，但其应于物候是一致的，所以人体也是这样相应的。

黄帝道：对。它们德、化、政、令的动静损益是怎样的？岐伯说：五气的德、化、政、令与灾变都是有一定规律而不能彼此相加的，胜负和盛衰不能随意增多的，往来大小不能随便超越的，升降作用不会互不存在的，这些都是从运动中所产生出来的。

黄帝道：它们与疾病发生的关系是怎样的？岐伯说：德化是五气正常的吉祥之兆，政令是五气的规则和表现形式，变易是产生胜气与复气的纲纪，灾祸是万物损伤的开始。大凡人的正气能抗拒邪气就和平无病，不能抗拒邪气就会生病，重复感受邪气病就更加严重了。黄帝道：讲得好。

这些正是所谓精深高明的理论，圣人的伟大事业，研究发扬它的道理，达到了无穷无尽的境界。我听说：善于谈论自然规律的，必定能应验于人；善于谈论古代的，必定皮肤验证于现在；善于谈论气化的，必定能通晓万物；善于谈论应变的，就会采取与天地同一的步骤；善于谈论化与变的，就会通达自然界变化莫测的道理。除非先生，还有谁能够说清楚这些至理要道呢？于是选择了一个好日子，把它藏在书室里，每天早晨取出来攻读，这篇文章称为"气交变"。黄帝非常珍重它，不随便取出来，不肯轻易传给他人。

五常政大论篇第七十

【原文】 黄帝问曰：太虚寥廓，五运迥薄，衰盛不同，损益相从，愿闻平气何如而名？何如而纪也？岐伯对曰：昭乎哉问也！木曰敷和，火曰升明，土曰备化，金曰审平，水曰静顺。

帝曰：其不及奈何？岐伯曰：木曰委和，火曰伏明，土曰卑监，金曰从革，水曰涸流。帝曰太过何谓？岐伯曰：木曰发生，火曰赫曦，土曰敦阜，金曰坚成，水曰流衍。

帝曰：三气之纪，愿闻其候。岐伯曰：悉乎哉问也！敷和之纪，木德周行，阳舒阴布，五化宣平，其气端，其性随，其用曲直，其化生荣，其类草木，其政发散，其候温和，其令风，其脏肝，肝其畏清，其主目，其谷麻，其果李，其实核，其应春，其虫毛，其畜犬，其色苍，其养筋，其病里急支满，其味酸，其音角，其物中坚，其数八。

升明之纪，正阳而治，德施周普，五化均衡，其气高，其性速，其用燔灼，其化蕃茂，其类火，其政明曜，其候炎暑，其令热，其脏心，心其畏寒，其主舌，其谷麦，其果杏，其实络，其应夏，其虫羽，其畜马，其色赤，其养血，其病瞤瘛，其味苦，其音徵，其物脉，其数七。

备化之纪，气协天休，德流四政，五化齐修。其气平，其性顺，其用高下，其化丰满，其类土，其政安静，其候溽蒸，其令湿，其脏脾，脾其畏风，其主口，其谷稷，其果枣，其实肉，其应长夏，其虫倮，其畜牛，其色黄，其养肉，其病否，其味甘，其音宫，其物肤，其数五。

审平之纪，收而不争，杀而无犯，五化宣明，其气洁，其性风，其用散落，其化坚敛，其类金，其政劲肃，其候清切，其令燥，其脏肺，肺其畏热，其主鼻，其谷稻，其果桃，其实壳，其应秋，其虫介，其畜鸡，其色白，其养皮毛，其病咳，其味辛，其音商，其物外坚，其数九。

静顺之纪，藏而勿害，治而善下，五化咸整，其气明，其性下，其用活衍，其化凝坚，其类水，其政流演，其候凝肃，其令寒，其脏肾，肾畏湿，其主二阴，其谷豆，其果栗，其实濡，其应冬，其虫鳞，其畜彘，其色黑，其养骨髓，其病厥，其味咸，其音羽，其物濡，其数六。

故生而勿杀，长而勿罚，化而勿制，收而勿害，藏而勿抑，是谓平气。

委和之纪，是谓胜生。生气不政，化气乃扬，长气自平，收令乃早。凉雨时降，风云并兴，草木晚荣，苍干凋落，物秀而实，肤肉内充。其气敛，其用聚，其动软戾拘缓，其发惊骇，其脏肝，其果枣李，其实核壳，其谷稷稻，其味酸辛，其色白苍，其畜犬鸡，其虫毛介，其主雾露凄沧，其声角商。其病摇动注恐，从金化也，少角与判商同，上角与正角同，上商与正商同；其病支废痈肿疮疡，其甘虫邪伤肝也，上宫与正宫同。萧瑟肃杀，则炎赫沸腾，眚于三，所谓复也。其主飞蠹蛆雉，乃为雷霆。伏明之纪，是谓胜长。长气不演，脏气反布，收气自政，化令乃衡；寒清数举，暑令乃薄。承化物生，生而不长，成实而稚，遇化已老。阳气屈伏，蛰虫早藏。其气郁，其用暴，其动彰伏变易。其发痛，其脏心，其果栗桃，其实络濡，其谷豆稻，其味苦咸，其色玄丹，其畜马彘，其虫羽鳞，其主冰雪霜寒，其声徵羽。其病昏惑悲忘，从水化也，少徵与少羽同，上商与正商同。邪伤心也，凝惨凛冽，则暴雨霖霪，眚于九。其主骤注雷霆震惊，沉雾淫雨。

卑监之纪，是谓减化。化气不令，生政独彰，长气整，雨乃愆，收气平，风寒并兴，草木荣美，秀而不实，成而粃也。其气散，其用静定，其动疡涌分溃痈肿。其发！需滞，其脏脾，其果李栗，其实濡核，其谷豆麻，其味酸甘，其色苍黄，其畜牛犬，其虫倮毛，其主飘怒振发，其声宫角，其病满否塞，从木化也，少宫与少角同，上宫与正宫同，上角与正角同。其病泄，邪伤脾也。振拉飘扬，则苍干散落，其眚四维，其主败折虎狼，清气乃用，生政乃辱。

从革之纪，是谓折收，收气乃后，生气乃扬，长化合德，火政乃宣，庶类经蕃。其气扬，其用躁切，其动铿禁瞀厥，其发咳喘，其脏肺，其果李杏，其实壳络，其谷麻麦，其味苦辛，其色白丹，其畜鸡羊，其虫介羽，其主明曜炎烁，其声商徵，其病嚏咳鼽衄，从火化也，少商与少徵同，上商与正商同，上角与正角同。邪伤肺也。炎光赫烈则冰雪霜雹，眚于七，其主鳞伏彘鼠，岁气早至，乃生大寒。

涸流之纪，是谓反阳，藏令不举，化气乃昌，长气宣布，蛰虫不藏，土润水泉减，草木条茂，荣秀满盛。其气滞，其用渗泄，其动坚止，其发燥槁，其脏肾，其果枣杏，其实濡肉，其谷黍稷，其味甘咸，其色黅玄，其畜彘牛，其虫鳞倮，其主埃郁昏翳，其声羽宫，其病痿厥坚下，从土化也，少羽与少宫同，上宫与正宫同，其病癃闷，邪伤肾也，埃昏骤雨，则振拉摧拔，眚于一，其主毛显狐貉，变化不藏。

故乘危而行，不速而至，暴虐无德，灾反及之，微者复微，甚者复甚，气之常也。

发生之纪，是谓启敷，土疏泄，苍气达，阳和布化，阴气乃随，生气淳化，万物以荣。其化生，其气美，其政散，其令条舒，其动掉眩巅疾，其德鸣靡启坼，其变振拉摧拔，其谷麻稻，其畜鸡犬，其果李桃，其色青黄白，其味酸甘辛，其象春，其经足厥阴少阳，其脏肝脾，其虫毛介，其物中坚外坚，其病怒。大角与上商同。上徵则其气逆，其病吐利。不务其德，则收气复，秋气劲切，甚则肃杀，清气大至，草木凋零，邪乃伤肝。

赫曦之纪，是谓蕃茂，阴气内化，阳气外荣，炎暑施化，物得以昌。其化长，其气高，其政动，其令明显，其动炎灼妄扰，其德暄暑郁蒸，其变炎烈沸腾，其谷麦豆，其畜羊彘，其果杏栗，其色赤白玄，其味苦辛咸，其象夏，其经手少阴太阳，手厥阴少阳，其脏心肺，其虫羽鳞，其物脉濡，其病笑疟疮疡血流狂妄目赤。上羽与正徵同，其收齐，其病痓，上徵而收气后也。暴烈其政，藏气乃复，时见凝惨，甚则雨水霜雹切寒，邪伤心也。

敦阜之纪，是谓广化，厚德清静，顺长以盈，至阴内实，物化充成，烟埃朦郁，见于厚土，大雨时行，湿气乃用，燥政乃辟，其化圆，其气丰，其政静，其令周备，其动濡积并蓄，其德柔润重淖，其变震惊飘骤崩溃，其谷稷麻，其畜牛犬，其果枣李，其色黅玄苍，其味甘咸酸，其象长夏，其经足太阴阳明，其脏脾肾，其虫倮毛，其物肌核，其病腹满，四支不举，大风迅至，邪伤脾也。

坚成之纪，是谓收引，天气洁，地气明，阳气随，阴治化，燥行其政，物以司成，收气繁布，化洽不终。其化成，其气削，其政肃，其令锐切，其动暴折疡疰，其德雾露萧飔，其变肃杀雕零。其谷稻黍，其畜鸡马，其果桃杏，其色白青丹，其味辛酸苦，其象秋，其经手太阴阳明，其脏肺肝，其虫介羽，其物壳络，其病喘喝胸凭仰息。上徵与正商同，其生齐，其病咳。政暴变，则名木不荣，柔脆焦首，长气斯救，大火流，炎烁且至，蔓将槁，邪伤肺也。

流衍之纪，是谓封藏。寒司物化，天地严凝，藏政以布，长令不扬。其化凛，其气野，其政谧，其令流注，其动漂泄沃涌，其德凝惨寒雾，其变冰雪霜雹，其谷豆稷，其畜彘牛，其果栗枣，其色黑丹黔，其味咸苦甘，其象冬，其经足少阴太阳，其脏肾心，其虫鳞倮，其物濡满，其病胀，上羽而长气不化也。政过则化气大举，而埃昏气交，大雨时降，邪伤肾也。故曰：不恒其德，则所胜来复，政恒其理，则所胜同化。此之谓也。

帝曰：天不足西北，左寒而右凉；地不满东南，右热而左温；其故何也？岐伯曰：阴阳之气，高下之理，太少之异也。东南方，阳也，阳者其精降于下，故右热而左温。西北方，阴也，阴者其精奉于上，故左寒而右凉。是以地有高下，气有湿凉，高者气寒，下者气热，故适寒凉者胀，之温热者疮，下之则胀已，汗之则疮已，此腠理开闭之常，太少之异耳。

帝曰：其于寿夭何如？岐伯曰：阴精所奉其人寿，阳精所降其人夭。帝曰：善。其病也，治之奈何？岐伯曰：西北之气散而寒之，东南之气收而温之，所谓同病异治也。故曰：气寒气凉，治以寒凉，行水渍之；气温气热，治以温热，强其内守，必同其气，可使平也，假者反之。帝曰：善。一州之气，生化寿夭不同，其故何也。岐伯曰：高下之理，地势使然也。崇高则阴气治之，污下则阳气治之，阳胜者先天，阴胜者后天，此地理之常，生化之道也。帝曰：其有寿夭乎？岐伯曰：高者其气寿，下者其气夭。地之小大异也，小者小异，大者大异。故治病者，必明天道地理，阴阳更胜，气之先后，人之寿夭，生化之期，乃可以知人之形气矣。

帝曰：善。其岁有不病，而脏气不应不用者，何也？岐伯曰：天气制之，气有所从也。帝曰：愿卒闻之。岐伯曰：少阳司天，火气下临，肺气上从，白起金用，草木眚，火见燔炳，革金且耗，大暑以行，咳嚏衄鼽鼻窒，曰疮疡，寒热胕肿，风行于地，尘沙飞扬，心痛胃脘痛，厥逆鬲不通，其主暴速。

阳明司天，燥气下临，肝气上从，苍起木用而立，土乃眚，凄沧数至，木伐草萎，胁痛目赤，掉振鼓栗，筋痿不能久立。暴热至，土乃暑，阳气郁发，小便变，寒热如疟，甚则心痛，火行于槁，流水不冰，蛰虫乃见。

太阳司天，寒气下临，心气上从，而火且明，丹起金乃眚，寒清时举，胜则水冰，火气高明，心热烦，嗌干善渴，鼽嚏，喜悲数欠，热气妄行，寒乃复，霜不时降，善忘，甚则心痛。土乃润，水丰衍，寒客至，沉阴化，湿气变物，水饮内稽，中满不食，皮㿉肉苛，筋脉不利，甚则胕肿，身后痈。

厥阴司天，风气下临，脾气上从，而土且隆，黄起，水乃眚，土用革，体重，肌肉萎，食减口爽，风行太虚，云物摇动，目转耳鸣。火纵其暴，地乃暑，大热消烁，赤活下，蛰虫数见，流水不冰，其发机速。

少阴司天，热气下临，肺气上从，白起金用，草木眚，喘呕寒热，嚏鼽衄鼻窒，大暑流行，甚则疮疡燔灼，金烁石流。地乃燥清，凄沧数至，胁痛善太息，萧杀行，草木变。

太阴司天，湿气下临，肾气上从，黑起水变，埃冒云雨，胸中不利，阴痿气大衰，而不起不用。当其时，反腰雎痛，动转不便也，厥逆。地乃藏阴，大寒且至，蛰虫早附，心下否痛，地裂冰坚，少腹痛，时害于食，乘金则止水增，味乃咸，行水减也。

帝曰：岁有胎孕不育，治之不全，何气使然？岐伯曰：六气五类，有相胜制也，同者盛之，异者衰之，此天地之道，生化之常也。故厥阴司天，毛虫静，羽虫育，介虫不成；在泉，毛虫育，倮虫耗，羽虫不育。少阴司天，羽虫静，介虫育，毛虫不成；在泉，羽虫育，介虫耗不育。太阴司天，倮虫静，鳞虫育，羽虫不成；在泉，倮虫育，鳞虫不成。少阳司天，羽虫静，毛虫育，倮虫不成；在泉，羽虫育，介虫耗，毛虫不育。阳明司天，介虫静，羽虫育，介虫不成。在泉，介虫育，毛虫耗，羽虫不成。太阳司天，鳞虫静，倮虫育；在泉，鳞虫耗，倮虫不育。诸乘所不成之运，则甚也。故气主有所制，岁立有所生，地气制己胜，天气制胜己，天制色，地制形，五类衰盛，各随其气之所宜也。故有胎孕不育，治之不全，此气之常也，所谓中根也。根于外者亦五，故生化之别，有五气五味五色五类五宜也。帝曰：何谓也？岐伯曰：根于中者，命曰神机，神去则机息。根于外者，命曰气立，气止则化绝。故各有制，各有胜，各有生，各有成。故曰：不知年之所加，气之同异，不足以言生化。此之谓也。

帝曰：气始而生化，气散而有形，气布而蕃育，气终而象变，其政一也。然而五味所资，生化有薄厚，成熟有少多，始终不同，其故何也？岐伯曰：地气制之也，非天不生，地不长也。帝曰：愿闻其道。岐伯曰：寒热燥湿，不同其化也。故少阳在泉，寒毒不生，其味辛，其治苦酸，其谷苍丹。阳明在泉，湿毒不生，其味酸，其气湿，其治辛苦甘，其谷丹素。太阳在泉，热毒不生，其味苦，其治淡咸，其谷黅拒。化淳则咸守，气专则辛化而俱治。

故曰：补上下者从之，治上下者逆之，以所在寒热盛衰而调之。故曰：上取下取，内取外取，以求其过。能毒者以厚药，不胜毒者以薄药，此之谓也。气反者，病在上，取之下；病在下，取之上；病在中，旁取之。治热以寒，温而行之；治寒以热，凉而行之；治温以清，冷而行之；治清以温，热而行之。故消之削之，吐之下之，补之泻之，久新同法。

帝曰：病在中而不实不坚，且聚且散，奈何？岐伯曰：悉乎哉问也！无积者求其脏，虚则补之，药以祛之，食以随之，行水渍之，和其中外，可使毕已。

帝曰：有毒无毒服有约乎？岐伯曰：病有久新，方有大小，有毒无毒，固宜常制矣。大毒治病，十去其六；常毒治病，十去其七；小毒治病，十去其八；无毒治病，十去其九。谷肉果菜食养尽之，无使过之，伤其正也。不尽，行复如法，必先岁气，无伐天和，无盛盛，无虚虚，而遗人夭殃，无致邪，无失正，绝人长命。

帝曰：其久病者，有气从不康，病去而瘠，奈何？岐伯曰：昭乎哉圣人之问也！化不可代，时不可违。夫经络以通，血气以从，复其不足，与众齐同，养之和之，静以待时，谨守其气，无使倾移，其形乃彰，生气以长，命曰圣王。故《大要》曰：无代化，无违时，必养必和，待其来复。此之谓也。帝曰：善。

【解读】　黄帝问道：宇宙深远广阔无边，五运循环生生不息。其中有盛衰的不同，随之而有损益的差别，请你告诉我五运中的平气，是怎样命名？怎样定其标志的？岐伯答道：你问得真有意义！所谓平气，木称为"敷和"，散布着温和之气，使万物荣华；火称为"升明"，明朗而有盛长之气，使万物繁茂；土称为"备化"，具备着生化万物之气，使万物具备形体；金称为"审平"，发着宁静和平之气，使万物结实；水称为"静顺"，有着寂静和顺之气，使万物归藏。

黄帝道：五运不及怎样？岐伯说：如果不及，木称为"委和"，无阳和之气，使万物委靡不振；火称为"伏明"，少温暖之气，使万物暗淡无光；土称为"卑监"，无生化之气，使万物萎弱无力；金称为"从革"，无坚硬之气，使万物质松无弹力；水称为"涸流"，无封藏之气，使万物干枯。

黄帝道：太过的怎样？岐伯说：如果太过，木称为"发生"，过早地散布温和之气，使万物提早发育；火称为"赫曦"，散布着强烈的火气，使万物烈焰不安；土称为"敦阜"，有着浓厚坚实之气，反使万物不能成形；金称为"坚成"，有着强硬之气，使万物刚直；水称为"流衍"，有溢满之气，使万物飘流不能归宿。

黄帝道：以上三气所标志的年份，请告诉我它们的不同情况？岐伯说：你所问的真精细极了！敷和的年份，木的德性布达于四方上下，阳气舒畅，阴气散布，五行的气化都能发挥其正常的功能。其气正直，其性顺从万物，其作用如树木枝干的曲直自由伸展，其生化能使万物繁荣，其属类是草木，其权力是发散，其气候是温和，其权力的表现是风，应于人的内脏是肝；肝畏惧清凉的金气（金克木），肝开窍于目，所以主于目，在谷类是麻，果类是李，其所充实的是核，所应的时令是春，其所应的动物，在虫类是毛虫，在畜类是犬，其在颜色是苍，其所充养的是筋，如发病则为里急而胀满，其在五味是酸，在五音是角，在物体来说是属于中坚的一类，其在五行成数是八。

升明的年份，南方火运正常行令，其德性普及四方，使五行气化平衡发展。其气上升，其性急速，其作用是燃烧，其在生化能使繁荣茂盛，其属类是火，其权力是使光明显耀，其气候炎暑，其权力的表现是热，应于人体内脏是心；心畏惧寒冷的水气（水克火），心开窍于舌，所以主于舌，其在谷类是麦，果类是杏，其所充实的是络，所应的时令是夏，所应的动物，在虫类是羽虫，在畜类是马，其在颜色是赤，其所充养的是血，如发病则为身体抽搐掣动，其在五味是苦，在五音是徵，在物体来说属于络脉一类，其在五行成数是七。

备化的年份，天地的气化协调和平，其德怀流布于四方，使五行气化都能完善地发挥其作用。其气和平，其性和顺，其作用能高能下，其生化能使万物成熟丰满，其属类是土，其权力是使之安静，其气候是湿热交蒸，其权力的表现是湿，应于人体内脏是脾；脾畏惧风（木克土），脾开窍于口，所以主于口，其在谷类是稷，果类是枣，其所充实的是肉，其所应的时令是长夏，所应的动物，在虫类是倮虫，在畜类是牛，在颜色是黄，其充养的是肉，若发病则为痞塞，在五味是甘，在五音是宫，在物体来说是属于肌肤一类，在五行生数是五。

审平的年份，金的所化虽主收束，但无剥夺的现象，虽主肃杀，但无残害的情况，五行的气化都得宣畅清明。其气洁净，其性刚强，其作用是成熟散落，其生化能使万物结实收敛，其属类是金，其权力是为清劲严肃，其气候清凉，其权力的表现是燥，应于人体的内脏是肺；肺畏火热（火克金），肺开窍于鼻，所以主于鼻，其在谷类是稻，果类是桃，所充实的是壳，其所应的时令是秋，所应的动物，在虫类是介虫，在畜类是鸡，在颜色是白，其充养的是皮毛，如发病则为咳嗽，在五味是辛，在五音是商，在物体来说是属于外面包裹的一类，在五行成数是九。

静顺的年份，藏气能纳藏而无害于万物，其德性平顺而下行，五行的气化都得完整。其气明静，其性向下，其作用为水流灌溉，其生化为凝固坚硬，其属类为水，其权力是流动不息，其气候严寒阴凝，其权力的表现是寒，应于人体的内脏是肾；肾怕湿土（土克水），肾开窍于二阴，所以主于二阴，在谷类是豆，果类是栗，所充实的是液汁，其所应的时令是冬，其应于动物，在虫类是鳞虫，在畜类是猪，其颜色是黑，其充养的是骨髓，如发病则为厥，在五味是咸，在五音是羽，在物体来说是属于流动的液体一类，在五行成数是六。

所以生长化收藏的规律不容破坏，万物生时而不杀伤，长时而不削罚，化时而不制止，收时而不残害，藏时而不抑制，这就叫做平气。

委和的年份，称为胜生。生气不能很好的行使职权，化气于是发扬（土不畏木），长气自然平静（木不能生火），收令于是提早（金胜木），而凉雨不时下降，风云经常起发，草木不能及时繁荣，并且易于干枯凋落，万物早秀早熟，皮肉充实。其气收敛，其作用拘束，不得曲直伸展，在人体的变动是筋络拘挛无力，或者易于惊骇，其应于内脏为肝，在果类是枣、李，所充实的是核和壳，在谷类是稷、稻，在五味是酸、辛，在颜色是白而苍，在畜类是犬和鸡，在虫类是毛虫介虫，所主的气候是雾露寒冷之气，在声音为角、商，若发生病变则摇动和恐惧，这是由于木运不及而从金化的关系。所以少角等同于判商。若逢厥阴风木司天，则不及的木运得司天之助，也可以成为平气，所以委和逢上角，则其气化可与正角相同。若逢阳明燥金司天，则木运更衰，顺从金气用事，而成为金之平气，所以逢上商便和正商相同。在人体可发生四肢痿弱、痈肿、疮疡、生虫等病，这是由于雅气伤肝的关系。如正当太阴湿土司天，因土不畏，亦能形成土气用事，而成为土之平气，所以逢上宫则和正宫相同。故委年的年份，起初是一片萧飕肃杀的景象，但随之则为火热蒸腾，其灾害应于三（东方），这是由于金气克木，迫使火气前来报复。当火气来复，主多飞虫、蠹虫、蛆虫和雉，木郁火复，发为雷霆。

伏明的年份，称为胜长。长气不得发扬，藏气反见布散，收气也擅自行使职权，化气平定而不能发展，寒冷之气常现，暑热之气衰薄，万物虽承土的化气而生，但因火运不足，既生而不能成长，虽能结实，然而很小，及至生化的时候，已经衰老，阳气屈伏，蛰虫早藏。火气郁结，所以当其发作时，必然横暴，其变动每隐现多变，在人体病发为痛，其应于内脏为心，其在果类为栗和桃，其所充实的是络和液汁，在谷类为豆和稻，在五味为苦和咸，在颜色为玄和丹，在畜类为马和猪，在虫类是羽虫鳞虫，在气候主冰雪霜寒，在声音为徵、羽，若发生病变则为精神昏乱，悲哀易忘，这是火运不及而从水化的关系。所以少徵和少羽相同。若逢阳明燥金司天，因金不畏火，形成金气用事，而成为金之平气，所以伏明逢上商则与正商相同。故所发之病，是由于邪气伤心，火运衰，所以有阴凝惨淡、寒风凛冽的现象，但随之而暴雨淋漓不止，其灾害应于九（南方），这是土气来复，以致暴雨下注，雷霆震惊，乌云蔽日，阴雨连绵。

卑监的年份，称为减化。土的化气不得其令，而木的生气独旺，长气自能完整如常，雨水不能及时下降，收气平定，风寒并起，草木虽繁荣美丽，但秀而不能成实，所成的只是空壳或不饱满的一类东西。其气散漫，其作用不足而过于静定，在人体的变动为病发疮疡，脓多、溃烂、痛肿，并发展为水气不行，其所应的内脏是脾，在果类是李和栗，所充实的是液汁和核，在谷类是豆和麻，在五味是酸、甘，在颜色是苍、黄，在畜类是牛和犬，在虫类是保虫毛虫，因木胜风动，有振动摧折之势，在声音为宫、角，在人体发病为胀满否塞不通，这是土运不及而从木化的关系。所以少宫和少角相同。若逢太阴湿土司天，虽土运不及，但得司天之助，也可成为平气，所以监逢上宫则和正宫相同。若逢厥阴风木司天，则土运更衰，顺从木气用事，而成为木之平气，所以逢上角则和正角相同。在发病来讲，消化不良的泄泻，是邪气伤脾的关系。王衰大胜，所以见风势振动，摧折飘扬的现象，随之而草木干枯凋落，其灾害应于中宫而通于四方。由于金气来复，所以又主败坏折伤，有如虎狼之势，清气发生作用，生气便被抑制而不能行使权力。

从革的年份，称为折收。收气不能及时，生气得以发扬，长气和化气合而相得，火于是得以施行其权力，万物繁盛。其气发扬，其作用急躁，在人体的变动发病为咳嗽失音、烦闷气逆，发展为咳嗽气喘，其所应的内脏是肺，在果类为李和杏，所充实的是壳和络，在谷类是麻和麦，在五味是苦与辛，在颜色为白和朱红，在畜类为鸡和羊，在虫类是介虫羽虫。因为金虚火胜，主有发光灼热之势，在声音为商、徵，在人体的病变为喷嚏、咳嗽、鼻塞流涕、衄血，这是因金运不及而从火化的关系。所以少商和少徵相同。若逢阳明燥金司天，则金运虽不及，得司天之助，也能变为平气，所以从革逢上商就和正商相同。若逢厥阴风木司天，因金运不及，木不畏金，亦能形成木气用事而成为木之平气，所以逢上角便和正角相同。其病变是由于邪气伤于肺脏。因金衰火旺，所以火势炎热，但随之见冰雪霜雹，其灾害应于七（西方）。这是水气来复，故主如鳞虫之伏藏，猪、鼠之阴沉，冬藏之气提早而至，于是发生大寒。

涸流的午份，称为反阳。藏气衰弱，不能行使其封藏的权力，化气因而昌盛，长气反见宣行而布达于四方，蛰虫应藏而不藏，土润泽而泉水减少，草木条达茂盛，万物繁荣秀丽而丰满。其气不得流畅，故其作用为暗中渗泄，其变动为症结不行，发病为干燥枯槁，其应内脏为肾，在果类为枣、杏，所充实的是汁液和肉，在谷类是黍和稷，在五味是甘、咸，在颜色是黄、黑，在畜类是猪、牛，在虫类是鳞虫保虫，水运衰，土气用事，故主有尘土昏郁的现象，在声音为羽、宫，在人体的病变为痿厥和下部的癥结，这是水运不及而从土化的关系。所以少羽和少宫相同。若逢土气司天，则水运更衰，顺从土气用事，所以涸流逢上宫与正宫相同。其病见大小便不畅或闭塞不通，是邪气伤于肾脏。因水运不及，故尘埃昏蔽，或骤然下雨，但随之反见大风振动，摧折倒拔，其灾害应于一（北方），这是木气来复，所以又见毛虫狐狢，善于变动而不主闭藏。

所以当运气不及的年份，所胜与所不胜之气，就乘其衰弱而行令，好象不速之客，不招自来，暴虐而毫无道德，结果反而它自己受到损害，这是子来报复的关系。凡施行暴虐轻微的所受到的报复也轻，厉害的所受到的报复也厉害，这种有胜必有复的情况，是运气中的一种常规。

发生的年份，称为启陈。土气疏松虚薄，草木之青气发荣，阳气温和布化于四方，阴气随阳气而动，生气淳厚，化生万物，万物因之而欣欣向荣。其变化为生发，万物得其气则秀丽，其权力为散布，其权力的表现为舒展畅达，其在人体的变动是眩晕和巅顶部的疾病，其正常的性能是风和日暖，使万物奢靡华丽，推陈出新，若变动为狂风振怒，把树木摧折拔倒，其在谷类为麻、稻，在畜类是鸡、犬，在果实为李、桃，在颜色为青、黄、白三色杂见，在五味为酸、甘、辛，其象征为春天，其在人体的经络是足厥阴足少阳，在内脏为肝、脾，在虫类为毛虫介虫，在物体属内外坚硬的一类，若发病则为怒。这是木运太过，是为太角，木太过则相当于金气司天，故太角与上商同。若逢上徵，正当火气司天，木运太过亦能生火，火性上逆，木旺克土，故病发气逆、吐泻。木气太过失去了正常的性能，则金之收气来复，以致发生秋令劲切的景象，甚则有肃杀之气，气候清凉，草木凋零，若为人们的病变，则邪气伤在肝脏。

赫曦的年份，称为蕃茂。少阴之气从内而化，阳气发扬在外，炎暑的气候施行，万物得以昌盛。其生化之气为成长，火气的性质是上升的，其权力是闪烁活动，其权力的表现为显露声色，其变动能使烧灼发热，并且因为过热而撩乱烦扰，其正常的性能是暑热郁郁蒸，其变化则为热度高张如烈火，其在谷类为麦、豆，在畜类为羊、猪，在果类为杏、栗，在颜色为赤、白、黑，在五味为苦、辛、咸，其象征为夏天，在人体的经脉是手少阴、手太阳和手厥阴、手少阳，在内脏为心、肺，在虫类为羽虫鳞虫，在人体属脉络和津液，在人体的病变是因为心气实则笑，伤于暑则疟疾、疮疡、失血、发狂、目赤。火运太过，若逢太阳寒水司天，水能胜火，适得其平，故赫曦逢上羽，则和正徵相同。水运既平，金不受克，所以收令得以正常，因水气司天，火受水制，所以在人发病为疮。若火运太过又逢火气司天，二火相合，则金气受伤，故逢上徵则收气不能及时行令。由于火运行令，过于暴烈，水之藏气来复，以致时见阴凝惨淡的景象，甚至雨水霜雹，转为寒冷，若见病变，多是邪气伤于心脏。

敦阜的年份，称为广化。其德性浑厚而清静，使万物顺时生长乃至充盈，土的至阴之气充实，则万物能生化而成形，土运太过，故见土气蒸腾如烟，笼罩于山丘之上，大雨常下，湿气用事，燥气退避。其化圆满，其气丰盛，其权力则为静，其权力的表现是周密而详备，其变动则湿气积聚，其性能柔润，使万物不断得到润泽，其变化则为暴雨骤至、雷霆震动、山崩堤溃，在谷类为稷、麻，在畜类为牛、犬，在果类为枣、李，在颜色为黄、黑、青，在五味是咸、酸，其象征为长夏，在人体的经脉是足太阴、足阳明，在内脏是脾、肾，在虫类是倮虫毛虫，在物体属于人体肌肉和植物果核的一类，在病变为腹中胀满，四肢沉重，举动不便，由于土运太过，木气来复，所以大风迅速而来，其所见的疾病，多由邪气伤于脾脏。

坚成的年份，称为收引。天高气爽洁净，地气亦清静明朗，阳气跟随阴气的权力而生化，因为阳明燥金之气当权，于是万物都成熟，但金运太过，故秋收之气旺盛四布，以致长夏的化气未尽而顺从收气行令。其化是提早收成，其气是削伐，其权力过于严厉肃杀，它权力的表现是尖锐锋利而刚劲，其在人体之变动为强烈的折伤和疮疡、皮肤病，其正常的性能是散布雾露凉风。其变化则为肃杀凋零的景象，在谷类是稻、黍，在畜类是鸡、马，在果类是桃、杏，它的颜色是白、青、丹，它化生的五味是辛、酸、苦，其象征为秋天，在人体上相应的经脉是手太阴、手阳明，在内脏是肺与肝，化生的虫类是介虫羽虫，生成物体是属于皮壳和筋络的一类，如果发生病变，大都为气喘有声而呼吸困难。若遇金运太过而逢火气司天的年份，因为火能克金适得其平，所以说上微与正商相同。金气得到抑制，则木气不受克制，生气就能正常行令，发生的病变为咳嗽。金运太过的年份剧变暴虐，各种树木受到影响，不能发荣，使得草类柔软脆弱都会焦头，但继之火气来复，好象夏天的气候前来相救，故炎热的天气又流行，蔓草被烧灼而渐至枯槁，人们发生的病变，多由邪气伤于肺脏。

流衍的年份，称为封藏。寒气执掌万物的变化，天地间严寒阴凝，闭藏之气行使其权力，火的生长之气不得发扬。其化为凛冽，其气则坚凝，其权力为安静，它权力的表现是流动灌注，其活动则或为漂浮，或为下泻，或为灌溉，或为外溢，其性能是阴凝惨淡、寒冷雾气，其气候的变化为冰雪霜雹，在谷类为豆、稷，在畜类是猪、牛，在果类为栗、枣，显露的颜色是黑、朱红与黄，化生的五味是咸、苦、甘，其象征为冬天，在人体相应的经脉是足少阴、足太阳，在内脏是肾和心，化生的虫类为鳞虫倮虫，生成物体属充满液汁肌肉的一类，如果发生病变是胀。若逢水气司天，水运更太过，二水相合，火气更衰，故流衍逢上羽，火生长之气更不能发挥作用。如果水行太过，则土气来复，而化气发动，以致地气上升，大雨不时下降，人们发生的病变，由于邪气伤于肾脏。

以上论太过的年份，其所行使的权力，失去了正常的性能，横施暴虐，而欺侮被我所胜者，但结果必有胜我者前来报复，若行使政令平和，合乎正常的规律，即使所胜的也能同化。就是这个意思。

黄帝问：天气不足于西北，北方寒而西方凉；地气不满于东南，南方热而东方温。这是什么缘故？岐伯道：天气有阴阳，地势有高低，其中都有太过与不及的差异。东南方属阳；阳气有余，阳精自上而下降，所以南方热而东方温。西北方属阴；阴气有余，阴精自下而上奉，所以北方寒而西方凉。因此，地势有高有低，气候有温有凉，地势高的气候寒凉，地势低下的气候温热。所以在西北寒凉的地方多胀病，在东南温热的地方多疮疡。胀病用下法则胀可消，疮疡用汗法则疮疡自愈。这是气候和地理影响人体腠理开闭的一般情况，无非是太过和不及的区别罢了。

黄帝道：天气寒热与地势高下对于人的寿夭，有什么关系？岐伯说：阴精上承的地方，阳气坚固，故其人长寿；阳精下降的地方，阳气常发泄而衰薄，故其人多夭。黄帝说：对。

黄帝问：若发生病变，应怎样处理？岐伯道：西北方天气寒冷，其病多处寒而里热，应散其外寒，而凉其里热；东南方天气温热，因阳气处泄，故生内寒，所以应收敛其外泄的阳气，而温其内寒。这是所谓"同病异治"，即同样发病而治法不同。所以说，气候寒凉的地方，多内热，可用寒凉药治之，并可以用汤液浸渍的方法；气候温热的地方，多内寒，可治以温热的方法，以加强内部阳气的固守。治法必须与该地的气候相同，才能使之平调，但必须辨别其相反的情况，如西北之人有假热之寒病，东南之人有假寒之热病，又当用相反的方法治疗。

黄帝道：对。但有地处一州，而生化寿夭各有不同，是什么缘故？岐伯道：虽同在一州，而地势高下不同，故生化寿夭的不同，是地势的不同所造成的。因为地势高的地方，属于阴气所治，地势低的地方，属于阳气所治。阳气盛的地方气候温热，万物生化往往先四时而早成，阴气盛的地方气候寒冷，万物常后于四时而晚成，这是地理的常规，而影响着生化迟早的规律。黄帝道：有没有寿和夭的分别呢？岐伯道：地势高的地方，阴气所治，故其人寿；地势低下的地方，阳气多泄，其人多夭。而地势高下相差有程度上的不同，相差小的其寿夭差别也小，相差大的其寿夭差别也大。所以治病必须懂得天道和地理，阴阳的相胜，气候的先后，人的寿夭，生化的时间，然后可以知道人体内外形气的病变了。黄帝道：很对！

一岁之中，有应当病而不病，脏气应当相应而不相应，应当发生作用而不发生作用，这是什么道理呢？岐伯道：这是由于受着天气的制约，人身脏气顺从于天气的关系。

黄帝道：请你详细告诉我。岐伯说：少阳相火司天的年份，火气下临于地，人身肺脏之气上从天气，燥金之气起而用事，地上的草木受灾，火热如烧灼，金气为之变革，且被消耗，火气太过故暑热流行，人们发生的病变如咳嗽，喷嚏，鼻涕，衄血，鼻塞不利，口疮，寒热，浮肿；少阳司天则厥阴在泉，故风气流行于地，沙尘飞扬，发生的病变为心痛，胃脘痛，厥逆，胸膈不通，其变化急暴快速。

阳明司天的年份，燥气下临于地，人身肝脏之气上从天气，风木之气起而用事，故脾土必受灾害，凄沧清冷之气常见，草木被克伐而枯萎，所以发病为胁痛，目赤，眩晕，动摇，战栗，筋萎不能久立；阳明司天则少阴君火在泉，故暴热至，地气变为暑热蒸腾，在人则阳气郁于内而发病，小便不正常，寒热往来如疟，甚致发生心痛。火气流行于冬令草木枯槁之时，气候不寒而流水不得结冰，蛰虫反外见而不藏。

太阳司天的年份，寒水之气下临于地，人身心脏之气上从天气，火气照耀显明，火热之气起而用事，则肺金必然受伤，寒冷之气非其时而出现，寒气太过则水结成冰，因火气被迫而应从天气，故发病为心热烦闷，咽喉干，常口渴，鼻涕，喷嚏，易于悲哀，时常呵欠，热气妄行于上，故寒气来报复于下，则寒霜不时下降，寒复则神气伤，发病为善忘，甚至心痛；太阳司天则太阴湿土在泉，土能制水，故土气滋润，水流丰盛，太阳司天则寒水之客气加临于三之气，赶阴在泉则湿土之气下加于终之气，水湿相合而从阴化，万物因寒湿而发生变化，应在人身的病则为水饮内蓄，腹中胀满，不能饮食，皮肤麻痹，肌肉不仁筋脉不利，甚至浮肿，背部生痈。

厥阴司天的年份，风木之气下临于地，人身脾脏之气上从天气，土气兴起而隆盛，湿土之气起而用事，于是水气必受损，土从木化而受其克制，其功用亦为之变易，人们发病的身体重，肌肉枯萎，饮食减少，口败无味，风气行于宇宙之间，云气与万物为之动摇，在人体之病变为目眩，耳鸣；厥阴司天则少阳相火在泉，风火相搧，故火气横行，地气便为暑热，在人体则见大热而消烁津液，血水下流，因气候温热，故蛰虫不藏而常见，流水不能成冰，其所发的病机急速。

少阴君火司天的年份，火热之气下临于地，人身肺脏之气上从天气，燥金之气起而用事，则草木必然受损，人们发病为气喘，呕吐，寒热，喷嚏，鼻涕，衄血，鼻塞不通，暑热流行，甚至病发疮疡，高热，暑热如火焰，有熔化金石之状；少阴司天则阳明燥气在泉，故地气干燥而清净，寒凉之气常至，在病变为胁痛，好叹息，肃杀之气行令，草木发生变化。

太阴司天的年份，湿气下临于地，人身肾脏之气上从天气，寒水之气起而用事，火气必然受损，人体发病为胸中不爽，阴痿，阳气大衰，不能振奋而失去作用，当土旺之时则感腰臀部疼痛，转动不便，或厥逆；太阴司天则太阳寒水在泉，故地气阴凝闭藏，大寒便至，蛰虫很早就伏藏，人们发病则心下痞塞而痛，若寒气太过则土地冻裂，冰冻坚硬，病发为少腹痛，常常妨害饮食，水气上乘肺金，则寒水外化，故少腹痛止，若水气增多，则口味觉咸，必使水气通行外泄，方可减退。

黄帝道：在同一年中，有的动物能胎孕繁殖，有的却不能生育，这是什么气使它这样的？岐伯说：六气和五类动物之间，有相胜而制约的关系。若六气与动物的五行属性相同，则生育力就强盛，如果不同，生育力就衰退。这是自然规律，万物生化的常规。所以逢厥阴风木司天，毛虫不生育，亦不耗损，厥阴司天则少阳相火在泉，羽虫同地之气，故得以生育，火能克金，故介虫不能生成；若厥阴在泉，毛虫同其气，则多生育，木克土，故保虫遭受损耗，羽虫静而不育。

少阴君火司天，羽虫同其气，故羽虫不生育，亦不耗损，少阴司天则阳明燥金在泉，介虫同地之气，故得以生育，金克木，故毛虫不能生成；少阴在泉，羽虫同其气，则多生育，火克金，故介虫遭受损耗且不得生育。

太阴湿土司天，保虫同其气，故保虫不生育，亦不耗损，太阴司天则太阳寒水在泉，鳞虫同地之气，故鳞虫多生育，水克火，故羽虫不能生成；太阴在泉，倮虫同其气，则多生育，土克水，故鳞虫不能生成。

少阳相火司天，羽虫同其气，故羽虫不生育，亦不耗损，少阳司天则厥阴风木在泉，毛虫同地之气，故多生育，木克土，故鳞虫不能生成；少阳在泉，羽虫同其气，则多生育，火克金，故介虫遭受损耗，而毛虫静而不育。

阳明燥金司天，介虫同天之气，故介虫静而不生育，阳明司天则少阴君火在泉，羽虫同地之气，故多生育，火克金，故介虫不得生成；阳明在泉，介虫同其气，则多生育，金克木，故毛虫耗损，而羽虫不能生成。

太阳寒水司天，鳞虫同天之化，故鳞虫静而不生育，太阳司天则太阴湿土在泉，倮虫同地之气，故多生育；太阳在泉；鳞虫同其气，故多生育，水克火，故羽虫损耗，倮虫静而不育。

凡五运被六气所乘的时候，被克之年所应的虫类，则更不能孕育。所以六气所主的司天在泉，各有制约的作用，子甲相合，而岁运在中，秉五行而立，万物都有所生化，在泉之气制约我所胜者，司天之气制约岁气之胜我者，司天之气制色，在泉之气制形，五类动物的繁盛和衰微，各自随着天地六气的不同而相应。

因此有胎孕和不育的分别，生化的情况也不能完全一致，这是运气的一种常度，因此称之为中根。在中根之外的六气，同样根据五行而施化，所以万物的生化有五气、五味、五色、五类的分别，随五运六气而各得其宜。

黄帝道：这是什么道理？岐伯说：根于中的叫做神机，它是生化作用的主宰，所以神去则生化的机能也停止；根于外的叫做气立，假如没有六气在外，则生化也随之而断绝。故运各有制约，各有相胜，各有生，各有成。因此说，如果不知道当年的岁运和六气的加临，以及六气和岁运的异同，就不足以谈生化。就是这个意思。

黄帝道：万物开始受气而生化，气散而有形，气数布而蕃殖，气终的时候形象便发生变化，万物虽不同，但这种情况是一致的。然而如五谷的资生，生化有厚有薄，成熟有少有多，开始和结果也有不同，这是什么缘故呢？岐伯说：这是由于受在泉之气所控制，故其生化非天气则不生，非地气则不长。

黄帝又道：请告诉我其中的道理。岐伯说：寒、热、燥、湿等气，其气化作用各有不同。故少阳相火在泉，则寒毒之物不生，火能克金，味辛的东西被克而不生，其所主之味是苦和酸，在谷类是属青和火红色的一类。阳明燥金在泉，则湿毒之物不生，味酸及属湿的东西都不生，其所主之味是辛、苦、甘，在谷类是属于火红和素色的一类。太阳寒水在泉，则热毒之物不生，凡苦味的东西都不生。其所主之味是淡和咸，在谷类属土黄和黑色一类。厥阴风木在泉，则消毒之物不生，凡甘味的东西都不生，其所主之味是酸、苦，在谷类是属于青和红色之类；厥阴在泉，则少阳司天，上阳下阴，木火相合，故其气化专一，其味纯正。少阴君火在泉，则寒毒之物不生，凡辛味的东西都不生，其所主之味是辛、苦、甘，在谷类是白色和火红色之类。太阴湿土在泉，燥毒之物不生，凡咸味及气热的东西都不生，其所主之味是甘和咸，在谷类是土黄和黑色之类；太阴在泉，是土居地位，所以其气化淳厚，足以制水，故咸味得以内守，其气专精而能生金，故辛味也得以生化，而与湿土同治。

所以说：因司在天泉之气不及而病不足的，用补法当顺其气，因太过而病有余的，治疗时当逆其气，根据其寒热盛衰进行调治。所以说：从上、下、内、外取治，总要探求致病的原因。凡体强能耐受毒药的就给以性味厚的药物，体弱而不能胜任毒药的就给以性味薄而和缓的药物。就是这个道理。若病气有相反的，如病在上的，治其下；病在下的，治其上；病在中的，治其四旁。治热病用寒药，而用温服的方法；治寒病用热药，而用凉服的方法；治温病用凉药，而用冷服的方法；治清冷的病用温药，而用热服的方法。故用消法通积滞，用削法攻坚积，用吐法治上部之实，用下法通下部之实，补法治虚证，泻法治实症，凡久病新病，都可根据这些原则进行治疗。黄帝道：若病在内，不实也不坚硬，有时聚而有形，有时散而无形，那怎样治疗呢？岐伯说：您问得真仔细！这种病如果没有积滞的，应当从内脏方面去探求，虚的用补法，有邪的可先用药驱其邪，然后以饮食调养之，或用水渍法调和其内外，便可使病痊愈。

黄帝道：有毒药和无毒药，服用时有一定的规则吗？岐伯说：病有新有久，处方有大有小，药物有毒无毒，服用时当然有一定的规则。凡用大毒之药，病去十分之六，不可再服；一般的毒药，病去十分之七，不可再服；小毒的药物，病去十分之八，不可再服；即使没有毒的药物，病去十分之九，也不必再服。以后就用谷类、肉类、果类、蔬菜等饮食调养，使邪去正复而病痊愈，不要用药过度，以免伤其正气。如果邪气未尽，再用药时仍如上法。必须首先知道该年的气候情况，不可违反天人相应的规律。不要实证用补使其重实，不要虚证误下使其重虚，而造成使人夭折生命的灾害。不要误补而使邪气更盛，不要误泻而损伤人体正气，断送了人的性命！

黄帝道：有久病的人，气机虽已调顺而身体不得康复，病虽去而形体依然瘦弱，应当怎样处理呢？岐伯说：您所问的真精细啊！要知道天地之气化，是不可用人力来代行的，四时运行的规律，是不可以违反的。若经络已经畅通，血气已经和顺，要恢复正气的不足，使与平常人一样，必须注意保养，协调阴阳，耐心等待天时，谨慎守护真气，不使有所消耗，它的形体就可以壮实，生气就可以长养，这就是圣王的法度。所以《大要》上说：不要以人力来代替天地之气化，不要违反四时的运行规律，必须善于调养，协调阴阳，等待真气的恢复。就是这个意思。黄帝道：讲得很对。

·卷二十一·

六元正纪大论篇第七十一

【原文】　黄帝问曰：六化六变，胜复淫治，甘苦辛咸酸淡先后，余知之矣。夫五运之化，或从五气，或逆天气，或从天气而逆地气，或从地气而逆天气，或相得，或不相得，余未能明其事。欲通天之纪，从地之理，和其运，调其化，使上下合德，无相夺伦，天地升降，不失其宜，五运宣行，勿乖其政，调之正味，从逆奈何？岐伯稽首再拜对曰：昭乎哉问也！此天地之纲纪，变化之渊源，非圣帝孰能穷其至理欤！臣虽不敏，请陈其道，令终不灭，久而不易。

帝曰：愿夫子推而次之，从其类序，分其部主，别其宗司，昭其气数，明其正化，可得闻乎？岐伯曰；先立其所以明其气，金木水火土，运行之数，寒暑燥湿风火，临御之化，则天道可见，民气可调，阴阳卷舒，近而无惑，数之可数者，请遂言之。

帝曰：太阳之政奈何？岐伯曰：辰戌之纪也。

太阳　太角　太阴　壬辰　壬戌　其运风，其化鸣紊启拆，其变振拉摧拔，其病眩掉目瞑。

太角　少徵　太宫　少商　太羽

太阳　太徵　太阴　戊辰　戊戌同正徵。其运热，其化暄暑郁燠，其变炎烈沸腾，其病热郁。

太徵　少宫　太商　少羽　少角

太阳　太宫　太阴　甲辰岁会　甲戌岁会　其运阴埃，其化柔润重泽，其变震惊飘骤，其病湿下重。

太宫　少商　太羽　太角　少徵

太阳　太商　太阴　庚辰　庚戌　其运凉，其化雾露萧，其变肃杀凋零，其病燥背瞀胸满。

太商　少羽　少角　太徵　少宫太阳　太羽　太阴　丙辰天符　丙戌天符。其运寒，其化凝惨凓，其变冰雪霜雹，其病大寒留于溪谷。

太羽　太角　少徵　太宫　少商

凡此太阳司天之政，气化运行先天，天气肃，地气静，寒临太虚，阳气不令，水土合德，上应辰星镇星。其谷玄黅，其政肃，其令徐。寒政大举，泽无阳焰，则火发待时。少阳中治，时雨乃涯，止极雨散，还于太阴，云朝北极，湿化乃布，泽流万物，寒敷于上，雷动于下，寒湿之气，持于气交。民病寒湿，发肌肉萎，足痿不收，濡泻血溢。初之气，地气迁，气乃大温，草乃早荣，民乃厉，温病乃作，身热头痛呕吐，肌腠疮疡。二之气，大凉反至，民乃惨，草乃遇寒，火气遂抑，民病气郁中满，寒乃始。三之气，天政布，寒气行，雨乃降，民病寒反热中，痈疽注下，心热瞀闷，不治者死。四之气，风湿交争，风化为雨，乃长乃化乃成，民病大热少气，肌肉萎，足痿，注下赤白。五之气，阳复化，草乃长，乃化乃成，民乃舒。终之气，地气正，湿令行，阴凝太虚，埃昏郊野，民乃惨凄，寒风以至，反者孕乃死。故岁宜苦以燥之温之，必折其郁气，先资其化源，抑其运气，扶其不胜，无使暴过而生其疾，食岁谷以全其真，避虚邪以安其正。适气同异，多少制之，同寒湿者燥热化，异寒湿者燥湿化，故同者多之，异者少之，用寒远寒，用凉远凉，用温远温，用热远热，食宜同法。有假者反常，反是者病，所谓时也。

帝曰：善。阳明之政奈何？岐伯曰：卯酉之纪也。

阳明　少角　少阴　清热胜复同，同正商。丁卯岁会　丁酉　其运风清热

少角　太徵　少宫　太商　少羽

阳明　少徵　少阴　寒雨胜复同　同正商。癸卯　癸酉　其运热寒雨。

少徵　太宫　少商　太羽　太角

阳明　少宫　少阴　风凉胜复同。己卯　己酉　其运雨风凉

少宫　太商　少羽　少角　太徵

阳明少商少阴热寒胜复同，同正商。乙卯天符乙酉岁会，太一天符。其运凉热寒。

少商　太羽　太角　少徵　太宫

阳明　少羽　少阴　雨风胜复同，辛卯少宫同　辛酉　辛卯其运寒雨风。

少羽　少角　太徵　太宫　太商

凡此阳明司天之政，气化运行后天，天气急，地气明，阳专其令，炎暑大行，物燥以坚，淳风乃治，风燥横运，流于气交，多阳少阴，云趋雨府，湿化乃敷。燥极而泽，其谷白丹，间谷命太者，其耗白甲品羽，金火合德，上应太白荧惑。其政切，其令暴，蛰虫乃见，流水不冰，民病咳嗌塞，寒热发暴，振慄癃闷，清先而劲，毛虫乃死，热后而暴，介虫乃殃，其发躁，胜复之作，扰而大乱，清热之气，持于气交。初之气，地气迁，阴始凝，气始肃，水乃冰，寒雨化。其病中热胀，面目浮肿，善眠，鼽衄，嚏欠，呕，小便黄赤，甚则淋。二之气，阳乃布，民乃舒，物乃生荣，厉大至，民善暴死。三之气，天政布，凉乃行，燥热交合，燥极而泽，民病

寒热。四之气，寒雨降，病暴仆，振栗谵妄，少气，嗌于引饮，及为心痛痈肿疮疡疟寒之疾，骨痿血便。五之气，春令反行，草乃生荣，民气和。终之气，阳气布，候反温，蛰虫来见，流水不冰，民乃康平，其病温。故食岁谷以安其气，食间谷以去其邪，岁宜以咸以苦以辛，汗之、清之、散之，安其运气，无使受邪，折其郁气，资其化源。以寒热轻重少多其制，同热者多天化，同清者多地化，用凉远凉，用热远热，用寒远寒，用温远温，食宜同法。有假者反之，此其道也。反是者，乱天地之经，扰阴阳之纪也。

帝曰：善。少阳之政奈何？岐伯曰：寅申之纪也。

少阳　太角　厥阴　壬寅　壬申　其运风鼓，其化鸣紊启坼，其变振拉摧拔，其病掉眩。支胁，惊骇。

太角　少徵　太宫　少商　太羽

少阳　太徵　厥阴　戊寅天符　戊申天符。其运暑，其化暄嚣郁燠，其变炎烈沸腾，其病上热郁，血溢血泄心痛。

太徵　少宫　太商　少羽　少角

少阳　太宫　厥阴　甲寅　甲申　其运阴雨，其化柔润重泽，其变震惊飘骤，其病体重胕肿痞饮。

太宫　少商　太羽　太角　少徵

少阳　太商　厥阴　庚寅　庚申　同正商　其运凉，其化雾露清切，其变肃杀凋零，其病肩背胸中。

太商　少羽　少角　太徵　少宫

少阳　太羽　厥阴　丙寅　丙申　其运寒肃，其化凝惨冽，其变冰雪霜雹，其病寒浮肿。

太羽　太角　少徵　太宫　少商

凡此少阳同天之政，气化运行先天，天气正，地气扰，风乃暴举，木偃沙飞，炎火乃流。阴行阳化，雨乃时应，火木同德，上应荧惑岁星，其谷丹苍，其政严，其令扰，故风热参布，云物沸腾，太阴横流，寒乃时至，凉雨并起。民病寒中，外发疮疡，内为泄满。故圣人遇之，和而不争，往复之作，民病寒热疟泄，聋瞑呕吐，上怫肿色变。初之气，地气迁，风胜乃摇，寒乃去，候乃大温，草木早荣。寒来不杀，温病乃起，其病气怫于上，血溢目赤，咳逆头痛。血崩胁满。肤腠中疮。二之气，火反郁，白埃四起，云趋雨府，风不胜湿，雨乃零，民乃康，其病热郁于上，咳逆呕吐，疮发于中，胸嗌不利，头痛身热，昏愦脓疮。三之气，天政布，炎暑至，少阳临上，雨乃涯，民病热中，聋瞑血溢，脓疮咳呕，鼽衄渴嚏欠，喉痹目赤，善暴死。四之气，凉乃至，炎暑间化，自露降，民气和平，其病满身重。五之气，阳乃去，寒乃来，雨乃降，气门乃闭，刚木早凋，民避寒邪，君子周密。终之气，地气正，风乃至，万物反生，霿雾以行，其病关闭不禁，心痛，阳气不藏而咳。抑其运气，赞所不胜，必折其郁气，先取化源，暴过不生，苛疾不起。故岁宜咸宜酸，渗之泄之，渍之发之，观气寒温以调其过，同风热者多寒化，异风热者少寒化，用热远热，用温远温，用寒远寒，用凉远凉，食宜同法，此其道也。有假者反之，反是者，病之阶也。

帝曰：善。太阴之政奈何？岐伯曰：丑未之纪也。

太阴　少角　太阳　清热胜复同，同正宫。丁丑　丁未其运风清热。
少角　太徵　少宫　太商　少羽
太阴　少徵　太阳　寒雨胜复同。癸丑　癸未　其运热寒雨。
少徵　太宫　少商　太羽　太角
太阴　少宫　太阳　风清胜复同，同正宫。己丑太一天符　己未太一天符　其运雨风清。
少宫　太商　少羽　少角　太徵
太阴　少商　太阳　热寒胜复同。乙丑　乙未　其运凉热寒。
少商　太羽　太角　少徵　太宫
太阴　少羽　太阳　雨风胜复同，同正宫。辛丑　辛未　其运寒雨风。
少羽　少角　太徵　少宫　太商

凡此太阴司天之政，气化运行后天，阴专其政，阳气退避，大风时起，天气下降，地气上腾，原野昏霜，白埃四起，云奔南极，寒雨数至，物成于差夏。民病寒湿，腹满，身䐜愤，胕肿，痞逆寒厥拘急。湿寒合德，黄黑埃昏，流行气交，上应镇星辰星，其政肃，其令寂，其谷龄玄。故阴凝于上，寒积于下，寒水胜火，则为冰雹，阳光不治，杀气乃行。故有余宜高，不及宜下，有余宜晚，不及宜早，土之利，气之化也，民气亦从之，间谷命其太也。初之气，地气迁，寒乃去，春气至，风乃来，生布万物以荣，民气条舒，风湿相薄，雨乃后。民病血溢，筋络拘强，关节不利，身重筋痿。二之气，大火正，物承化，民乃和，其病温厉大行，远近咸若，湿蒸相薄，雨时降。三之气，天政布，湿气降，地气腾，雨乃时降，寒乃随之。感于寒湿，则民病身重胕肿，胸腹满。四之气，畏火临，溽蒸化，地气腾，天气否隔，寒风晓暮，蒸热相薄，草木凝烟，湿化不流，则白露阴布，以成秋令。民病腠理热，血暴溢疟，心腹满热，胪胀，甚则胕肿。五之气，惨令已行，寒露下，霜乃早降，草木黄落，寒气及体，君子周密，民病皮腠。终之气，寒大举，湿大化，霜乃积，阴乃凝，水坚冰，阳光不治。感于寒，则病人关节禁固，腰脽痛，寒湿推于气交而为疾也。必折其郁气，而取化源，益其岁气，无使邪胜，食岁谷以全其真，食间谷以保其精。故岁宜以苦燥之温之，甚者发之泄之。不发不泄，则湿气外溢，肉溃皮拆而水血交流。必赞其阳火，令御甚寒，从气异同，少多其判也，同寒者以热化，同湿者以燥化，异者少之，同者多之，用凉远凉，用寒远寒，用温远温，用热远热，食宜同法，假者反之，此其道也，反是者病也。

帝曰：善。少阴之政奈何？岐伯曰：子午之纪也。

少阴　太角　阳明　壬子　壬午　其运风鼓，其化鸣紊启拆，其变振拉摧拔，其病支满。

太角　少徵　太宫　少商　太羽

少阴　太徵　阳明　戊子天符　戊午太一天符　其运炎暑，其化暄曜郁燠，其变炎烈沸腾，其病上热血溢。

太徵　少宫　太商　少羽　少角

少阴　太宫　阳明　甲子　甲午　其运阴雨，其化柔润时雨，其变震惊飘骤，其病中满身重。

太宫　少商　太羽　太角　少徵

少阴　太商　阳明　庚子　庚午　同正商　其运凉劲，其化雾露萧飔，其变肃杀凋零，其病下清。

太商　少羽　少角　太徵　少宫

少阴　太羽　阳明　丙子岁会　丙午　其运寒，其化凝惨凓冽，其变冰雪霜雹，其病寒下。

太羽　太角　少徵　太宫　少商

凡此少阴司天之政，气化运行先天，地气肃，天气明，寒交暑，热加燥，云驰雨府，湿化乃行，时雨乃降，金火合德，上应荧惑太白。其政明，其令切，其谷彤白。水火寒热持于气交而为病始也。热病生于上，清病生于下，寒热凌犯而争于中，民病咳喘，血溢血泄，鼽嚏，目赤，眦疡，寒厥入胃；心痛，腰痛，腹大，嗌干肿上。初之气，地气迁，燥将去，寒乃始，蛰复藏，水乃冰，霜复降，风乃至，阳气郁，民反周密，关节禁固，腰雎痛，炎暑将起，中外疮疡。二之气，阳气布，风乃行，春气以正，万物应荣，寒气时至，民乃和，其病淋，目瞑目赤，气郁于上而热。三之气，天政布，大火行，庶类蕃鲜，寒气时至。民病气厥心痛，寒热更作，咳喘目赤。四之气，溽暑至，大雨时行，寒热互至。民病寒热，嗌干黄瘅，鼽衄饮发。五之气，畏火临，暑反至，阳乃化，万物乃生乃长荣，民乃康，其病温。终之气，燥令行，余火内格，肿于上，咳喘，甚则血溢。寒气数举则霿雾翳，病生皮腠，内舍于胁，下连少腹而作寒中，地将易也。必抑其运气，资其岁胜，折其郁发，先取化源，无使暴过而生其病也，食岁谷以全真气，食间谷以辟虚邪。岁宜咸以软之，而调其上，甚则以苦发之，以酸收之，而安其下，甚则以苦泄之，适气同异而多少之，同天气者以寒清化，同地气者以温热化，用热远热，用凉远凉，用温远温，用寒远寒，食宜同法。有假则反，此其道也，反是者病作矣。

帝曰：善。厥阴之政奈何？岐伯曰：巳亥之纪也。

厥阴　少角　少阳　清热胜复同，同正角。丁巳天符　丁亥天符其运风清热。

少角　太徵　少宫　太商　少羽

厥阴　少徵　少阳　寒雨胜复同。癸巳　癸亥　其运热寒雨。

少徵　太宫　少商　太羽　太角

厥阴　少宫　少阳　风清胜复同，同正角。己巳　己亥　其运雨风清。

少宫　太商　少羽　少角　太徵

厥阴　少商　少阳　热寒胜复同同正角。乙巳　乙亥　其运凉热寒。

少商　太羽　太角　少徵　太宫

厥阴　少羽　少阳　雨风胜复同。辛巳　辛亥　其运寒雨风。

少羽　少角　太徵　少宫　太商

凡此厥阴司天之政，气化运行后天。诸同正岁，气化运行同天，天气扰地气正，风生高远，炎热从之，云趋雨府，湿化乃行，风火同德，上应岁星荧惑。其政挠，其令速，其谷苍丹，间谷言太者，其耗文角品羽。风燥火热，胜复更作，蛰虫来见，流水不冰，热病行于下，风病行于上，风燥胜复形于中。初之气，寒始肃，杀气方至，民病寒于右之下。二之气，寒不去，华雪水冰，杀气施化，霜乃降，名草上焦，寒雨数至，阳复化，民病热于中。三之气，天政布，风乃时举，民病泣出耳鸣掉眩。四之气，溽暑湿热相薄，争于左之上，民病黄瘅而为胕肿。五之气，燥湿更胜，沉阴乃布，寒气及体，负雨乃行。终之气，畏火司令，阳乃大化，蛰虫出见，流水不冰，地气大发，草乃生，人乃舒，其病温厉，必折其郁气，资其化源，赞其运气，无使邪胜。岁宜以辛调上，以咸调下，畏火之气，无妄犯之。用温远温，用热远热，用凉远凉，用寒远寒，食宜同法。有假反常，此之道也，反是者病。

帝曰：善。夫子之言可谓悉矣，然何以明其应乎？岐伯曰：昭乎哉问也！夫六气者，行有次，止有位，故常以正月朔日平旦视之，睹其位而知其所在矣。运有余，其至先，运不及，其至后，此天之道，气之常也。运非有余非不足，是谓正岁，其至当其时也。帝曰：胜复之气，其常在也。灾眚时至，候也奈何？岐伯曰：非气化者，是谓灾也。

帝曰：天地之数，终始奈何？岐伯曰：悉乎哉问也！是明道也。数之始，起于上而终于下，岁半之前，天气主之，岁半之后，地气主之，上下交互，气交主之，岁纪毕矣。故曰位明，气月可知乎，所谓气也。帝曰：余司其事，则而行之，不合其数何也？岐伯曰：气用有多少，化洽有盛衰，衰盛多少，同其化也。帝曰：愿闻同化何如？岐伯曰：风温春化同，热曛昏火夏化同，胜与复同，燥清烟露秋化同，云雨昏暝埃长夏化同，寒气霜雪冰冬化同，此天地五运六气之化，更用盛衰之常也。

帝曰：五运行同天化者，命曰天符，余知之矣。愿闻同地化者何谓也？岐伯曰：太过而同天化者三，不及而同天化者亦三，太过而同地化者三，不及而同地化者亦三，此凡二十四岁也。帝曰：愿闻其所谓也。岐伯曰：甲辰甲戌太宫下加太阴，壬寅壬申太角下加厥阴，庚子庚午太商下加阳明，如是者三。癸巳癸亥少徵下加少阳，辛丑辛未少羽下加太阳，癸卯癸酉少徵下加少阴，如：龟者三。戊子戊午太徵上临少阴，戊寅戊申太徵上临少阳，丙辰丙戌太羽上临太阳，如是者三。丁巳丁亥少角上临厥阴，乙卯乙酉少商上临阳明，己丑己未少宫上临太阴，如是者三。除此二十四岁，则不加不临也。帝曰：加者何谓？岐伯曰：太过而加同天符，不及而加同岁会也。帝曰：临者何谓？岐伯曰：太过不及，皆曰天符，而变行有多少，病形有微甚，生死有早晏耳。

帝曰：夫子言用寒远寒，用热远热，余未知其然也，愿闻何谓远？岐伯曰：热无犯热，寒无犯寒，从者和，逆者病，不可不敬畏而远之，所谓时兴六位也。帝曰：温凉中？岐伯曰：司气以热，用热无犯，司气以寒，用寒无犯，司气以凉，用凉无犯，司气以温，用温无犯，间气同其主无犯，异其主则小犯之，是谓四畏。必谨察之。帝曰：善。其犯者何如？岐伯曰：天气反时，则可依时，及胜其主则可犯，以平为期，而不可过，是谓邪气反胜者。故曰：无失天信，无逆气宜，无翼其胜，无赞其复，是谓至治。

帝曰：善。五运气行主岁之纪，其有常数乎？岐伯曰：臣请次之。

甲子　甲午岁

上火阴火　中太宫土运　下阳明金　热化二，雨化五，燥化四，所谓正化日也。其化上咸寒，中苦热，下酸热，所谓药食宜也。

乙丑　乙未岁

上太阴土　中少商金运　下太阳水　热化寒化胜复同，所谓邪气化日也。灾七宫。湿化五，清化四，寒化六，所谓正化日也。其化上苦热，中酸和。下甘热，所谓药食宜也。

丙寅　丙申岁

上少阳相火　中太羽水运　下厥阴木　火化二，寒化六，风化三，所谓正化日也。其化上咸寒，中咸温，下辛温，所谓药食宜也。

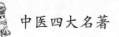

丁卯　丁酉岁

上阳明金中少角木运下少阴火清化热化胜复同，所谓邪气化日也，灾三宫。燥化九，风化三，热化七，所谓正化日也。其化上苦小温，中辛和，下咸寒，所谓药食宜也。

戊辰　戊戌岁

上太阳水中太徵火运下太阴土寒化六，热化七，湿化五，所谓正化日也。其化上苦温，中甘和，下甘温，所谓药食宜也。

己巳　己亥岁

上厥阴木　中少宫土运　下少阳相火，风化清化胜复同，所谓邪气化日也。灾五宫。风化三，湿化五，火化七，所谓正化日也。其化上辛凉，中甘和，下咸寒，所谓药食宜也。

庚午　庚子岁

上少阴火中太商金运下阳明金热化七，清化九，燥化九，所谓正化日也。其化上咸寒，中辛温，下酸温，所谓药食宜也。

辛未　辛丑岁

上太阴土中少羽水运下太阳水雨化风化胜复同，所谓邪气化日也。灾一宫。雨化五，寒化一，所谓正化日也。其化上苦热，中苦和，下苦热，所谓药食宜也。

壬申　壬寅岁

上少阳相火中太角木运下厥阴木火化二，风化八，所谓正化日也。其化上咸寒，中酸和，下辛凉，所谓药食宜也。

癸酉　癸卯岁

上阳明金　中少徵火运　下少阴火　寒化雨化胜复同，所谓邪气化日也。灾九宫。燥化九，热化二，所谓正化日也。其化上苦小温，中咸温，下咸寒，所谓药食宜也。

甲戌　甲辰岁

上太阳水　中太宫土运下太阴土寒化六，湿化五，正化日也。其化上苦热，中苦温，下苦温，药食宜也。

乙亥　乙巳岁

上厥阴木，中少商金运，下少阳相火，热化寒化胜复同，邪气化日也。灾七宫。风化八，清化四，火化二，正化度也。其化上辛凉，中酸和，下咸寒，药食宜也。

丙子　丙午岁

上少阴火，中太羽水运，下阳明金，热化二，寒化六，清化四，正化度也。其化上咸寒，中咸热，下酸温，药食宜也。

丁丑　丁未岁

上太阴土，中少角木运，下太阳水，清化热化胜复同，邪气化度也。灾三宫。雨化五，风化三，寒化一，正化度也。其化上苦温，中辛温，下甘热，药食宜也。

戊寅　戊申岁

上少阳相火，中太徵火运，下厥阴木，火化七，风化三，正化度也。其化上咸寒，中甘和，下辛凉，药食宜也。

己卯　己酉岁

上阳明金，中少宫土运，下少阴火，风化清化胜复同，邪气化度也。灾五宫。清化九，雨化五，热化七，正化度也。其化上苦小温，中甘和，下咸寒，药食宜也。

庚辰　庚戌岁

上太阳水，中太商金运，下太阴土，寒化一，清化九，雨化五，正化度也。其化上苦热，中辛温，下甘热，药食宜也。

辛巳　辛亥岁

上厥阴木，中少羽水运，下少阳相火，雨化风化胜复同，邪气化度也。灾一宫。风化三，寒化一，火化七，正化度也。其化上辛凉，中苦和，下咸寒，药食宜也。

壬午　壬子岁

上少阴火，中太角木运，下阳明金，热化二，风化八，清化四，正化度也。其化上咸寒，中酸凉，下酸温，药食宜也。

癸未　癸丑岁

上太阴土，中少徵火运，下太阳水，寒化雨化胜复同，邪气化度也。灾九宫。雨化五，火化二，寒化一，正化度也。其化上苦温，中咸温，下甘热，药食宜也。

甲申　甲寅岁

上少阳相火，中太宫土运，下厥阴木，火化二，雨化五，风化八，正化度也。其化上咸寒，中咸和，下辛凉，药食宜也。

乙酉　乙卯岁

上阳明金，中少商金运，下少阴火，热化寒化胜复同，邪气化度也。灾七宫。燥化四，清化四，热化二，正化度也。其化上苦小温，中苦和，下咸寒，药食宜也。

丙戌　丙辰岁

上太阳水，中太羽水运，下太阴土，寒化六，雨化五，正化度也。其化上苦热，中咸温，下甘热，药食宜也。

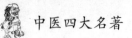

丁亥　丁巳岁

上厥阴木，中少角木运，下少阳相火，清化热化胜复同，邪气化度也。灾三宫。风化三，火化七，正化度也。其化上辛凉，中辛和，下咸寒，药食宜也。

戊子　戊午岁

上少阴火，中太徵火运，下阳明金，热化七，清化九，正化度也。其化上咸寒，中甘寒，下酸温，药食宜也。

己丑　己未岁

上太阴土，中少宫土运，下太阳水，风化清化胜复同，邪气化度也。灾五宫。雨化五，寒化一，正化度也。其化上苦热，中甘和，下甘热，药食宜也。

庚寅　庚申岁

上少阳相火，中太商金运，下厥阴木，火化七，清化九，风化三，正化度也。其化上咸寒，中辛温下辛凉，药食宜也。

辛卯　辛酉岁

上阳明金，中少羽水运，下少阴火，雨化风化胜复同，邪气化度也。灾一宫。清化九，寒化一，热化七，正化度也。其化上苦小温，中苦和，下咸寒，药食宜也。

壬辰　壬戌岁

上太阳水，中太角木运，下太阴土，寒化六，风化八，雨化五，正化度也。其化上苦温，中酸和，下甘温，药食宜也。

癸巳　癸亥岁

上厥阴木，中少徵火运，下少阳相火，寒化雨化胜复同，邪气化度也。灾九宫。风亿八，火化二，正化度也。其化上辛凉，中咸和，下咸寒，药食宜也。

凡此定期之纪，胜复正化，皆有常数，不可不察。故知其要者一言而终，不知其要，流散无穷，此之谓也。

帝曰：善。五运之气，亦复岁乎？岐伯曰：郁极乃发，待时而作也。帝曰：请问其所谓也。岐伯曰：五常之气，太过不及，其发异也。帝曰：愿卒闻之。岐伯曰：太过者暴，不及者徐，暴者为病甚，徐者为病持。帝曰：太过不及，其数何如？岐伯曰：太过者其数成，不及者其数生，土常以生也。

帝曰：其发也何如？岐伯曰：土郁之发，岩谷震惊，雷殷气交，埃昏黄黑，化为白气，飘骤高深，击石飞空，洪水乃从，川流漫衍，田牧土驹。化气乃敷，善为时雨，始生始长，始化成成。故民病心腹胀，肠鸣而为数后，甚则心痛胁䐜，呕吐，霍乱，饮发注下，胕肿身重。云奔雨府，霞拥朝阳，山泽埃昏，其乃发也，以其四气。云横天山，浮游生灭，怫之先兆也。

金郁之发，天洁地明，风清气切，大凉乃举，草树浮烟，燥气以行，霜雾数起，杀气来至，草木苍干，金乃有声。故民病咳逆，心胁满引少腹，善暴痛，不可反侧，干面尘色恶。山泽焦枯，土凝霜卤，怫乃发也，其气五。夜零白露，林莽声凄，怫之兆也。

水郁之发，阳气乃辟，阴气暴举，大寒乃至，川泽严凝，寒雾结为霜雪，甚则黄黑昏翳，流行气交，乃为霜杀，水乃见祥。故民病寒客心痛，腰脽痛，大关节不利，屈伸不便，善厥逆，痞坚腹满。阳光不治，空积沉阴，白埃昏暝，而乃发也。其气二火前后。太虚深玄，气犹麻散，微见而隐，色黑微黄，怫之先兆也。

木郁之发，太虚埃昏，云物以扰，大风乃至，屋发折木，木有变。故民病胃脘当心而痛，上支两胁，鬲咽不通，食饮不下，甚则耳鸣眩转，目不识人，善暴僵仆。太虚苍埃，天山一色，或气浊色，黄黑郁若，横云不起，雨而乃发也，其气无常。长川草偃，柔叶呈阴，松吟高山，虎啸岩岫，怫之先兆也。

火郁之女，太虚曛翳，大明不彰，炎火行，大暑至，山泽燔燎，材木流津，广厦腾烟，土浮霜卤，止水乃减，蔓草焦黄，风行惑言，湿化乃后。故民病少气，疮疡痈肿，胁腹胸背，面首四肢䐜愤，胪胀，疡痱，呕逆，瘛疭骨痛，节乃有动，注下温疟，腹中暴痛，血溢流注，精液乃少，目赤心热，甚则瞀闷懊侬，善暴死。刻终大温，汗濡玄府，其乃发也，其气四。动复则静，阳极反阴，湿令乃化乃成。华发水凝，山川冰雪，焰阳午泽，怫之先兆也。有怫之应而后报也，皆观其极而乃发也，木发无时，水随火也。谨候其时，病可与期，失时反岁，五气不行，生化收藏，政无恒也。

帝曰：水发而雹雪，土发而飘骤，木发而毁折，金发而清明，火发而曛昧，何气使然？岐伯曰：气有多少，发有微甚，微者当其气，甚者兼其下，征其下气而见可知也。

帝曰：善。五气之发，不当位者何也？岐伯曰：命其差。帝曰：差有数乎？岐伯曰：后皆三十度而有奇也。

帝曰：气至而先后者何？岐伯曰：运太过则其至先，运不及则其至后。此候之常也。帝曰：当时而至者何也？岐伯曰：非太过非不及，则至当时，非是者眚也。

帝曰：善。气有非时而化者何也？岐伯曰：太过者当其时，不及者归其己胜也。

帝曰：四时之气，至有早晏高下左右，其候何如？岐伯曰：行有逆顺，至有迟速，故太过者化先天，不及者化后天。

帝曰：愿闻其行何谓也？岐伯曰：春气西行，夏气北行，秋气东行，冬气南行，故春气始于下，秋气始于上，夏气始于中，冬气始于标。春气始于左，秋气始于右，冬气始于后，夏气始于前。此四时正化之常。故至高之地，冬气常在，至下之地，春气常在。必谨察之。帝曰：善。

黄帝问曰：五运六气之应见，六化之正，六变之纪何如？岐伯对曰：夫六气正纪，有化有变，有胜有复，有用有病，不同其候，帝欲何乎？帝曰：愿尽闻之。岐伯曰：请遂言之。夫气之所至也，厥阴所至为和平。少阴所至为暄，太阴所至为埃溽，少阳所至为炎暑，阳明所至为清劲，太阳所至为寒氛，时化之常也。

厥阴所至为风府，为璺启；少阴所至为火府，为舒荣；太阴所至为雨府，为员盈；少阳所至为热府，为行出；阳明所至为司杀府，为庚苍；太阳所至为寒府，为归藏：司化之常也。

厥阴所至为生，为风摇；少阴所至为荣，为形见；太阴所至为化，为云雨；少阳所至为长，为鲜；阳明所至为收，为雾露；太阳所至为藏，为周密：气化之常也。

厥阴所至为风生，终为肃；少阴所至为热生，中为寒；太阴所至为湿生，终为注雨；少阴所至为火生，终为蒸溽；阳明所至为燥生，终为凉；太阳所至为寒生，中为温：德化之常也。

厥阴所至为毛化，少阴所至为羽化，太阴所至为倮化，少阳所至为羽毛，阳明所至为介化，太阳所至为鳞化，德化之常也。

厥阴所至为生化，少阴所至为荣化，太阴所至为濡化，少阳所至为茂化，阳明所至为坚化，太阳所至为藏化，布政之常也。

厥阴所至为飘怒大凉，少阴所至为大暄寒，太阴所至为雷霆骤注烈风，少阳所至为飘风燔燎，霜凝，阳明所至为散落温，太阳所至为寒雪冰雹白埃，气变之常也。

厥阴所至为挠动，为迎随；少阴所至为高明焰，为曛；太阴所至为沉阴，为白埃，为晦暝；少阳所至为光显，为彤云，为曛；阳明所至为烟埃，为霜，为劲切，为凄鸣；太阳所至为刚固，为坚芒，为立：令行之常也。

厥阴所至为里急；少阴所至为疡胗身热；太阴所至为积饮否隔；少阳所至为嚏呕，为疮疡；阳明所至为浮虚；太阳所至为屈伸不利；病之常也。

厥阴所至为支痛；少阴所至为惊惑，恶寒，战栗，谵妄；太阴所至为稸满；少阳所至为惊躁，瞀昧，暴病；阳明所至为鼽，尻阴股膝髀腨胻足病；太阳所至为腰痛：病之常也。

厥阴所至为缦戾；少阴所至为悲妄衄衊；太阴所至为中满、霍乱、吐下；少阳所至为喉痹，耳鸣呕涌；阳明所至皴揭；太阳所至为寝汗，痉：病之常也。

厥阴所至为胁痛呕泄；少阴所至为语笑；太阴所至为重胕肿；少阳所至为暴注，瞤瘛暴死；阳明所至为鼽嚏，太阳所至为流泄禁止：病之常也。

凡此十二变者，报德以德，报化以化，报政以政，报令以令，气高则高，气下则下，气后则后，气前则前，气中则中，气外则外，位之常也。故风胜则动，热胜则肿，燥胜则干，寒胜则浮，湿胜则濡泄，甚则水闭胕肿，随气所在，以言其变耳。

帝曰：愿闻其用也。岐伯曰：夫六气之用，各归不胜而为化，故太阴雨化，施于太阳。太阳寒化，施于少阴；少阴热化，施于阳明；阳明燥化，施于厥阴；厥阴风化，施于太阴。各命其所在以征之也。帝曰：自得其位何如？岐伯曰：自得其位，常化也。帝曰：愿闻所在也。岐伯曰：命其位而方月可知也。

帝曰：六位之气盈虚何如？岐伯曰：太少异也，太者之至徐而常，少者暴而亡。帝曰：天地之气盈虚何如？岐伯曰：天气不足，地气随之，地气不足，天气从之，运居其中而常先也。恶所不胜，归所同和，随运归从而生其病也。故上胜则天气降而下，下胜则地气迁而上，多少而差其分，微者小差，甚者大差，甚则位易气交，易则大变生而病作矣。《大要》曰：甚纪五分，微纪七分，其差可见。此之谓也。

帝曰：善。论言热无犯热，寒无犯寒。余欲不远寒，不远热奈何？岐伯曰：悉乎哉问也！发表不远热，攻里不远寒。帝曰：不发不攻而犯寒犯热何如？岐伯曰：寒热内贼，其病益甚。帝曰：愿闻无病者何如？岐伯曰：无者生之，有者甚之。帝曰：生者何如？岐伯曰：不远热则热至，不远寒则寒至，寒至则坚否腹满，痛急下利之病生矣，热至则身热，吐下霍乱，痈疽疮疡，瞀郁注下，瞤瘛肿胀，呕，鼽衄头痛，骨节变，肉痛，血溢血泄，淋闷之病生矣。帝曰：治之奈何？岐伯曰：时必顺之，犯者治以胜也。

黄帝问曰：妇人重身，毒之何如？岐伯曰：有故无殒，亦无殒也。帝曰：愿闻其故何谓也？岐伯曰：大积大聚，其可犯也，衰其太半而止，过者死。

帝曰：善。郁之甚者治之奈何？岐伯曰：木郁达之，火郁发之，土郁夺之，金郁泄之，水郁折之，然调其气，过者折之，以其畏也，所谓泻之。帝曰：假者何如？岐伯曰：有假其气，则无禁也。所谓主气不足，客气胜也。帝曰：至哉圣人之道！天地大化运行之节，临御之纪，阴阳之政，寒暑之令，非夫子孰能通之！请藏之灵兰之宝，署曰六元正纪，非斋戒不敢示，慎传也。

【解读】 黄帝问道：六气的正常生化和异常变化，胜气复气等淫邪致病及其主治原则，甘苦辛咸酸淡诸气味所化的情况，我已经知道了。关于五运主岁的气化，或与司天之气相顺，或与司天之气相逆，或与司天之气相顺而与在泉之气相逆，或与在泉之气相顺而与司天之气相逆，或岁运与司天相生，或岁运与司天相制，我还未能完全明了其中的道理。我想通晓司天在泉的要领和道理，并据此以协调运气之所化，使上下之功德能相互应合，不致破坏正常的秩序，天地升降的正常规律，不失其宜，五运之气的布化运行，不致违背其应时的政令，根据运气的顺逆情况，调之以五味，应当怎样呢？岐伯再次跪拜回答道：这个问题提得很高明啊！这是有关天气和地气问题的一个总纲，是万物变化的本源，若非圣明之帝，谁能够穷尽这些至理要道呢！我对这个问题虽然领会不深，愿意讲述其中的道理，使它永远不至灭绝，能长期流传而不被更改。

黄帝说：希望先生把这些道理进一步推演，使其更加条理，根据干支的类属和一般的顺序，分析司天在泉等所主的部位，分别每年主岁之气与各步之气，明了司天岁运所属之气与数，及正化邪化的变化情况等，可以听你进一步讲述吗？岐伯说：首先要确立纪年的干支，以明了主岁之气与金木水火土五运值年之数，及寒暑燥湿风火六气司天在泉的气化，则自然界的变化规律，就可以被发现，人们可以根据这种规律调养身体，阴阳之气屈伸的道理，也就浅近易知，不被迷惑。关于它的一般理数可以加以推数的，我尽量讲给你听。

黄帝说：太阳寒水值年的施政情况是怎样的呢？岐伯说：太阳寒水施政在辰年与戌年。

壬辰年、壬戌年。太阳寒水司天，太阴湿土在泉。丁壬为木运，壬为阳年，故运为太角。木运之气为风，其正常气化为风声窸乱，物体启开，其反常变化为大风振撼摧毁折拔，其致病为头目旋晕，视物不明。

客运五步：初之运太角（客运与主运之气相同，气得正化），二之运少徵，三之运太宫，四之运少商，终之运太羽。主运五步与客运相同，起于太角，终于太羽。

戊辰，戊戌年（运火虽太过，但为司天之寒水所克，则与火运平气相同）。太阳寒水司天，太阴湿土在泉。戊癸为火运，戊为阳年，故运为太徵。火运之气为热，其正常气化为温暑郁热，其反常变化为火炎沸腾，其致病为热邪都滞。

客运五步：初之运太徵，二之运少宫，三之运太商，四之运少羽，终之运太角。主运五步：初之运少角，二之运太徵，三之运少宫，四之运太商，终之运少羽。

甲辰年、甲戌年（此二年既是岁会，又是同天符）。太阳寒水司天，太阴湿土在泉。甲己为土运，甲为阳年，故运为太宫。土运之气为阴雨，其正常气化为柔软厚重润泽，其反常变化为风飘雨骤震撼惊骇，其致病为湿邪下重。

客运五步：初之运太宫，二之运少商，三之运太羽，四之运少角，终之运太徵。主运五步：初之运太角，二之运少徵，三之运太宫，四之运少商，终之运太羽。

庚辰年、庚戌年。太阳寒水司天，太阴湿土在泉。乙庚为金运，庚为阳年，故运为太商。金运之气为凉，其正常气化为雾露萧飓，其反常变化为肃杀雕零，其致病为津液干燥，胸背满闷。

客运五步：初之运太商，二之运少羽，三之运太角，四之运少徵，终之运太宫。主运五步：初之运少角，二之运太徵，三之运少宫，四之运太商，终之运少羽。

丙辰年，丙戌年（此二年均为天符）。太阳寒水司天，太阴湿土在泉。丙辛为水运，丙为阳年，故运为太羽。水运之气为寒冷肃杀，其正常气化为寒风溧冽，凝敛凄惨，其反常继冰雪霜雹，其致病为大寒留滞于筋肉关节空隙处。

客运五步：初之运太羽，二之运少角，三之运太徵，四之运少宫，终之运太商。主运五步：初之运太角，二之运少徵，三之运太宫。四之运少商，终之运太羽。

凡此辰戌年太阳司天之政，其气太过，先天时而至，太阳寒水司天，其气肃厉，太阴湿土在泉，其气沉静，寒水之气临于太空，阳气不得施令，水土二气相合，以为功德，上应于辰星与镇星之光较强。其在谷类，应于黑色与黄色者，其司天之政严肃，其在泉之令徐缓。由于寒水之政大起，阳气不得伸张，湖泽中不见阳热的气焰升腾，火气则需等到其相应之时，方能舒发。主气少阳居中为三之气，因火气过胜，则应时之雨水穷尽不降，四之气，在泉用事，雨水止极而云散，气还于太阴主令之时，云会于北极雨府之处，湿气乃得布化，万物为之润泽，太阳寒气布于高空，少阴雷火动而在下，寒湿之气则持续于气交之中。人们易患寒湿病发作，肌内痿弱，两足痿软不收，大便泄泻，血液外溢等症。初之气，主气为厥阴风木，客气为少阳相火，上年在泉之气迁移退位，温气大行，草木繁荣较早，人们易患疫疠病，温热病发作，身热，头痛，呕吐，肌肤疮疡等病。二之气，主气为少阴君火，客气为阳明燥金，故凉气反而大行，阳气不得舒发，人们感到凄惨，草木因遇到寒凉之气，也不易生长，火气受到抑制，人们易患气郁不舒，腹中胀满等病，寒气开始发生。三之气，主气为少阳相火，客气为太阳寒水，司天之气布其政令，寒气大行，雨乃降下。人们易患寒病于外，热反病于内，痈疽，下利如注，心热烦闷等病，热郁于内，易伤心神，若不急治，病多死亡。四之气，主气为太阴湿土，客气为厥阴风木，风湿二气，交争于气交，湿得风气乃化为雨，万物乃得盛长、化育、成熟，人们易患大热少气，肌肉萎弱，两足痿软，下利赤白等病。五之气，主气为阳明燥金，客气为少阴君火，阳气重新施化，草木之类又得盛长、化育而成熟，人们感到舒畅无病。终之气，主气为太阳寒水，客气为太阴湿土，在泉之气，得其正令，湿气大行，阴寒之气凝集太空，尘埃昏暗，笼罩郊野，人们感到凄惨，若寒风骤至，则土气不胜，脾不得长养，虽有妊娠，亦多主死而不能生。凡此太阳寒水司天之年，则火气郁而不行，宜食苦味以泻火，以燥治湿，以温治寒，必须折减其政郁之胜气，资助不胜之气的生化之源，抑制中运与天的太过之气，扶持被抑制的不胜之气，不要使运气猝暴太过而发生疾病，应当食用得岁气的谷类以保全真气，避免虚邪贼风以安定正气。根据中运与司天在泉阴阳五行之气的同异裁定药食性味的多少而制之，运与气寒湿相同者，用燥热之品以化之，运与气寒湿不同者，用燥湿之品以化之，所以运与气相同者，其气胜，可多用制其气之品，运与气不同者，其气微，可少用制其气之品。凡用寒性药品时，应避开寒气主令之时，用热性药品时，应避开热气主令之时，用凉性药品时，应避开凉气主令之时，用温性药品时，应避开温气主令之时，用饮食调养时，也应遵照这个原则，这是就一般情况而言。若气候有反常变化时，就不必拘守这一原则，若不遵守这些规律，就会导致疾病的发生。就是说要根据四时气候变化的具体情况，决定治疗原则。

黄帝说：好。阳明燥金值年的施政情况是怎样的呢？岐伯说：阳明燥金施政在卯年与酉年。

丁卯年（为岁会）、丁酉年。阳明燥金司天，少阴君火在泉。丁壬为木运，丁为阴年，故运为少角。木运不及，则克我之金的清气乃为胜气，胜气之后，则我生之火的热来复，此二年胜复之气相同。由于木运不及，司天之燥金胜之，则金兼木化，反得其政，故同金运平气。凡此二年，运气为风，胜气为清，复气为热。

客运五步：初之运少角（客运与主运之气相同，气得正化），二之运太徵，三之运少宫，四之运太商，终之运少羽。主运五步与客运相同，起于少角，终于少羽。

癸卯年，癸酉年（此二年俱为同岁会）。阳明燥金司天，少阴君火在泉。戊癸为火运，癸为阴年，故运少徵。火运不及，则克我之水的寒气乃为胜气，胜气之后，则我生之土的雨气来复，此二年胜复之气相同。由于火运不及，无力克金，司天之金气得政，故同金运平气。凡此二年，运气为热，胜气为寒，复气为雨。

客运五步：初之运少徵，二之运太宫，三之运少商，四之运太羽，终之运少角。主运五步：初之运太角，二之运少徵，三之运太宫，四之运少商，终之运太羽。

己卯年、己酉年。阳明燥金司天，少阴君火在泉。甲己为土运，己为阴年，故运为少宫。土运不及，则克我之木的风气乃为胜气，胜气之后，则我生之金的凉气来复，此二年胜复之气相同。凡此二年，运气为雨，胜气为风，复气为凉。

客运五步：初之运少宫，二之运太商，三之运少羽，四之运太角，终之运少徵。主运五步：初之运少角，二之运太徵，三之运少宫，四之运太商，终之运少羽。

己卯年（为天符），己酉年（既是岁会，又是太一天符）。阳明燥金司天，少阴君火在泉。乙庚为金运，乙为阴年，故运为少商。金运不及则克我之火的热气乃为胜气，胜气之后则我生之水的寒气来复，此二年胜复之气相同。金运虽不及，但得司天之金气相助，故同金运平气。凡此二年，运气为凉，胜气为热，复气为寒。

客运五步：初之运少商，二之运太羽，三之运少角，四之运太徵，终之运少宫。主运五步：初之运太角，二之运少徵，三之运太宫，四之运少商，终之运太羽。

辛卯年、辛酉年。阳明燥金司天，少阴君火在泉。丙辛为水运，辛为阴年，故运为少羽。水运不及，则克我之土的雨气乃为胜气，胜气之后，则我生之木的风气来复，此二年胜复之气相同。凡此二年，运气为寒，胜气为雨，复气为风。

客运五步：初之运少羽，二之运太角，三之运少徵，四之运太宫，终之运少商。主运五步：初之运少角，二之运太徵，三之运少宫，四之运少商，终之运少羽。

凡此卯酉年阳明司天之政，其气不及，后天时而至，阳明燥金司天，其气急切，少阴君火在泉，其气盛明，金气不及，火气乘之，则阳气得专其令，炎暑之气大行，万物干燥而坚硬，金气不及则木无所畏，和风主治，风气与燥气相兼而流行于气交之内，使阳气多而阴气少，阳气盛极必衰，衰则阴气来复，当四之气主客二气，即太阴与太阳主令之时，云归于雨府，湿气敷布，干燥之气又变为润泽。其在谷类，应于白色与赤色者，间谷则为借间气太过而得成熟者，金气不及，火气乘之，损伤属金之白色甲虫类，待水气来复则损及属火之羽虫类，金气与火气相合，以为功德，上则应于太白星与荧惑星之光较强。其司天之政急切，其在泉之令猝暴，蛰虫不欲归藏，流水不得结冰。人们易患咳嗽，咽喉肿塞，寒热发作急暴，振动寒栗，大小便不通畅等病。如果燥金清凉之气早至而急切，则属木之毛虫类乃死，如在泉之热气后至而急暴，则属金的介虫类乃受灾殃。胜气与复气发作急暴，正常的气候，被扰乱而不定，司天之清气与在泉之热气，持续于气交之内。初之气，主气为厥阴风木，客气为太阴湿土，上年在泉之气迁移退位，阳明司天燥金用事，阴气开始凝集，天气肃厉，水乃结成冰，寒雨之气化。其发病为内热胀满，满目浮肿，善眠，鼻塞衄血，喷嚏呵欠，呕吐，小便黄赤，甚则淋沥不通。二之气，主气为少阴君火，客气为少阳相火，二火用事，阳气乃布，人们感到舒适，万物开始生长繁荣。若疫疠大行时，人们容易猝暴死亡。三之气，主气为少阳相火，客气为阳明燥金，司天之政乃布，凉气乃行，客气之燥气与主气之热气相互交合，燥气极则湿气复而润泽，人们易患寒热之病。四之气，主气为太阴湿土，客气为太阳寒水，水土气化，寒雨降下。发病为猝然仆倒，振动战栗，谵言妄语，少气，咽喉干燥而引饮，以及心痛，痈肿疮疡，疟疾寒冷，骨痿软，便血等病。五之气，主气为阳明燥金，客气为厥阴风木，秋行春令，草木又得生长而繁荣，人们也平和无病。终之气，主气为太阳寒水，客气为少阴君火，在泉之气用事，阳气敷布，气反温暖，蛰虫现于外面，流水不得结冰，人们也健康平安，阳气盛则易发温病。因而在阳明司天之年，应当食用得岁气的谷类以安定正气，食用得间气的谷类，以去邪气，本年当用咸味、苦味、辛味的药物以汗之、清之、散之的方法进行治疗，安定其不及的运气，使其免受邪气的干犯，折减其致郁的胜气，资助其不胜之气的生化之源。根据寒热的轻重，决定方宜的多少，若中运与在泉之热气相同时，应多用与司天凉气相同之品，若中运与司天之凉气相同时，应多用与在泉热气相同之品。用凉药时，应避开凉气主令之时，用热药时，应避开热气主令之时，用寒药时，应避开寒气主令之时，用温药时，应避开温气主令之时，用饮食调养时，也应遵照这个原则，这是就一般情况而言。若气候有反常变化时，就不必拘守这一原则，这是指的自然变化之道，若违背了它，就会扰乱天地阴阳的自然规律。

黄帝说：好。少阳相火值年的施政是怎样的呢？岐伯说：少阳相火施政在寅年与申年。

壬寅年、壬申年（此二年俱为同天符）。少阳相火司天，厥阴风木在泉。丁壬为木运，壬为阳年，故运为太角。木运之气为风气鼓动，其正常气化为风声萧乱，物体启开，其反常变化为大风振撼摧毁折拔，其致病为头目眩晕，两胁支撑，神魂惊骇。

客运五步：初之运太角（客运与主运之气相同，气得正化），二之运少徵，三之运太宫，四之运少商，终之运太羽。主运五步与客运相同，起于太角，终于太羽。

戊寅年、戊申年（此二年俱为天符）。少阳相火司天，厥阴风木在泉。戊癸为火运，戊为阳年，故运为太徵。火运之气为暑热，其正常气化为火盛热郁，其反常为火炎沸腾，其致病为热郁于上，热甚迫血妄行则血溢血泄，心痛。

客运五步：初之运太徵，二之运少宫，三之运太商，四之运少羽，终之运太角。主运五步：初之运少角，二之运太徵，三之运少宫，四之运太商，终之运少羽。

甲寅年、甲申年。少阳相火司天，厥阴风木在泉。甲己为土运，甲为阳年，故运为太宫。土运之气为阴雨，其正常气化为柔软厚重润泽。其反常变化为风飘雨骤震撼惊骇，其致病为身重浮肿，水饮痞满。

客运五步：初之运太宫，二之运少商，三之运太羽，四之运少角，终之运太徵。主运五步：初之运太角，二之运少徵，三之运太宫，四之运少商，终之运太羽。

庚寅年、庚申年。少阳相火司天，厥阴风木在泉。乙庚为金运，庚为阳年，故运为太商。金运虽太过，但被司天相火所克，故同金运平气。金运之气为凉，其正常气化为雾露清冷急切，其反常变化为肃杀雕零，其致病则发于肩背与胸中。

客运五步：初之运太商，二之运少羽，三之运太角，四之运少徵，终之运太宫。主运五步：初之运少角，二之运太徵，三之运少宫，四之运太商，终之运少羽。

丙寅年、丙申年。少阳相火司天，厥阴风木在泉。丙辛为水运，丙为阳年，故运为太羽。水运之气为寒，其正常气化为凝敛凄惨，寒风凛冽，其反常变化为冰雪霜雹，其致病为寒气浮肿。

客运五步：初之运太羽，二之运少角，三之运太徵，四之运少宫，终之运太商。主运五步：初之运太角，二之运少徵，三之运太宫，四之运少商，终之运太羽。

凡此寅申年少阳司天之政，其气太过，先天时而至，司天之气得其正化之位，厥阴风木在泉，其气扰动不宁，大风突然而起，草木卧倒，走石飞沙，少阳炎火之气为之流行，岁半之前，为君火相火与太阴湿土行令之时，阴气流行，阳气布化，雨乃应时而降，少阳司天为火，厥阴在泉为木，木火相生，故同为功德，上应于荧惑星与岁星之光较强。其在谷类应于赤

245

色与青色者，其司天之政严厉，在泉之令扰动。所以司天之热与在泉之风相参而敷布，云物沸腾，流动不定，太阴湿土之气横行气交，寒气有时而至，则凉雨并起。人们易患寒病于内，外部发生疮疡，内为泄泻胀满等病。所以聪明圣智的人，遇到这种情况时，则调和而顺适之，不与之抗争。寒热之气，反复发作，人们易患疟疾，泄泻，耳聋，目瞑，呕吐，上部气郁肿胀而颜色改变等痛。初之气，主气为厥阴风木，客气为少阴君火，上年在泉之气，迁移退位，风气胜时则摇动不宁，主客二气木火相生，寒气乃去，气候大温，草木早期繁荣。有时寒气虽来但不能行其杀伐之令，温热病发生，其发病为气郁于上，血液外溢，目赤，咳嗽气逆，头痛，血崩，胁部胀满，皮肤肌腠生疮等。二之气，主气为少阴君火，客气为太阴湿土，火气反为湿土之气郁遏而不发，白色云埃四起，云气归于雨府，风气若不胜湿土之气，则雨水降下，人们身体安康。其发病为热郁于上部，咳嗽气逆，呕吐，疮疡发生于内部，胸中与咽喉不利，头痛身热，神志昏愦不清，脓疮等。三之气，主气为少阳相火，客气亦为少阳相火，主客气同，司天之气施布政令，炎暑乃至，少阳相火上临，火气过甚，故雨水穷尽而不降。人们易患热病在内，耳聋目瞑，血外溢，脓疮，咳嗽，呕吐，鼻塞鼽血，口渴，喷嚏呵欠，喉痹，目赤等病，往往突然死亡。四之气，主气为太阴湿土，客气为阳明燥金，阳明主令，凉气乃至，炎暑之气间时而化，白露降下，人们平和无殃，其发病为胀满身重。五之气，主气为阳明燥金，客气为太阳寒水，阳气乃去，寒气乃至，雨水乃降，由于阳气敛藏，气门乃闭，刚硬的树木早为雕零，人们应避开寒邪，通晓养生之道者，居处周密，以避寒气。终之气，主气为太阳寒水，客气为厥阴风木，在泉之气得其正化之位，风气乃至，万物反而有生发之势，雾气流行。由于气机外泄，故其发病为应关闭者反而不能禁固，心痛，阳气不得敛藏，咳嗽等。凡此少阳司天之年，必须抑制中运与司天的太过之气，赞助所不胜之气，折减其致郁的胜气，资助不胜之气的生化之源，则猝暴太过之气不能发生，重病可以不生。所以本岁当用咸味辛味及酸味药物，用渗泄水渍发散等方法进行治疗，观察气候的寒热变化，以调治其太过之邪气，若中运遇太角、太徵与岁气风热相同之年，应多用寒化之品，若中运遇太宫、太商、太羽与岁气风热不同之年，应少用寒化之品，用热性药品时，应避开热气主令之时，用温性药品时，应避开温气主令时，用寒性药品时，应避开寒气主令之时，用凉性药品时，应避开凉气主令之时，用饮食调养时，也应遵照这个原则，这乃是一般的规律。若气候有反常变化时，就不必拘守这一原则，否则就会导致疾病的发生。

　　黄帝说：好。太阴湿土值年的施政情况是怎样的呢？岐伯说：太阴湿土施政在丑年与未年。

丁丑年、丁未年。太阴湿土司天，太阳寒水在泉。丁壬为木运，丁为阴年，故运为少角。木运不及，则克我之金的清气乃为胜气，清气之后，则我生之火的热气来复，此二年胜复之气相同。木运不及，无力克土，司天之土气得政，故同土运平气。凡此二年，运气为风，胜气为清，复气为热。

客运五步：初之运少角（客运与主运之气相同，气得正化），二之运太徵，三之运少宫，四之运太商，终之运少羽。主运五步与客运相同，起于少角，终于少羽。

癸丑年、癸未年。太阴湿土司天，太阳寒水在泉。戊癸为火运，癸为阴年，故运为少徵。火运不及，则胜我之水的寒气乃为胜气，胜气之后，则我生之土的雨气来复，此二年胜复之气相同。凡此二年，运气为热，胜气为寒，复气为雨。

客运五步：初之运少徵，二之运太宫，三之运少商，四之运太羽。终之运少角。主运五步：初之运太角，二之运少徵，三之运太宫，四之运少商，终之运太羽。

己丑年、己未年（此二年俱为太乙天符）。太阴湿土司天，太阳寒水在泉。甲己为土运，己为阴年，故运为少宫。土运不及，则克我之木的风气乃为胜气，胜气之后，则我生之金的清气来复，此二年胜复之气相同。土运虽不及，但得司天土气之助，故同土运平气。凡此二年，运气为雨，胜气为风，复气为清。

客运五步：初之运少宫，二之运太商，三之运少羽，四之运太角，终之运少徵。主运五步：初之运少角，二之运太徵，三之运少宫，四之运太商，终之运少羽。

乙丑年、乙未年。太阴湿土司天，太阳寒水在泉。乙庚为金运，乙为阴年，故运为少商。金运不及，则克我之火的热气乃为胜气，胜气之后，则我生之水的寒气来复，此二年胜复之气相同。凡此二年，运气为凉，胜气为热，复气为寒。

客运五步：初之运少商，二之运太羽，三之运少角，四之运太徵，终之运少宫。主运五步：初之运太角，二之运少徵，三之运太宫，四之运少商，终之运太羽。

辛丑年、辛未年（此二年俱为同岁会），太阴湿土司天，太阳寒水在泉。丙辛为水运，辛为阴年，故运为少羽。水运不及，则克我之土的雨气乃为胜气，胜气之后，则我生之木的风气来复，此二年胜复之气相同。由于水运不及，司天之土气胜之，则土兼水化，反得其政，故同土运平气。

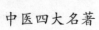

凡此二年，运气为寒，胜气为雨，复气为风。

客运五步：初之运少羽，二之运太角，三之运少徵，四之运太宫，终之运少商。主运五步：初之运少角，二之运太徵，三之运少宫，四之运太商，终之运少羽。

凡此丑未年太阴司天之政，其气不及，后天时而至。太阴司天，太阳在泉，其气皆阴，故阴专其令，阳气退避，时常有大风兴起，司天之气下降于地，在泉之气上腾于天，原野雾气昏暗，白色云埃四起，云奔于南极雨府，由于太阴湿土与太阳寒水主令，故寒雨频频降下，万物成熟于夏末秋初。人们易患寒湿，腹部胀满，全身肿胀，浮肿，痞满气逆，寒气厥逆，筋脉拘急等病。湿气与寒气相合，以为功德，黄黑色尘埃昏暗，流行于气交之内，上则应于镇星与辰星之光较强。司天之政严肃，在泉之令寂静，其在谷类应于黄色与黑色者。由于司天之阴气凝集于上，在泉之寒气积聚于下，寒水之气胜于火气，则为冰雹，阳光不得施治，阴寒肃杀之气乃行。所以对于谷物的种，太过年应在高地，不及年应在低地，在过年应晚，不及年应早，这不仅要看土地条件是否有利，而且要根据气化的情况而定，人们对于养生之道，也必须适应这些情况，间谷则借间气之太过而得以成熟。初之气，主气为厥阴风木，客气亦为厥阴风木，上年在泉之气，迁移退位，由于主客二气相同，则春得气化之正，风气乃来，生发之气布化，万物因而繁荣，人们感到条畅舒适，由于湿气为风气所迫，降雨较迟。人们易患血液外溢，筋络拘急强直，关节不利，身体沉重，筋脉痿软等病。二之气，主气为少阴君火，客气亦为少阴君火，主客二气相同，故火得气化之正，万物因而生化，人们也感到平和，其发病为温热与疫疠大行，远近的患者病皆相同。湿与热气相迫，雨水乃按时降下。三之气，主气为少阳相火，客气为太阴湿土，司天之气布化，湿气乃降，地气上升，雨水时常降下。寒气随之而来。如果感受寒湿之邪，则人们易患身体沉重浮肿，胸腹胀满等病。四之气，主气为太阴湿土，客气为少阳相火，相火加临于主气之上，湿热合化，地气上升，与天气否隔不通，早晚俱有寒风吹来，热气与寒气相迫，烟雾凝集于草木之上，湿化之气不得流动，则白露阴布，成为秋令。五之气，主气为阳明燥金，客气亦为阳明燥金，凄惨寒凉之气已行，寒露降下，霜乃早降，草木菱黄雕落，寒气侵及人体，善于养生的人们应居处周密，人们易患皮肤与腠理等部位的疾病。终之气，主气为太阳寒水，客气亦为太阳寒水，寒气大起，湿气大化，霜乃聚积，阴气凝结，水结成坚冰，阳光不得施治。感受寒邪，则人们易患关节强急，活动不灵，腰部与臀部疼痛等病，乃是由于寒湿之气相持于气交所致。凡此太阴司天之年，必须折减其致郁的邪气，而取其不胜之气的生化之源，补益不及的岁气，不使邪气过胜，食用得岁气的谷类以保全真气，食用得间气的谷类以保养精气。所以本年宜用苦味的药物，用燥性以去湿，用温性以去寒，甚则用发泄的方法以去湿邪。如果不发不泄，湿气向外溢出，肌肉溃烂，皮肤破裂，则水血交相外流。必须赞助阳火之气，使其能抵御严寒，应根据岁运与岁气之属性的异同，以制定药物性味的多少，岁运与岁气同为寒性的，用热性之品，岁运与岁气同为湿性的，用燥性之品，运与气不同者，少用调和之品，相同的，多用调和之品，用凉性药品时，应避开凉气主令之时，用寒性药品时，应避开寒气主令之时，用温性药品时，应避开温气主令之时，用热性药品时，应避开热气主令之时，用饮食调养时，也应遵照这个原则，这乃是就一般情况而言。若气候有反常变化时，就不必拘守这一原则，这是一般的规律，若不遵守这些规律，就会导致疾病的发生。

黄帝说：好。少阴君火值年的施政情况是怎样的呢？岐伯说：少阴君火施政在子年与午年。

壬子年、壬午年。少阴君火司天，阳明燥金在泉；丁壬为木运，壬为阳年，故运为太角。木运之气为风气鼓动，其正常气化为风声萧乱，物体启开，其反常变化为大风振撼摧毁折拔，其致病为胁下支撑胀满。

客运五步：初之运太角（客运与主运之气相同，气得正化），二之运少徵，三之运太宫，四之运少商，终之运太羽。主运五步与客运相同，起于太角，终于太羽。

戊子年（天符年）、戊午年（太一天符年）。少阴君火司天，阳明燥金在泉。戊癸为火运，戊为阳年，故运为太徵。火运之气为火炎暑热，其正常气化为温暖光曜郁热，其反常变化为火炎沸腾，其致病为热在上部，血液外溢。

客运五步：初之运太徵、二之运少宫，三之运太商，四之运少羽，终之运太角。主运五步：初之运少角，二之运太徵，三之运少宫，四之运太商，终之运少羽。

甲子年、甲午年。少阴君火司天，阳明燥金在泉。甲己为土运，甲为阳年，故运为太宫。土运之气为阴雨，其正常气化为柔软厚重润泽，其反常变化为风飘雨骤震撼惊骇，其致病为腹中胀满，肢体沉重。

客运五步：初之运太宫，二之运少商，三之运太羽，四之运少角，终之运太徵。主运五步：初之运太角，二之运少徵，三之运太宫，四之运少商，终之运太羽。

庚子年、庚午年（此二年俱为同天符）。少阴君火司天，阳明燥金在泉。乙庚为金运，庚为阳年，故运为太商。金运虽在过，但被司天之火克，故同金运平气。金运之气为清凉急切，其正常气化为雾露萧瑟，其反常变化为肃杀凋零，其致病为清气在下。

客运五步：初之运太商，二之运少羽，三之运太角，四之运少徵，终之运太宫。主运五步：初之运少角，二之运太徵，三之运少宫，四之运太商，终之运少羽。

丙子年（岁会年）、丙午年。少阴君火司天，阳明燥金在泉。丙辛为水运，丙为阳年，故运为太羽。水运之气为寒冷，其正常气化为凝敛凄惨，寒风凛冽，其反常变化为冰雪霜雹，其致病为寒气在下。

客运五步：初之运太羽，二之运少角，三之运太徵，四之运少宫，终之运太商。主运五步：初之运太角，二之运少徵，三之运太宫，四之运少商，终之运太羽。

凡此子午年少阴司天之政，其气太过，先天时而至，少阴司天，阳明在泉，在泉之气肃杀，司天之气光明，初之气，客气之寒，与上年终气少阳之暑相交，司天之热与在泉之燥气相加，云驰于雨府，湿化之气乃得流行，雨乃应时而降，金之燥气与火之热气相合，以为功德，上则荧惑星与太白星之光较强。司天之政光明，在泉之气急切，其在谷类应于赤色与白色者。水之寒气与火之热气相持于气交，为疾病发生的起因，热性病变发生在上部，凉性病变发生在下部，寒气与热气相互侵犯而争扰于中部，人们易患咳嗽气喘，血液上溢或下泄，鼻塞喷嚏，目赤，眼角疮疡，寒气厥逆入于胃部，心痛腰痛，腹部胀大，咽喉干燥，上部肿胀等病。初之气，主气为厥阴风木，客气为太阳寒水，上年在泉之气迁移退位，少阳之暑气将要退去，寒冷之气始至，蛰虫重又归藏，水结为冰，霜又降下，主气之风受客气之影响而凛冽寒冷，阳气因而被郁，不得宣发，人们反而居处周密，以避寒气，易患关节强硬，活动不灵，腰部与臀部疼痛等病，初气之后，炎暑之气即将发生，可致内部与外部疮疡之病。二之气，主气为少阴君火，客气为厥阴风木，阳气乃得舒布，风气乃得流行；春气属于正化之令，万物亦当繁荣，寒气虽然有时而至，但因主客二气均属阳，所以人们仍然感到平和。其发病为小便淋沥，目视不清，两眼红赤，气郁于上部则可发生热病。三之气，主气为少阳相火，客气为少阴君火，司天之气布化，主客二气皆为火，所以大火流行，万物蕃盛而鲜明，寒气有时而至。人们易患气厥逆而心痛，寒热交替发作，咳嗽气喘，目赤等病。四之气，主气为太阴湿土，客气亦为太阴湿土，暑湿俱至，大雨时常降下，寒热交互而至。人们易患寒热，咽喉干燥，黄疸，鼻塞，衄血，水饮发作等病。五之气，主气为阳明燥金，客气为少阳相火，少阳之烈火降临，暑气反而又至，阳热之气生化，万物又出现生长繁荣景象，人们感到安康，其发病为温病。终之气，主气为太阳寒水，客气为阳明燥金，燥气流行，由于燥金之收敛，使五之气的余火隔拒于内，不得外泄，则肿于上部，咳嗽气喘，甚则血液外溢。若寒气时常发起，则雾气弥漫，其为病多发生于皮肤，雅气居于胁部，向下连及少腹而发生内部寒冷的病，至终气之末，则在泉之气将要改变。凡此少阴司天之年，必须抑制其太过的运气，资助岁气所胜之气，折减其郁而将发之气，先取昕不胜之气的化源，不要使运气猝暴太过而发生疾病。食用得岁气的谷类以保全真气，食用得间气的谷类以避虚邪。本年宜用咸味以奥之，以调其上部，甚则用苦味以发之，用酸味以收之，以安其下部，甚则用苦味以泄之。应根据中运与岁气的同异，而制定用多或用少，中运与司天之气同为热者，用寒凉之品以化之，中运与在泉之气同为凉者，用温热之品以化之，用热性药物时，应避开热气主令之时，用凉性药物时，应避开凉气主令之时，用温性药物时，应避开温气主令之时，用寒性药物时，应避开寒气主令之时，用饮食调养时，也应遵照这个原则，这仅是就一般的情况而言。若气候有反常变化时，就不必拘守这一原则，这就是一般的规律，若不遵守这些规律，就会导致疾病的发生。

黄帝说：好。厥阴风木值年的施政情况是怎样的呢？岐伯说：厥阴风木值年在巳年与亥年。

丁巳年、丁亥年（此二年俱为天符年）。厥阴风木司天，少阳相火在泉。丁壬为木运，丁为阴年，故运为少角。木运不及，则克我之金的清气乃为胜气，胜气之后，则我生之火的热气来复，此二年胜复之气相同。凡此二年，运气为风，胜气为清，复气为热。

客运五步：初之运少角（客运与主运之气相同，气得正化），二之运太徵，三之运少宫，四之运太商，终之运少羽。主运五步与客运同，起于少角，终于少羽。

癸巳年、癸亥年（此二年俱为同岁会）。厥阴风木司天，少阳相火在泉。戊癸为火运，癸为阴年，故运为少徵。火运不及，则克我之水的寒气乃为胜气，胜气之后，则我生之土的雨气来复，此二年胜复之气相同。凡此二年，运气为热，胜气为寒，复气为雨。

客运五步：初之运少徵，二之运太宫，三之运少商，四之运太羽，终之运少角。主运五步：初之运太角，二之运少徵，三之运太宫，四之运少商，终之运太羽。

己巳年、己亥年。厥阴风木司天，少阳相火在泉。甲己为土运，己为阴土，故运为少宫。土运不及，则克我之木的风气乃为胜气，胜气之后，则我生之金的清气来复，此二年胜复之气相同。由于土运不及，司天之木气胜之，则木兼土化，反得其政，故同木运平气。凡此二年，运气为雨，胜气为风，复气为清。

客运五步：初之运少宫，二之运太商，三之运少羽，四之运太角，终之运少徵。主运五步：初之运少角，二之运太徵，三之运少宫，四之运太商，终之运少羽。

乙巳年、乙亥年。厥阴风木司天，少阳相火在泉。乙庚为金运，乙为阴年，故运为少商。金运不及，则克我之火的热气乃为胜气，胜气之后，则我生之水的寒气来复，此二年胜复之气相同。金运不及，无力克木，司天之木气反而得政，故同木运平气。凡此二年，运气为凉，胜气为热，复气为寒。

客运五步：初之运少商，二之运太羽，三之运少角，四之运太徵，终之运少宫。主运五步：初之运太角，二之运少徵，三之运太宫，四之运少商，终之运太羽。

辛巳年、辛亥年。厥阴风木司天，少阳相火在泉。丙辛为运，辛为阴年，故运为少羽。水运不及，则克我之土的雨气乃为胜气，胜气之后，则我生之木的风气来复，此二年胜复之气相同。凡此二年，运气为寒，胜气为雨，复气为风。

客运五步：初之运少羽，二之运太角，三之运少徵，四之运太宫，终之运少商。主运五步：初之运少角，二之运太徵，三之运少宫，四之运太商，终之运少羽。

凡此巳亥年厥阴司天之政，其气不及，后天时而至。上述所谓同正角诸岁，其气化情况，中运与司天之气相同，均为木运平气。厥阴司天，少阳在泉，司天之气扰动，在泉之气正化，司天之风气，生于高远之处，在泉之炎热自下而从之，云归于雨府，湿化之气流行，司天之风气与在泉之火气相合，以为功德，上则应于岁星与荧惑星之光较强。司天之政扰动，在泉之令迅速，其在谷类应于青色与赤色者，间谷则为借间气太过而得成熟者，易耗损具有纹角虫类及羽虫类动物。风气燥气，火气热气，互为胜复，交替发作，蛰虫出现，流水不能结冰，热病生于人之下部，风病生于人之上部，风气与燥气则互为胜复，见于人体中部。初之气，主气为厥阴风木，客气为阳明燥金，寒气开始严厉，杀伐之气方来。人们易患寒病于右侧下方。二之气，主气为少阴君火，客气为太阳寒水，所以寒冷之气不去，雪花飘，水成冰，杀伐之气施化，霜乃降下，草类上部干焦，寒冷的雨水时常降下，若阳气来复则人们易患内部热症。三之气，主气为少阳相火，客气为厥阴风木，司天之政布化，大风时起，人们易患两目流泪，耳鸣，头目眩晕等病。四之气，主气为太阴湿土，客气为少阴君火，暑湿湿热之气交争于司天之左间，人们易患黄疸病，以至于浮肿。五之气，主气为阳明燥金，客气为太阴湿土，燥气与湿气互有胜负，阴寒沉降之气乃得布化，寒气侵及人体，风雨流行。终之气，主气为太阳寒水，客气为少阳相火，由于少阳之烈火主令，阳气大化，蛰虫出现，流水不得结冰，地中阳气发泄，草类生长，人们也感到舒适，其发病则为温热疫疠。凡此厥阴司天之年，必须折减其致郁之气，资助不胜之气的生化之源，赞助其不及的运气，不要使邪气太胜。本年宜用辛味以调治司天之风邪，用咸味以调治在泉之火邪，少阳相火，其性尤烈，不可轻易触犯，应当慎重调治。用温性药时，应避开温气主令之时，用热性药物时，应避开热气主令之时，用凉性药物时，应避开凉气主令之时，用寒性药物时，应避开寒气主令之时，用饮食调养时，也应遵照这个原则，这仅是就一般的情况而言。若气候有反常变化时，就不必拘守这一原则，这就是一般的规律。若不遵守这些规律，就会导致疾病的发生。

黄帝说：好。先生讲的，可以说是很详尽了，然而怎样才能知道它是应或不应的？岐伯说：你提的问题很高明啊！关于六气的问题，其运行有一定的次序，其终止有一定的方位，所以通常在正月初一日平旦时进行观察，根据六气主时所在的位置，就可以知道其气是应或不应。中运太过的，其气先时而至，中运不及的，其气后时而至，这是自然气象的一般规律和六气的正常情况。若中运既非太过亦非不及的平气，谓之"正岁"，其气正当其时而至。黄帝说：胜气和复气是经常存在的，灾害的发生，怎样能够测知呢？岐伯说：不属正常气化的，就属于灾害。

黄帝说：司天在泉之气数的开始和终止是怎样的呢？岐伯说：你问的很详细啊！这是属于阐明气象变化规律的问题。司天在泉之数，开始于司天，终止于在泉，岁半以前，司天主其气，岁半以后，在泉主其气，天气地气相交之处，气交主其气，作为一年气数的纲领，乃尽于此。所以说司天在泉所主之方位既然明白了，六气之应于十二月，可以知道吗？就是六气分主六步的气数。黄帝说：我负责这件事情，并按照这些原则去运用它，有时与实际的气数不完全符合，是什么原因呢？岐伯说：岁气有太过不及的差别，四时主治的气化也有盛衰的不同，盛衰的多少与春、夏、长夏、秋、冬之气化相同。黄帝说：同化是怎样的？岐伯说：风温与春季之气化同，热曛昏火与夏季之气化同，胜气与复气的同化也是一样的，燥清烟露与秋季之气化同，云雨昏暝埃与长夏之气化同，寒气霜雪冰与冬季之气化同，这就是天地间五运六气之所化及运气互有胜衰的一般情况。

黄帝说：五运值年与司天之气同化的，叫作"天符"，我已经知道了。我想听听五运与在泉之气同化是怎样的呢？岐伯说：岁运太过而与司天之气同化的有三，岁运不及而与司天之气同化的也有三，岁运太过而与在泉之气同化的有三，岁运不及而与在泉之气同化的也有三，属于这类情况的共有二十四年。黄帝说：请你把上述情况进一步加以说明。岐伯说：甲辰甲戌年中运太宫，为土运太过，下加太阴湿土在泉，壬寅壬申年中运太角，为木运太过，下加厥阴风木在泉，庚子庚午年中运太商，为金运太过，下加阳明燥金在泉，象这种情况的有三。癸巳癸亥年中运少徵，为火运不及，下加少阳相火在泉，辛丑辛未年中运少羽，为水运不及，下加太阳寒水在泉，癸卯癸酉年中运少徵，为火运不及，下加少阴君火在泉，象这种情况的也有三。戊子戊午年中运太徵，为火运太过，上临少阴君火司天，戊寅戊申年中运太徵，为火运太过，上临少阳相火司天，丙辰丙戌年中运太羽，为水运太过，上临太阳寒水司天，象这种情况的有三。丁巳丁亥年中运少角，为木运不及，上临厥阴风木司天，乙酉乙卯年中运少商，为金运不及，上临阳明燥金司天，己丑己未年中运少宫，为土运不及，上临太阴湿土司天，象这种情况的也有三。除此二十四年之外的，就是中运与司天在泉不加不临的年份。黄帝说：加是什么意思呢？岐伯说：岁运太过而与在泉相加的是"同天符"，岁运不及而与在泉相加的是"同岁会"。黄帝说：临是什么意思呢？岐伯说：凡是岁运太过或不及与司天相临的，都叫做"天符"，由于运气变化有太过不及的不同，病情变化则有轻微与严重的差异，生死转归也有早晚的区别。

黄帝说：先生说"用寒远寒，用热远热"，我不明白其所以然，还想听听怎样叫做"远"。岐伯说：用热性药品者不要触犯主时之热，用寒性药品者，不要触犯主时之寒，适从这一原则时，就可以平和，违背这一原则时，就能导致疾病，所以对主时之气不可不畏而忌之，这就是所说的应时而起的六步之气的方位。黄帝说：温凉之气，次于寒热，应当怎样呢？岐伯说：主时之气为热的，用热性药品时不可触，主时之气为寒的，用寒性药品时不可触犯，主时之气为凉的，用凉性药品时不可触犯，主时之气为温的，用温性药品时不可触犯，间气与主气相同的，不可触犯，间气与主气不同的，可以稍稍触犯之，由于寒热温凉四气，不可随意触犯，所以谓之"四畏"，必须谨慎地加以考察。黄帝说：好。在什么情况下则可以触犯呢？岐伯说：天气与主时之气相反的，可以主时之气为依据，客气胜过主气的，则可以触犯之，以达到平衡协调为目的，而不可使之太过，这是指邪气胜过主气者而言。所以说不要误了气候的常时，不要违背了六气之所宜，不可帮助胜气，不可赞助复气，这才是最好的治疗原则。

黄帝说：好。五运之气的运行与主岁之年，有一定的规律吗？岐伯说：让我把它排列出来，讲给你听吧：

甲子年、甲午年：

上为少阴君火司天；中为太宫土运太过；下为阳明燥金在泉。司天之气数为热化二，中运之气数为雨化五，在泉之气数为燥化四，凡不出现胜气的，就是所谓正化日。其气化致病时，司天热化所致宜用咸寒，中运雨化所致宜用苦热，在泉燥化所致宜用酸温，这就是所谓适宜的药食性味。

乙丑年、乙未年：

上为太阴湿土司天；中为少商金运不及；下为太阳寒水在泉。金运不及，则可出现热化的胜气与寒化的复气，丑年与未年相同，凡出现胜气复气的，就是所谓邪化日。灾变发生在西方七宫。司天之气数为湿化五，中运之气数为清化四，在泉之气数为寒化六，若不出现胜气复气的，就是所谓正化日。其气化致病时，司天湿化所致宜用苦热，中运清化所致宜用酸和，在泉寒化所致宜用甘热，这就是所谓适宜的药食性味。

上为少阳相火司天；中为太羽水运太过；下为厥阴风木在泉。司天之气数为火化二，中运之气数为寒化六，在泉之气数为风化三，凡不出现胜气复气的，就是所谓正化日。其气化致病时，司天热化所致宜用咸寒，中运寒化所致宜用咸温，在泉风化所致宜用辛凉，这就是所谓适宜的药食性味。

丁卯年（属于岁会年）、丁酉年：

上为阳明燥金司天；中为少角木运不及；下为少阴君火在泉。木运不及，则可出现清化的胜气与热化的复气，卯年与酉年相同，凡出现胜气复气的，就是所谓邪化日。灾变发生在东方三宫。司天之气数为燥化九，中运之气数为风化三，在泉之气数为热化七，若不出现胜气复气的，就是所谓正化日。其气化致病时，司天燥化所致宜用苦小温，中运风化所致宜用辛和，在泉热化所致宜用咸寒，这就是所谓适宜的药食性味。

戊辰年、戊戌年：

上为太阳寒水司天；中为太徵火运太过；下为太阴湿土在泉。司天之气数为寒化六，中运之气数为热化七，在泉之气数为湿化五，凡不出现胜气复气的，就是所谓正化日。其气化致病时，司天寒化所致宜用苦温，中运热化所致宜用甘和，在泉湿化所致宜用甘温，这就是所谓适宜的药食性味。

己巳年、己亥年：

上为厥阴风木司天；中为少宫土运不及；下为少阳相火在泉。土运不及，则可出现风化的胜气与清化的复气，巳年与亥年相同，凡出现胜气复气的，就是所谓邪化日。灾变发生在中央五宫。司天之气数为风化三，中运之气数为湿化五，在泉之气数为火化七，若不出现胜气复气的，就是所谓正化日。其气化致病时，司天风化所致宜用辛凉，中运湿化所致宜用甘和，在泉火化所致宜用咸寒，这就是所谓适宜的药食性味。

庚午年、庚子年（二年俱为同天符）：

上为少阴君火司天；中为太商金运太过；下为阳明燥金在泉。司天之气数为热化七，中运之气数为清化九，在泉之气数为燥化九，凡不出现胜气复气的，就是所谓正化日。其气化致病时，司天热化所致宜用咸寒，中运清化所致宜用辛温，在泉燥化所致宜用酸温，这就是所谓适宜的药食性味。

辛未年、辛丑年（二年俱为同岁会）：

上为太阴湿土司天；中为少羽水运不及；下为太阳寒水在泉。水运不及，则可出现雨化的胜气与风化的复气，未年与丑年相同，凡出现胜气复气的，就是所谓邪化日。灾变发生在北方一宫。司天之气数为雨化五，中运之气数为寒化一，在泉的气数为寒化一，若不出现胜气复气的，就是所谓正化日。其气化致病时，司天热化所致宜用苦热，中运寒化所致宜用苦和，在泉寒化所致宜用甘热，这就是所谓适宜的药食性味。

壬申年、壬寅年（二年俱为同天符）：

上为少阳相火司天；中为太角木运太过；下为厥阴风木在泉。司天之气数为火化二，中运之气数为风化八，在泉之气数亦为风化八，凡不出现胜气复气的，就是所谓正化日。其气化致病时，司天火化所致宜用咸寒，中运风化所致宜用酸和，在泉风化所致宜用辛凉，这就是所谓适宜的药食性味。

癸酉年、癸卯年（二年俱为同岁会）：

上为阳明燥金司天；中为少徵火运不及；下为少阴君火在泉，火运不及，则可出现寒化的胜气与雨化的复气，酉年与卯年相同，凡出现胜气复气的，就是所谓的邪化日。灾变发生在南方九宫。司天之气数燥化九，中运之气数为热化二，在泉之气数为热化二，凡不出现胜气复气的，就是所谓正化日。其气化致病时，司天燥化所致宜用苦小温，中运热化所致宜用咸温，在泉热化所致宜用咸寒，这就是所谓适宜的药食性味。

甲戌年、甲辰年（二年既是岁会，又是同天符）：

上为太阳寒水司天；中为太宫土运太过；下为太阴湿土在泉。司天之气数为寒化六，中运之气数为湿化五，在泉之气数亦为湿化五，凡不出现胜气复气的，就是所谓正化日。其气化致病时，司天寒化所致宜用苦热，中运湿化所致宜用苦温，在泉湿化所致宜用苦温，这就是所谓适宜的药食性味。

乙亥年、乙巳年：

上为厥阴风木司天；中为少商金运不及；下为少阴相火在泉。金运不及，则可出现热化的胜气与寒化的复气，亥年与巳年相同，凡出现胜气复气的，就是所谓邪化日。灾变发生在西方七宫。司天之气数为风化八，中运之气数为清化四，在泉之气数为火化二，若不出现胜气复气的，就是所谓正化日。其气化致病时，司天热化所致宜用凉，中运清化所致宜用酸和，在泉火化所致宜用咸寒，这就是所谓适宜的药食性味。

丙子年（为岁会年）、丙午年：

上为少阴君火司天；中为太羽水运太过；下为阳明燥金在泉。司天之气数为热化二，中运之气数为寒化六，在泉之气数为清化四，凡不出现胜气复气的，就是所谓正化日。其气化致病时，司天热化所致宜用咸寒，中运寒化所致宜用咸温，在泉清化所致宜酸温，这就是所谓适宜的药食性味。

丁丑年、丁未年：

上为太阴湿土司天；中为少角木运不及；下为太阳寒水在泉。木运不及，则可出现清化的胜气和热化的复气，丑年与未年相同，凡出现胜气复气的，就是所谓邪化日。灾变发生在东方三宫。司天之气数为雨化五，中运之气数为风化三，在泉之气数为寒化一，若不出现胜气复气的，就是所谓正化日。其气化致病时，司天雨化所致宜用苦温，中运风化所致宜用辛和，在泉寒化所致宜用甘热，这就是所谓适宜的药食性味。

戊寅年、戊申年（二年俱为天符年）：

上为少阳相火司天；中为太徵火运太过；下为厥阴风木在泉。司天之气数为火化七，中运之气数为火化七，在泉之气数为风化三，凡不出现胜气复气的，就是所谓正化日。其气化致病时，司天火化所致宜用咸寒，中运火化所致宜用甘和，在泉风化所致宜用辛凉，这就是所谓适宜的药食性味。

己卯年、己酉年：

上为阳明燥金司天；中为少宫土运不及；下为少阴君火在泉。土运不及，则可出现风化的胜气和清化的复气，卯年与酉年相同，凡出现胜气复气的，就是所谓邪化日。灾变发生在中央五宫。司天之气数为清化九，中运之气数为雨化五，在泉之气数为热化七，若不出现胜气复气的，就是所谓正化日。其气化致病时，司天清化所致宜用苦小温，中运雨化所致宜用甘和，在泉热化所致宜用咸寒，这就是所谓适宜的药食性味。

庚辰年、庚戌年：

上为太阳寒水司天；中为太商金运太过；下为太阴湿土在泉。司天之气数为寒化一，中运之气数为清化九，在泉之气数为雨化五，凡不出现胜气复气的，就是所谓正化日。其气化致病时，司天寒化所致宜用苦热，中运清化所致宜用辛温，在泉雨化所致宜用甘热，这就是所谓适宜的药食性味。

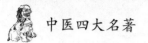

辛巳年、辛亥年：

上为厥阴风木司天；中为少羽水运不及；下为少阳相火在泉。水运不及，则可出现雨化的胜气与风化的复气，巳年与亥年相同，凡出现胜气复气的，就是所谓邪化日。灾变发生在北方一宫。司天之气数为风化三，中运之气数为寒化一，在泉之气数为火化七，若不出现胜气复气的，就是所谓正化日。其气化致病时，司天风化所致宜用辛凉，中运寒化所致宜用苦和，在泉火化所致宜用咸寒，这就是所谓适宜的药食性味。

壬午年、壬子年：

上为少阴君火司天；中为太角木运太过；下为阳明燥金在泉。司天之气数为热化二，中运之气数为风化八，在泉之气数为清化四，凡不出现胜气复气的，就是所谓正化日。其气化致病时，司天热化所致宜用咸寒，中运风化所致宜用酸和，在泉清化所致宜用酸温，这就是所谓适宜的药食性味。

癸未年、癸丑年：

上为太阴湿土司天；中为少徵火运不及；下为太阳寒水在泉。火运不及，则可出现寒化的胜气与雨化的复气，未年与丑年相同，凡出现胜气复气的，就是所谓邪化日。灾变发生在北方九宫。司天之气数为雨化五，中运之气数为火化二，在泉之气数为寒化一，若不出现胜气复气的，就是所谓正化日，其气化致病时，司天雨化所致宜用苦温，中运火化所致宜用咸温，在泉寒化所致宜用甘热，这就是所谓适宜的药食性味。

甲申年、甲寅年：

上为少阳相火司天；中为太宫土运太过；下为厥阴风木在泉。司天之气数为火化二，中运之气数为雨化五，在泉之气数为风化八，凡不出现胜气复气的，就是所谓正化日。其气化致病时，司天火化所致宜用咸寒，中运雨化所致宜用咸和，在泉风化所致宜用辛凉，这就是所谓适宜的药食性味。

乙酉年（为太一天符年），乙卯年（为天符年）：

上为阳明燥金司天；中为少商金运不及；下为少阴君火在泉。金运不及，则可出现热化的胜气和寒化的复气，酉年与卯年相同，凡出现胜气复气的，就是所谓邪化日。灾变发生在西方七宫。司天之气数为燥化四，中运之气数为清化四，在泉之气数为热化二，若不出现胜气复气的，就是所谓正化日。其气化致病时，司天燥化所致宜用苦小温，中运清化所致宜用酸和，在泉热化所致宜用咸寒，这就是所谓适宜的药食性味。

丙戌年、丙辰年（二年俱为天符年）：

上为太阳寒水司天；中为太羽水运太过；下为太阴湿土在泉。司天之气数为寒化六，中运之气数为寒化六，在泉之气数为雨化五，凡不出现胜气复气的，就是所谓正化日。其气化致病时，司天寒化所致宜用苦热，中运寒化所致宜用咸温，在泉雨化所致宜用甘热，这就是所谓适宜的药食性味。

丁亥年、丁巳年（二年俱为天符年）：

上为厥阴风木司天；中为少角木运不及；下为少阳相火在泉。木运不及，则可出现清化的胜气和热化的复气，亥年与巳年相同，凡出现胜气复气的，就是所谓邪化日。灾变发生在东方三宫。司天之气数为风化三，中运之气数为风化三，在泉之气数为火化七，若不出现胜气复气的，就是所谓正化日。其气化致病时，司天风化所致宜用辛凉，中运风化所致宜用辛和，在泉火化所致宜用咸寒，这就是所谓适宜的药食性味。

戊子年（为天符年）、戊午年（为太一天符年）：

上为少阴君火司天；中为太徵火运太过；下为阳明燥金在泉。司天之气数为热化七，中运之气数为热化七，在泉之气数为清化九，凡不出现胜气复气的，就是所谓正化日。其气化致病时，司天热化所致宜用咸寒，中运热化所致宜用甘和，在泉清化所致宜用酸温，这就是所谓适宜的药食性味。

己丑年、己未年（二年俱为太一天符年）：

上为太阴湿土司天；中为少宫土运不及；下为太阳寒水在泉。土运不及，则可出现风化的胜气和清化的复气，丑年与未年相同，凡出现胜气复气的，就是所谓邪化日。灾变发生在中央五宫。司天之气数为雨化五，中运之气数为雨化五，在泉之气数为寒化一，若不出现胜气复气的，就是所谓正化日。其气化致病时，司天雨化所致宜用苦热，中运雨化所致宜用甘和，在泉寒化所致宜用甘热，这就是所谓适宜的药食性味。

庚寅年、庚申年：

上为少阳相火司天；中为太商金运太过；下为厥阴风木在泉。司天之气数为火化七，中运之气数为清化九，在泉之气数为风化三，凡不出现胜气复气的，就是所谓正化日。其气化致病时，司天火化所致宜用咸寒，中运清化所致宜用辛温，在泉风化所致宜用辛凉，这就是所谓适宜的药食性味。

辛卯年、辛酉年：

上为阳明燥金司天；中为少羽水运不及；下为少阴君火在泉。水运不及，则可出现雨化的胜气与风化的复气，卯年与酉年相同，凡出现胜气复气的，就是所谓邪化日。灾变发生在北方一宫。司天之气数为清化九，中运之气数为寒化一，在泉之气数为热化七，若不出现胜气复气的，就是所谓正化日。其气化致病时，司天清化所致宜用苦小温，中运寒化所致宜用苦和，在泉热化所致宜用咸寒，这就是所谓适宜的药食性味。

壬辰年、壬戌年：

上为太阳寒水司天；中为太角木运太过；下为太阴湿土在泉。司天之气数为寒化六，中运之气数为风化八，在泉之气数为雨化五，凡不出现胜气复气的，就是所谓正化日。其气化致病时，司天寒化所致宜用苦温，中运风化所致宜用酸和，在泉雨化所致宜用甘温，这就是所谓适宜的药食性味。

癸巳年、癸亥年（二年俱为同岁会年）：

上为厥阴风木司天；中为少徵火运不及；下为少阳相火在泉。火运不及，则可出现寒化的胜气与雨化的复气，巳年与亥年相同，凡出现胜气复气的，就是所谓邪化日。灾变发生在南方九宫。司天之气数为风化八，中运之气数为火化二，在泉之气数为火化二，若不出现胜气复气的，就是所谓正化日。其气化致病时，司天风化所致宜用辛凉，中运火化所致宜用咸温，在泉火化所致宜用咸寒，这就是所谓适宜的药食性味。

凡此五运六气之定期值年，胜气复气及正化邪化的不同变化，都有一定的规律可循，不可不加以考察。所以说，有关五运六气的问题，只要掌握了它的要领，一句话就可以结束，不能掌握它的要领，则漫无边际，就是这个意思。

黄帝说：好！五运之气也会有复气之年吗？岐伯说：五运之气郁到极点，就要暴发，不过需要等待一定的时机才能发作。黄帝说：请问其中的道理是什么呢？岐伯说：五运之气的太过年和不及年，其复气的发作是不一样的。黄帝说：我想请你详尽地讲讲。岐伯说：太过者，发作急暴，不及者，发作徐缓，急暴者，致病严重，徐缓者，致病持续。黄帝说：太过与不及的气化之数是怎样的呢？岐伯说：气太过的，其气化之数为五行的成数，气不及的，其气化之数为五行的生数，惟有土运，不管太过不及，其气化之数，皆为生数。

黄帝说：五气郁而发作是怎样的呢？岐伯说：土气郁发而发作的情况是：山谷惊动，雷声震于气交，尘埃黄黑昏暗，湿气蒸发则化为白气，急风骤雨降于高山深谷，山崩石陷，撞击横飞，山洪暴发，大水随之而至，河流湖泊泛滥漫衍，土质破坏，水去之后，田土荒芜，只可牧畜而已。土郁发作，则土之化气得以敷布，喜降应时之雨，万物开始生长化成。湿气过胜则使人体水湿的运化受到影响，所以人们易患心腹部胀满，肠鸣，大便频数，甚则心痛，胁部胀满，呕吐霍乱，水饮发作，大便泄下如注，浮肿身重等病。云气奔向雨府，早霞映贯于朝阳之处，尘埃昏暗，山泽不清，这就是土郁开始发作的现象，发作时间多在四气之时。发现云雾横贯于天空与山谷，或聚或散，忽生忽灭，浮动不定，乃是土郁将发的先兆。

金气郁而发作的情况是：天气清爽，地气明净，风清凉，气急切，凉气大起，草木之上轻浮着云烟，燥所流行，时常有雾气弥漫，肃杀之气至，草木干枯雕落，发为秋声。燥气过胜则气化受到影响，所以人们易患咳嗽气逆，心与胁部胀满牵引少腹部，经常急剧疼痛，不能转动，咽喉干燥，面色如烟尘而难看等病。山泽干枯，地面凝聚着如霜一样的卤碱，这就是金郁开始发作的现象，发作时间多在五气之时。发现夜间降下白露，丛林深处风声凄凉，乃是金郁将发的先兆。

水气郁而发作的情况是，阳气退避，阴气骤起，大寒的气候乃至，川流湖泽，被严寒冻结，寒冷的雾气结为霜雪，甚则雾气黄黑昏暗遮避，流行于气交，而为霜雪肃杀之气，水乃预先发现某些征兆。所以人们易患寒气侵犯人体而心痛，腰部与臀部疼痛，大关节活动不灵，屈伸不便，多厥逆，腹部痞满坚硬等病。阳气不得主治，阴气聚积于空中，白埃昏暗，这就是水郁开始发作的现象，发作时间，多在君火与相火主时的前后。发现太空之气散乱如麻，深远昏暗，隐约可见，颜色黑而微黄，乃是水郁将发的先兆。

木气郁而发作的情况是，在空中尘埃昏暗，云物飘动，大风乃至，屋被刮坏，树木折断，草木之类发生变化。所以人们易患胃脘当心处疼痛，向上支撑两胁，咽喉隔塞不通，食饮难以咽下，甚则耳鸣，头目眩晕旋转，两眼辨不清人物，多突然僵直仆倒等病。太空中尘埃苍茫，天空和山脉同样颜色，或呈现浊气，色黄黑郁滞不散，云虽横于空中，而雨水不降，这就是木郁开始发作的现象，发作的时间不固定。发现平野中的草皆低垂不起，柔软的树叶子皆背面翻转向外，高山之松，被风吹作响，虎叫于山崖峰峦之上，乃是木郁将发的先兆。

火气郁而发作的情况是：太空中有黄赤之气遮避，太阳光不甚明亮，火炎流行，大暑乃至，高山湖泽似被火炎烧燎一样，木材流出液汁，广大的厦屋烟气升腾，地面上浮现出霜卤样物质，不流动的水减少，蔓草类焦枯干黄，风热炽盛，人们言语惑乱，湿之化气，乃后期才至。所以人们易患少气，疮疡痈肿，胁腹胸背，头面四支，胀满而不舒适，生疮疡与痱子，呕逆，筋脉抽搐，骨节疼痛而抽动，世泻不止，温疟，腹中急剧疼痛，血外溢流注不止，精液乃少，目赤，心中烦热，甚则昏晕烦闷懊侬等病，容易突然死亡。每日在百刻终尽之后，阳气来复，气候大温，汗湿汗孔，这就是火郁开始发作的现象，发作的时间，多在四气之时。事物动极则静，阳极则阴，热极之后，湿气乃化乃成。花开之时又见水结成冰，山川出现冰雪，则火乃被郁，而于午时，见有阳热之气生于湖中，乃是火郁将发的先兆。

五气之郁，必有先兆，而后乃发生报复之气，都是在郁极的时候，开始发作，木郁的发作，没有固定的时间，水郁的发作，在君、相二火主时的前后。细心的观察时令，发病的情况是可以预测的，失于正常的时令及岁气运行的规律，则五行之气运行错乱，生长化收藏的政令，也就不正常了。

黄帝说：水郁而发为冰雪霜雹，土郁而发为飘雨，木郁而发为毁坏断折，金郁而发为清爽明净，火郁而发为热气黄赤昏暗，这是什么气造成的呢？岐伯说：六气有太过不及的不同，发作时有轻微和严重的差别，发作轻微的，只限于本气，发作严重的，则兼见于其下承之气，预见其下承之气的变化，则气发的情况就可以知道了。黄帝说：好。五郁之气的发作，不在其应发之时，是什么道理呢？岐伯说：这属于时间上的差异。黄帝说：这种差异，有日数吗？岐伯说：差异都在应发时之后三十日有余。黄帝说：主时之气，来时有先后的不同，是什么原因呢？岐伯说：岁运太过，气先时而至，岁运不及，气后时而至，这属于正常的气候。黄帝说：岁运之气，正当应至之时而来的，属于什么呢？岐伯说：没有太过和不及，则正当其时而至，不这样就要发生灾害。

黄帝说：好。气有非其时而有其化的，是什么道理呢？岐伯说：太过者，其气化则正当其时；气不及的，其气化则归之于胜己者之所化。黄帝说：四时之气，来时有早晚高下左右的不同，怎样测知呢？岐伯说：气的运行有逆有顺，气之来至有快有慢。所以气太过的，气化先于天时，气不及的，气化后于天时。黄帝说：我想听听关于气的运行情况是怎样的呢？岐伯说：春气生于东而西行，夏气生于南而北行，秋气生于西而东行，冬气生于北而南行。所以春气自下而升于上，秋气自上而降于上，夏气万物生长，其气布化于中，冬气严于外表，而气始于标。春气在东，故始于左，秋气在西，故始于右，冬气在北，故始于后，夏气在南，故始于前。这就是四时正常气化的一般规律。所以高原地带，气候严寒，冬气常在，下洼地带，气候温和，春气常在，必须根据不同的时间地点，仔细地加以考察。黄帝说：好。

黄帝问道：五运六气变化应于所见的物象，其正常气化与反常的变化是怎样的呢？岐伯回答说：关于六气正常与反常的变化，有气化，有变化，有胜气，有复气，有作用，有病气，各有不同的情况，你想了解哪一方面的呢？黄帝说：我想听你详尽地讲讲。岐伯说：我尽量地讲给你听吧。关于六气之所至，厥阴风木之气至时，则为平和；少阴君火之气至时，则为温暖；太阴湿土之气至时，则为尘埃湿润；少阳相火之气至时，则为火炎暑热；阳明燥金之气至时，则为清凉刚劲；太阳寒水之气至时，则为寒冷气氛。这是四时正常气化的一般情况。

厥阴之气至为风化之府，为物体破裂而开发；少阴之气至为火化之府，为万物舒发繁荣；太阴之气至为雨化之府，为物体充盈圆满；少阳之气至为热化之府，为气化尽现于外；阳明之气至为肃杀之府，为生发之气变更；太阳之气至为寒化之府，为阳气敛藏。这是六气司化的一般情况。

厥阴之气至，为万物发生，为和风飘荡；少阴之气至，为万物繁荣，为形象显现；太阴之气至，为万物化育，为湿化云雨；少阳之气至，为万物盛长，为蕃盛鲜明；阳明之气至为收敛，为雾露之气；太阳之气至为闭藏，为生机闭密。这是六气所化的一般情况。

厥阴之气至，为风气发生，厥阴之下，金气承之，故气终则肃杀；少阴之气至，为热气发生，少阴之中见为太阳，故其中为寒化；太阴之气至为湿气发生，太阴之下，风气承之，风来湿化，故气终则大雨如注；少阳之气至，为火气发生，相火之下，水气承之，故气终为湿热交蒸；阳明之气至为燥气发生，其气终则为凉；太阳之气至，为寒气发生，太阳之中见为少阴，故其中为温化。这是六气德化的一般情况。

厥阴之气至，为毛虫类化育；少阴之气至，为羽虫类化育；太阴之气至，为保虫类化育；少阳之气至，为有羽昆虫类化育；阳明之气至，为介虫类化育；太阳之气至，为鳞虫类化育。这是气化功德的一般情况。

厥阴之气至则万物生发，故为生化；少阴之气至则万物繁荣，故为荣化；太阴之气至则万物湿润，故为濡化；少阳之气至则万物茂盛，故为茂化；阳明之气至则万物坚实，故为坚化；太阳之气至则万物闭藏，故为藏化。这是六气施政的一般情况。

厥阴风木之气至，为旋风怒狂，风木亢盛则金气承而制之，其气大凉；少阴君火之气至，为气甚温暖，火气亢盛则阴精承而制之，其气寒冷；太阴湿土之气至为雷雨剧烈，湿土亢盛则风气承而制之，其气为狂风；少阳相火之气至，为旋风及火热燔燎；火气亢盛则水气承而制之，其气为霜凝；阳明燥金之气至，为物体散落，金气亢盛则火气承而制之，其气温暖；太阳寒水之气至，为寒雪冰雹，寒水亢盛则土气承而制之，其气为白色尘埃。这是六气变常的一般情况。

厥阴风木之气至，为物体扰动，为随风往来；少阴君火之气至，为火焰高明，为空中有黄赤之气色；太阴湿土之气至，为阴气沉滞，为白色埃尘，为晦暗不明；少阳相火之气至，为虹电等光显，为赤色之云，为空中有黄赤之色；阳明燥金之气至，为烟尘，为霜冻，为刚劲急切，为悽惨之声；太阳寒水之气至，为坚硬，为锋利，为挺立。这是六气行令的一般情况。

厥阴风木之气至而致病，为腹中拘急；少阴君火之气至而致病，为疮疡皮疹身热；太阴湿土之气至而致病，为水饮积聚，阻塞不通；少阳相火之气至而致病，为喷嚏呕吐，为疮疡；阳明燥金之气至而致病，为皮肤气肿；太阳寒水之气至而致病，为关节屈伸不利。这是六气致病的一般情况。

厥阴之气至而致病，为肝气不舒，胁部支撑疼痛；少阴之气至而致病，为心神不宁，易惊而惑乱，恶寒战慄，谵言妄语；太阴之气至而致病，为脾气不运，蓄积胀满；少阳之气至而致病，为胆气被伤，易惊，躁动不安，昏晕闷昧，常突然发病；阳明之气至而致病，为胃足阳明之经脉不适，鼻塞，尻阴股膝髀腨胻足等处发病；太阳之气至而致病，为膀胱足太阳之经脉不适，发为腰痛。这是六气致病的一般情况。

厥阴之气至而致病，为胁痛，呕吐泻利；少阴之气至而致病，为多言善笑；太阴之气至而致病，为身重浮肿；少阳之气至而致病；为急剧泻利不止，肌肉瞤筋脉抽搐，常突然死亡；阳明之气至而致病，为鼻塞喷嚏；太阳之气至而致病，为大便泻利，津液之窍道闭止不通。这是六气致病的一般情况。

凡此十二变者，六气作用为德者，那么万物以德回应它；六气作用为化者，那么万物以化回应它；六气作用为政者，那么万物以政回应它；六气作用为令者，那么万物以令回应它；气在上的则病位高；气在下的则病位低；气在后的则病位在后；气在前的则病位在前；气在中的则病位在中；气在外的则病位在外；这是六气致病之病位的一般情况。所以风气胜者则动而不宁，热气胜者则肿，燥气胜者则干，寒气胜者则虚浮，湿气胜者则湿泻，甚则水气闭滞而为浮肿。随着六气所在之处，以知其病变的情况。

黄帝说：我想听听六气的作用是怎样的。岐伯说：关于六气的作用，各自归之于被我克之气而以为气化。所以太阴的雨化，作用于太阳；太阳的寒化，作用于少阴；少阴的热化，作用于阳明；阳明的燥化，作用于厥阴；厥阴的风化，作用于太阴。各随其所在的方位以显示其作用。黄帝说：六气自得其本位的，是怎样的呢？岐伯说：六气自得其本位的，是正常的气化。黄帝说：我想听听六气本位的所在。岐伯说：确立了六气所居的位置，就可以知道它所主的方隅和时间了。

黄帝说：岁气六步之位的太过不及是怎样的呢？岐伯说：太过和不及之气是不相同的，太过之气，来时缓慢而时间持续较长，不及之气，来时急骤而容易消失。黄帝说：司天与在泉之气的太过不及是怎样的呢？岐伯说：司天之气不足时，在泉之气随之上迁，在泉之气不足时，司天之气从之下降，岁运之气居于中间，若在泉之气上迁则运气先上迁，司天之气下降则运气先下降，所以岁运之气的迁降，常在司天在泉之先。岁运不胜司天在泉之气时则相恶，岁运与司天在泉之气相和时，则同归其化，随着岁运与司天在泉之气所归从，而发生各种不同的病变。所以司天之气太过时，则天气下降，在泉之气太过时，则地气上迁，上迁下降的多少，随着天地之气胜之多少，存在着一定的差异，气微则差异小，气甚则差异大，甚则可以改变气交的时位，气交时位改变时则有大的变化，疾病就要发作。《大要》上说：差异大的有五分，差异小的有七分，这种差异就表现出来了。就是这个意思。

黄帝说：好。前面论述过用热品时，不要触犯主时之热；用寒品时，不要触犯主时之寒。我想不避热不避寒，应当怎样呢？岐伯说：你问的很全面啊！发表时可以不避热，攻里时可以不避寒。黄帝说：不发表不攻里而触犯了主时之寒热会怎样呢？岐伯说：若寒热之气伤害于内，他的病就更加严重了。黄帝说：我想听听无病的人会怎样呢？岐伯说：无病的人，能够生病，有病的人会更加严重。黄帝说：生病的情况是怎样的呢？岐伯说：不避热时则热至，不避寒时则寒至。寒至则发生腹部坚硬痞闷胀满，疼痛急剧，下利等病；热至则发生身热，呕吐下利，霍乱，痈疽疮疡，昏冒郁闷泄下，肌肉瞤动，筋脉抽搐，肿胀，呕吐，鼻塞衄血，头痛，骨节改变，肌肉疼痛，血外溢或下泄，小便淋沥，癃闭不通等病。黄帝说：应当怎样治疗呢？岐伯说：主时之气，必须顺从之，触犯了主时之气时，可用相胜之气的药品加以治疗。

黄帝问道：妇女怀孕，若用毒药攻伐时，会怎样呢？岐伯回答说：只要有应攻伐的疾病存在，则母体不会受伤害，胎儿也不会受伤害。黄帝说：我想听听这是什么道理呢？岐伯说：身虽有妊，而有大积大聚这种病，是可以攻伐的，但是在积聚衰减一大半时，就要停止攻伐，攻伐太过了就要引起死亡。

黄帝说：好。郁病很严重的，应当怎样治疗呢？岐伯说：肝木郁的，应当舒畅条达之；心火郁的，应当发散之；脾土郁的，应当劫夺之；肺金郁的，应当渗泄之；肾水郁的，应当折抑之。这样去调整五脏的气机，凡气太过的，就要折服其气，因为太过则畏折，就是所谓泻法。黄帝说：假借之气致病，应当怎样治疗呢？岐伯说：如果主气不足而有假借之气时，就不必要遵守"用寒远寒，用热远热"等禁忌法则了。这就是所谓主气不足，客气胜之而有非时之气的意思。

黄帝说：圣人的要道真伟大呀！关于天地的变化，运行的节律，运用的纲领，阴阳的治化，寒署的号令，不是先生谁能通晓它！我想把它藏在灵兰室中，署名叫六元正纪，不经过洗心自戒，不敢随意将其展示，不是诚心实意的人，不可轻意传授给他。

刺法论篇第七十二

【原文】　黄帝问曰：升降不前，气交有变，即成暴郁，余已知之。如何预救生灵，可得却乎？岐伯稽首再拜对曰：昭乎哉问！臣闻夫子言，既明天元，须穷刺法，可以折郁扶运，补弱全真，泻盛蠲余，令除斯苦。帝曰：愿卒闻之。岐伯曰：升之不前，即有甚凶也。木欲升而天柱窒抑之，木欲发郁亦须待时，当刺足厥阴之井。火欲升而天蓬窒抑之，火欲发郁亦须待时，君火相火同刺包络之荥。土欲升而天冲窒抑之，土欲发郁亦须待时，当刺足太阴之俞。金欲升而天英窒抑之，金欲发郁亦须待时，当刺手太阴之经。水欲升而天芮窒抑之，水欲发郁亦须待时，当刺足少阴之合。

帝曰：升之不前，可以预备，愿闻其降，可以先防。岐伯曰：既明其升，必达其降也。升降之道，皆可先治也。木欲降而地晶窒抑之，降而不入，抑之郁发，散而可得位，降而郁发，暴如天间之待时也，降而不下，郁可速矣，降可折其所胜也，当刺手太阴之所出，刺手阳明之所入。火欲降而地玄窒抑之，降而不入，抑之郁发，散而可入，当折其所胜，可散其郁，当刺足少阴之所出，刺足太阳之所入。土欲降而地苍窒抑之，降而不下，抑之郁发，散而可入，当折其胜，可散其郁，当刺足厥阴之所出，刺足少阳之所入。金欲降而地彤窒抑之，降而不下，抑之郁发，散而可入，当折其胜，可散其郁，当刺心包络所出，刺手少阳所入也。水欲降而地阜窒抑之，降而不下，抑之郁发，散而可人，当折其胜，可散其郁，当刺足太阴之所出，刺足阳明之所人。

帝曰：五运之至有前后，与升降往来，有所承抑之，可得闻乎刺法？岐伯曰：当取其化源也。是故太过取之，不及资之。太过取之，次抑其郁，取其运之化源，令折郁气。不及资之，以扶运气，以避虚邪也。

黄帝问曰：升降之刺，以知其要，愿闻司天未得迁正，使司化之失其常政，即万化之或其皆妄。然与民为病，可得先除，欲济群生，愿闻其说。岐伯稽首再拜曰：悉乎哉问！言其至理，圣念慈悯，欲济群生，臣乃尽陈斯道，可申洞微。太阳复布，即厥阴不迁正，不迁正气塞于上，当泻足厥阴之所流。厥阴复布，少阴不迁正，不迁正即气塞于上，当刺心包络脉之所流。少阴复布，太阴不迁正，不迁正即气留于上，当刺足太阴之所流。太阴复布，少阳不迁正，不迁正则气塞未通，当刺手少阳之所流。少阳复布，则阳明不迁正，不迁正则气未通上，当刺手太阴之所流。阳明复布，太阳不迁正，不迁正则复塞其气，当刺足少阴之所流。

帝曰：迁正不前，以通其要，愿闻不退，欲折其余，无令过失，可得明乎？岐伯曰：气过有余，复作布政，是名不退位也。使地气不得后化，新司天未可迁正，故复布化令如故也。巳亥之岁，天数有余，故厥阴不退位也，风行于上，木化布天，当刺足厥阴之所人。子午之岁，天数有余，故少阴不退位也，热行于上，火余化布天，当刺手厥阴之所人。丑未之岁，天数有余，故太阴不退位也，湿行于上，雨化布天，当刺足太阴之所入。寅申之岁，天数有余，故少阳不退位也，热行于上，火化布天，当刺手少阳之所入。卯酉之岁，天数有余，故阳明不退位也，金行于上，燥化布天，当刺手太阴之所入。辰戌之岁，天数有余，故太阳不退位也，寒行于上，凛水化布天，当刺足少阴之所入。故天地气逆，化成民病，以法刺之，预可平痾。

黄帝问曰：刚柔二干，失守其位，使天运之气皆虚乎？与民为病，可得平乎？岐伯曰：深乎哉问！明其奥旨，天地迭移，三年化疫，是谓根之可见，必有逃门。

假令甲子，刚柔失守，刚未正，柔孤而有亏，时序不令，即音律非从，如此三年，变大疫也。详其微甚，察其浅深，欲至而可刺，刺之，当先补肾俞，次三日，可刺足太阴之所注。又有下位己卯不至，而甲子孤立者，次三年作土疠，其法补泻，一如甲子同法也。其刺以毕，又不须夜行及远行，令七日洁，清净斋戒。所有自来肾有久病者，可以寅时面向南，净神不乱思，闭气不息七遍，以引颈咽气顺之，如咽甚硬物，如此七遍后，饵舌下津令无数。

假令丙寅，刚柔失守，上刚干失守，下柔不可独主之，中水运非太过，不可执法而定。布天有余，而失守上正，天地不合，即律吕音异，如此即天运失序，后三年变疫。详其微甚，差有大小，徐至即后三年，至甚即首三年，当先补心俞，次五日，可刺肾之所人。又有下位地甲子辛巳柔不附刚，亦名失守，即地运皆虚，后三年变水疠，即刺法皆如此矣。其刺如毕，慎其大喜欲情于中，如不忌，即其气复散也。令静七日，心欲实，令少思。

假令庚辰，刚柔失守，上位失守，下位无合，乙庚金运，故非相招，布天未退，中运胜来，上下相错，谓之失守，姑洗林钟，商音不应也，如此则天运化易，三年变大疫。详其天数，差有微甚，微即微，三年至，甚即甚，三年至，当先补肝俞，次三日，可刺肺之所行。刺毕，可静神七日，慎勿大怒，怒必真气却散之。又或在下地甲子乙未失守者，即乙柔干，即上庚独治之，亦名失守者，即天运孤主之，三年变疠，名曰金疠，其至待

267

时也,详其地数之等差,亦推其微甚,可知迟速耳。诸位乙庚失守,刺法同,肝欲平,即勿怒。

假令壬午,刚柔失守,上壬未迁正,下丁独然,即虽阳年,亏及不同,上下失守,相招其有期,差之微甚,各有其数也,律吕二角,失而不和,同音有日,微甚如见,三年大疫,当刺脾之俞,次三日,可刺肝之所出也。刺毕,静神七日,勿大醉歌乐,其气复散,又勿饱食,勿食生物,欲令脾实,气无滞饱,无久坐,食无太酸,无食一切生物,宜甘宜淡。又或地下甲子丁酉,失守其位,未得中司,即气不当位,下不与壬奉合者,亦名失守,非名合德,故柔不附刚,即地运不合,三年变疬,其刺法,一如木疫之法。

假令戊申,刚柔失守,戊癸虽火运,阳年不太过也,上失其刚,柔地独主,其气不正,故有邪干,迭移其位,差有浅深,欲至将合,音律先同,如此天运失时,三年之中,火疫至矣,当刺肺之俞。刺毕,静神七日,勿大悲伤也,悲伤即肺动,而真气复散也,人欲实肺者,要在息气也。又或地下甲子,癸亥失守者,即柔失守位也,即上失其刚也,即亦名戊癸不相合德者也,即运与地虚,后三年变疬,即名火疬。

是故立地五年,以明失守,以穷刺法,于是疫之与疬,即是上下刚柔之名也,穷归一体也,即刺疫法,只有五法,即总其诸位失守,故只归五行而统之也。

黄帝曰:余闻五疫之至,皆相染易,无问大小,病状相似,不施救疗,如何可得不相移易者?岐伯曰:不相染者,正气存内,邪不可干,避其毒气,无牝从来,复得其往,气出于脑,即不邪干。气出于脑,即室先想心如日。欲将入于疫室,先想青气自肝而出,左行于东,化作林木。次想白气自肺而出,右行于西,化作戈甲。次想赤气自心而出,南行于上,化作焰明。次想黑气自肾而出,北行于下,化作水。次想黄气自脾而出,存于中央,化作土。五气护身之毕,以想头上如北斗之煌煌,然后可入于疫室。

又一法,于春分之日,日未出而吐之。又一法,于雨水日后,三浴以药泄汗。又一法,小金丹方:辰砂二两,水磨雄黄一两,叶子雌黄一两,紫金半两,同入合中,外固,了地一尺筑地实,不用炉,不须药制,用火二十斤煅之也,七日终,候冷七日取,次日出合子,埋药地中七日,取出顺日研之三日,炼白沙蜜为丸,如梧桐子大,每日望东吸日华气一口,冰水下一丸,和气咽之。服十粒,无疫干也。

黄帝问曰:人虚即神游失守位,使鬼神外干,是致夭亡,何以全真?愿闻刺法。岐伯稽首再拜对曰:昭乎哉问!谓神移失守,虽在其体,然不致死,或有邪干,故令夭寿。只如厥阴失守,天以虚,人气肝虚,感天重虚，即魂游于上，邪干厥大气，身温犹可刺之，刺其足少阳之所过，次刺肝之俞。人病心虚，又遇君相二火司天失守，感而三虚，遇火不及，黑尸鬼犯之，令人暴亡，可刺手少阳之所过，复刺心俞。人脾病，又遇太阴司天失守，感而三虚，又遇土不及，青尸鬼邪犯之于人，令人暴亡，可刺足阳明之所过，复刺脾之俞。人肺病，遇阳明司天失守，感而三虚，又遇金不及，有赤尸鬼干人，令人暴亡，可刺手阳明之所过，复刺肺俞。人肾病，又遇太阳司天失守，感而三虚，又遇水运不及之年，有黄尸鬼干犯人正气，吸人神魂，致暴亡，可刺足太阳之所过，复刺肾俞。

黄帝问曰：十二脏之相使，神失位，使神彩之不圆，恐邪干犯，治之可刺，愿闻其要。岐伯稽首再拜曰：悉乎哉，问至理，道真宗，此非圣帝，焉究斯源。是谓气神合道，契符上天。心者，君主之官，神明出焉，可刺手少阴之源。肺者，相传之官，治节出焉，可刺手太阴之源。肝者，将军之官，谋虑出焉，可刺足厥阴之源。胆者，中正之官，决断出焉，可刺足少阳之源。膻中者，臣使之官，喜乐出焉，可刺心包络所流。脾为谏议之官，知周出焉，可刺脾之源。胃为仓廪之官，五味出焉，可刺胃之源。大肠者，传道之官，变化出焉，可刺大肠之源。小肠者，受盛之官，化物出焉，可刺小肠之源。肾者，作强之官，伎巧出焉，刺其肾之源。三焦者，决渎之官，水道出焉，刺三焦之源。膀胱者，州都之官，精液藏焉，气化则能出矣，刺膀胱之源。凡此十二官者，不得相失也。是故刺法有全神养真之旨，亦法有修真之道，非治疾也，故要修养和神也。道贵常存，补神固根，精气不散，神守不分，然即神守而虽不去，亦能全真，人神不守，非达至真，至真之要，在乎天玄，神守天息，复入本元，命曰归宗。

【解读】　黄帝问道：岁气的左右间气，不得升降，气交发生反常的变化，即可成为暴烈的邪气，我已经知道了。这个要怎样预防，挽救人类的疾患，可以得到一种却退郁气的办法吗？岐伯再次跪拜回答说：你提这个问题很高明啊！我听老师说，既明白了天地六元之气的变化，还必须深知刺法，它可以折减郁气，扶助运气，补助虚弱，保全真气，泻其盛气，除去余邪，使其消除此种疾苦。黄帝说：我想听你详尽地讲讲。岐伯说：气应升而不得升时，便有严重的凶灾。厥阴风木欲升为司天之左间，遇金气过胜，而天柱阻抑之，则木气郁，木之郁气欲发，必须等到木气当位之时，在人体则应当刺足厥阴之井大敦穴，以泻木郁。火欲升为司天之左间，遇水气过胜，而天蓬阻抑之，则火气郁，火之郁气欲发，必须等到火气当位之时，在人体则不管君火还是相火，同样应当刺心包络手厥阴之荥劳宫穴，以泻火郁。太阴湿土欲升为司天之左间，遇木气过胜，而天冲阻抑之，则土气郁，土气欲发，必须等到土气当位之时，在人体则应当刺足太阴之俞太白穴，以泻土郁。阳明燥金欲升为司天之左间，遇火气过胜，而天英阻抑之，则金气郁，金之郁气欲发，必须等到金气当位之时，在人体则应当刺手太阴之经经渠穴，以泻金郁。太阳寒水欲升为司天之左间，遇土气过胜，而天芮阻抑之，则水气郁，水之郁气欲发，必须等到土气当位之时，在人体则应当刺足少阴之合阴谷穴，以泻水郁。

黄帝说：岁气之间气应升而不能升的，可以预防，我想听听岁气之间气应降而不降的，是不是也可以事先防备岐伯说：既然明白气升的道理，也必然能通达气降的道理。间气升降不前所致的疾患，都可以预先调治。厥阴风木欲降为在泉之左间，遇金气过胜，而地晶阻抑之，则木欲降而不得入，木被抑则发为郁气，待郁气散则木可降而得位，气应降而不得降之郁气发作，其晓烈程度和司天间气应升不升之郁气待时发作相同，应降不得降，能够很快地形成郁气，降则可以折减其胜气，在人体则应当针刺手太阴之并穴少商与手阳明之合穴曲池。火欲降为在泉之左间，遇水气过胜，而地玄阻抑之，则火欲降而不得入，火被抑则发为郁气，待郁气散则火气可入，应当折减其胜气，可以散其郁气，在人体则应当针刺足少阴之井穴涌泉与足太阳之合穴委中。太阴湿土欲降为在泉之左间，遇木气过胜而地苍阻抑之，则土欲降而不能下，土被抑则发为郁气，待郁气散则土气可入，应当折减其胜气，可以散其郁气，在人体则应当针刺足厥阴之井穴大敦与足少阳之合穴阳陵泉。阳明燥金欲降为在泉之左间，遇火气过胜而地彤阻抑之，则金欲降而不能下，金被抑则发为郁气，待郁气散金气可入，应当折减其胜气，可以散其郁气，在人体则应当针刺手厥阴心包络之井穴中冲与手少阳之合穴天井。太阳寒水欲降为在泉之左间，遇土气过胜而地阜阻抑之，则土欲降而不能下，水被抑则发为郁气，待郁气散则水气可入，应当折减其胜气，可以散其郁气，在人体则应当针刺足太阴之井穴隐白与足阳明之合穴足三里。

黄帝说：关于五运之太过不及，气至有先后，与天气升降往来，互有相承相抑的问题，我可以听听其致病时所运用的针刺法则吗？岐伯说：应当取六气生化之源。所以气太过者取治之，气不及者资助之。太过取之，应据其致郁之次第以抑其郁气，取治于运气生化之源，以折减其郁气。不及资之，是用以助运气之不足，避免虚邪之气。

黄帝问道：关于六气升降不前致病的刺法，已知其大要，我想再听听司天之气未能迁于正位，使司天之气化政令失常，也就是一切生化或都失于正常。这样则使百姓患病，可否使其预先解除，以救济人类，请你讲讲这个问题。岐伯再次跪拜回答说：你问的很全面啊！谈到这些至理要言，体现了圣王仁慈怜悯之心，要拯救人类的疾苦，我一定详尽地来陈述这些道理，申明其深奥微妙的意义。若上年司天的太阳寒水，继续施布其政令，则厥阴风木，不能迁居于司天之正位，厥阴不迁正则气郁塞于上，应当泻足厥阴脉气所流的荥穴行间。若上年司天的厥阴风木，继续施布其政令，则少阴君火不能迁居于司天之正位，少阴不迁正则气郁塞于上，应当针刺手厥阴心包络脉气所流的荥穴劳宫。若上年司天的少阴君火，继续施布其政令，则太阴湿土不能迁居于司天之正位，太阴不迁正，则气留居于上，应当针刺足太阴脉气所流的荥穴大都。若上年司天的太阴湿土，继续施布其政令，则少阳相火不能迁居于司天之正位，少阳不迁正，则气闭塞而不通，应当针刺手少阳脉气所流的荥穴液门。若上年司天的少阳相火继续施布其政令，则阳明燥金不能迁居于司天之正位，阳明不迁正，则气郁不能上通，应当针刺手太阴脉气所流的荥穴鱼际。若上年司天的阳明燥金继续施布其政令，则太阳寒水不能迁居于司天之，正位，太阳不迁正，则气又闭塞不通，应当针刺足少阴脉气所流的荥穴然谷。

黄帝说：关于岁气应迁正而不能迁正的，我已经通晓了它的要点，还想听开关于岁气不退位的问题，要想折减它的有余之气，不使其因太过而有失，你可以使我晓得吗？岐伯说：若旧岁的岁气太过而有余，继续居于正位，施布其政令，名叫不退位。使在泉之气，也不能后退而行间气之化，新岁的司天之气不能迁居于正位，所以旧岁的岁气仍旧布化其本气的政令。如巳年与亥年，司天的气数有余，到了午年与子年，则厥阴风木之气，不得退位，风气运行于上，木气布化于天，应当针刺足厥阴的舍穴曲泉。子年与午年，司天的气数有余，到了丑年与未年，则少阴君火之气，不得退位，热气运行于上，火的余气布化于天，应当针刺手厥阴的合穴曲泽。丑年与未年，司天的气数有余，到了寅年与申年，则太阴湿土之气，不得退位，湿气运珩于上，雨气布化于天，应当针刺足太阴的合穴阴陵泉。寅年与申年，司天的气数有余，到了卯年与酉年，则少阳相火之气，不得退位，热气运行于上，火气布化于天，应当针刺手少阳的合穴天井。卯年与酉年，司天的气数有余，到了辰年与戌年，则阳明燥金之气，不得退位，金气运行于上，燥气布化于天，应当针刺手太阴的合穴尺泽。辰年与戌年，司天的气数有余，到了巳年与亥年，则太阳寒水之气，不得退位，寒气行于上，凛冽的水气布化于天，应当针刺足少阴的合穴阴谷。所以说司天在泉之气，出现异常变化，就要导致人们的疾病，按照前法进行针刺，可以预先平定将要发生的疾病。

黄帝说：刚干与柔干，失守其司天在泉之位，能使司天与中运之气都虚吗？给人们造成的疾病，能够使其平和吗？岐伯说：你提这个问题很深奥啊！需要明白其奥妙的意义，司天在泉之气，逐年更迭迁移，若刚柔失守；其气被窒，三年左右，化而为疫，因此说，认识了它的根本所在，必定能有避去疫病的法门。

假如甲子年，刚柔失守，司天之刚气不得迁正，在泉之柔气也必孤立而亏虚，四时的气候，失去正常的秩序，相应的音律，不能相从，这样，在三年左右，就要变为较大的疫病。应审察其程度的微甚与浅深，当其将要发生而可刺之时，用针刺之，土疫易伤水脏，当先取背部之肾俞穴，以补肾水，隔三日，再刺足太阴脉之所注太白穴，以泻土气。又有在泉之气卯不能迁正，而司天甲子阳刚之气，则孤立无配，三年左右，也可发作土疫，其补泻方法，和上述甲子司天不得迁正致疫之法是一样的。针刺完毕，不可夜行或远行，七日内，务须洁净，素食养神。凡是原来肾脏有久病的人，可以在寅时，面向南方，精神集中，消除杂念，闭住气息，吸而不呼，连作七次，伸直颈项，用力咽气，要象咽很硬的东西那样，这样连作七遍，然后吞咽舌下的津液，不拘其数。

假如丙寅年，刚柔失守，司天的刚干失守其位，不得迁正，在泉的柔干不能独主其令，由于司天之气不迁正，故丙虽阳干，则水运不为太过，不可拘执常法以论定。司天之气虽属有余，但不得迁正则上失其位，天地上下，不相配合，阳律阴吕其音各异，这样，就是天气运行失去正常的秩序，其后三年左右，就要变为疫病。审察其程度的微甚和差异的大小，徐缓的可在三年后发生疾病，严重的可在头三年发生疫病，水疫易伤心火，当先取背部的心俞穴，以补心火，隔五日，再刺肾足少阴脉气所入的阴谷穴，以泻肾水。又有在泉干支辛巳不能迁正附于上刚的，也叫作失守，就会使运与在泉之气都虚，其后三年左右，变成水疫，其补泻刺法，也和上述司天不得迁正致疫的刺法相同。针刺完毕，慎无大喜情动于中，如不加以禁忌，就会使气再度耗散，应使其安静七日，心要忠实，不可有过多的思念。

假如庚辰年，刚柔失守，司天之位失守，在泉之位无所配合，乙庚为金运，刚柔失守，上下不能相招，上年阳明燥金司天之气不退，其在泉之火，来胜今年中运之金，司天在泉，其位相错，叫作失守，使太商阳律之姑洗与少商阴吕之林钟，不能相应，这样，则天运变化失常，三年左右，就要变为较大的疫气。审察其天运的变化规律，及差异的微甚，差异微的疫气微，三年左右乃至，差异甚的疫气甚，也在三年左右疫气至，金疫易伤肝木，当先取背部肝俞穴，以补肝木，隔三日，再刺肺手太阴脉气所行的经渠穴，以泻肺金。针刺完毕，可安静神志七日，慎不可大怒，大怒则使真气散失。又或在泉干支乙未失守，不得迁正，即下乙柔干不至，上庚刚干独治，也叫作失守，即司天与中运独治之年，三年左右，变为疠气，名叫金疠，其发作须等待一定的时机，审察其在泉变化规律的差异，推断其疠气之微甚，即可知道发病的迟速。凡是乙庚刚柔失位，其刺法都相同，肝应保持平和，不可发怒，以伤其气。

假如壬午年，刚柔失守，配司天之壬不得迁正，配在泉之丁，孤独无配，壬虽阳年，不得迁正则亏，不同于正常之气，上下失守，则其相应当有一定的时间，其差异的微甚，各有一定之数，太角的阳律与少角的阴吕相失而不能配合，待上下得位之时，则律吕之音相同有日，根据其微甚的差异，三年左右便可发生较大的疫气，木疫易伤脾土，当先取背部的脾俞穴，以补脾土，隔三日，再刺肝足厥阴脉气所出的大敦穴，以泻肝木。行刺完毕，安静神志七日，不可大醉及歌唱娱乐，使其气再度消散，也不要过饱或吃生的食物，要使脾气充实，不可滞塞饱满，不可久坐不动，食物不可太酸，不可吃一切生的食物，宜于食甘淡之味。又或在泉干支丁酉，不得迁正，失守其位，不能与中运司天之气相应，即下位不能奉合于上，也叫作失守，不能叫作合德，因而为柔不附刚，即在泉之气，与中运不合，三年便可变为疫疠，其针刺方法，与上述针刺木疫之法相同。

假如戊申年，刚柔失守，戊癸虽然是火运阳年，若刚柔失守，则阳年也不属火运太过，司天之气不得迁正，上失其刚，在泉之柔，独主无配，岁气不正，因而有邪气干扰，司天在泉之位，更迭变移，其差异有深浅，刚柔之位，将欲应合，阳律与阴吕必先应而同，象这样天运失去正常时位的，在三年之中，火疫就要发生，火疫易伤肺金，应取背部的肺俞穴，以补肺金。针刺完毕，安静神志七日，且不可大悲伤，悲伤则动肺气，使真气再度散失，人们要使肺气充实，重要的方法是闭气养神。又或在泉干支癸亥失守，不得迁正，则司天之刚气无配，也叫作戊癸不能合德，也就是运与在泉之气俱虚，三年之后变为疠气，名叫火疠。

所以用五运之气，分立五年，以明刚柔失守之义，以尽针刺之法，于是可知疫与疠，就是根据上下刚柔失守而定名的，虽有二名，全归一体，就是刺疫的方法，也只有上述五法，也就是汇总了诸刚柔之位失守的治法，全归之于五行而统之。

黄帝说：我听说五疫发病，都可互相传染，不论大人与小儿，症状都象一样。若不用上法治疗，怎样能使它不至互相传染呢？岐伯说：五疫发病而不受感染的，是由于正气充实于内，邪气不能触犯，还必须避其毒气，邪气自鼻孔而入，又从鼻孔而出，正气出自于脑，则邪气便不能干犯。所谓正气出之于脑，就是说，在屋内先要集中神思，觉得自心好象太阳一样的光明。将要进入病室时，先想象有青气自肝脏发出，向左而运行于东方，化作繁荣的树木，以诱导肝气。其次想象有白气自肺脏发出，向右而运行于西方，化作干戈金甲，以诱导肺气。其次想象有赤气自心脏而出，向南而运行于上方，化作火焰光明，以诱导心气。其次想象有黑气自肾脏发出，向北而运行于下方，化作寒冷之水，以诱导肾气。其次想象黄气自脾脏发出，存留于中央，化作黄土，以诱导脾气。有了五脏之气护身之后，还要想象头上有北斗星的光辉照耀，然后才可以进入病室。

又有一种方法，在春分日，太阳尚未出时，运用吐法，以吐故纳新。又有一种方法，在雨水节后，用药水洗浴三次，使汗液外泄，以驱除邪气。又有一种方法，小金丹方：辰砂二两，水磨的雄黄一两，上好雌黄一两，紫金半两，一起放入盒中，外面封固，入地一尺筑一个坚实的地坑，不用火炉，不须其它药物炮制，用燃料二十斤火煅即七天完毕，等到冷却，七日后取出，等第二天，从盒中取出，将药埋在土中，七日后取出，每日研之，三日后，炼成白沙蜜做为药丸，象梧桐子那样大，每天清晨日初出时，向东吸取精华之气一口，用冰水送服药丸一丸，连同吸气一起咽下，服用十粒，便没有疫气触犯了。

黄帝问道：人体虚弱，就会使神志游离无主，失其常位，从而使邪气自外部干扰，因而导致不正常的死亡，怎样才能保全真气呢？我想听听关于针刺救治的方法。岐伯再次跪拜回答说：你提这个问题很高明啊！神志虽然游离无主，失其常位，但并没有离开形体，这样也不至于死亡，若再有邪气侵犯，因而便会造成短命而亡。例如厥阴司天不得迁正，失守其位，天气因虚，若人体肝气素虚，感受天气之虚邪，谓之重虚，使神魂不得归藏而游离于上，邪气侵犯则大气厥逆，身体温暖的，尚可以针刺救治，先刺足少阳脉气所过的原穴"丘墟"，再刺背部肝脏的俞穴"肝俞"，以补本脏之气。人体素病心气虚弱，又遇到君火或相火司天不得迁正，失守其位，若脏气复伤，感受外邪，谓之三虚，遇到火不及时，水疫之邪侵犯，使人突然死亡，可以先刺手少阳脉气所过的原穴"阳池"，再刺背部心脏的俞穴"心俞"，以补本脏之气。人体素病脾气虚弱，又遇到太阴司天不得迁正，失守其位，若脏气复伤，感受外邪，谓之三虚，又遇到土不及时，木疫之邪侵犯，使人突然死亡，可以先刺足阳明脉气所过的原穴"冲阳"，再刺背部脾脏的俞穴"脾俞"，以补本脏之气。人体素病肺气虚弱，遇到阳明司天不得迁正，失守其位，若脏气复伤，感受外邪，谓之"三虚"，又遇到金不及时，火疫之邪侵犯，使人突然死亡，可以先刺手阳明脉气所过的原穴"合谷"，再刺背部肺脏的俞穴"肺俞"，以补本脏之气。人体素病肾气虚弱，又遇到太阳司天，不得迁正，失守其位，若脏气复伤，感受外邪，谓之"三虚"，又遇到水运不及之年，土疫之邪侵犯，伤及正气，人的神魂象被取去一样，致使突然死亡，可以先刺足太阳脉气所过的原穴

"京骨"，再刺背部肾脏的俞穴"肾俞"，以补本脏之气。

　　黄帝问道：十二个脏器是相互为用的，若脏腑的神气，失守其位，就会使宰彩不能丰满，恐怕为邪气侵犯，可以用刺法治疗，我想听听关于这些刺法的要点。岐伯再次跪拜回答说：你问的很详尽啊！问及这些至要的道理，真正的宗旨，若不是圣明的帝王，岂能深究这些根源。这就是所谓精、气、神，合乎一定的自然规律，符合司天之气。心之职能比如君主，神明由此而出，可以刺手少阴脉的原穴"神门"。肺的职能，比如相傅，治理与调节的作用，由此而出，可以刺手太阴脉的原穴"太渊"。肝的职能，比如将军，深谋远虑，由此而出，可以刺足厥阴脉的原穴"太冲"。胆的职能，比如中正，临事决断，由此而出，可以刺足少阳脉的原穴"丘墟"。膻中的职能，比如臣使，欢喜快乐，由此而出，可以刺心包络脉所流的荥穴"劳宫"。脾的职能，比如谏议，智慧周密，由此而出，可以刺脾足太阴脉的原穴"太白"。胃的职能，比如仓廪，饮食五味，由此而出，可以刺足阳明脉的原穴"冲阳"。大肠的职能，比如传导，变化糟粕，由此而出，可以刺大肠手阳明脉的原穴"合谷"。小肠的职能，比如受盛，化生精微，由此而出，可以刺小肠太阳脉的原穴"腕骨"。肾的职能，比如作强，才能技巧，由此而出，可以刺肾足少阴脉的原穴"太溪"。三焦的职能，比如决渎，水液隧道，由此而出，可以刺三焦手少阳脉的原穴"阳池"。膀胱的职能，比如州都，为精液储藏之处，通过气化，才能排出，可以刺膀胱足太阳脉的原穴"京骨"。以上这十二脏器的职能，不得相失，因此刺法有保全神气调养真元的意义，也具有修养真气的道理，并不只能单纯治疗疾病，所以一定要修养与调和神气。调养神气之道，贵在持之以恒，补养神气，巩固根本，使精气不能离散，神气内守而不得分离，只有神守不去，才能保全真气，若人神不守，就不能达到至真之道，至真的要领，在于天玄之气，神能守于天息，复入本元之气，叫作归宗。